CB130172

# Psico-Oncologia

Durante o processo de edição desta obra, foram tomados todos os cuidados para assegurar a publicação de informações técnicas, precisas e atualizadas conforme lei, normas e regras de órgãos de classe aplicáveis à matéria, incluindo códigos de ética, bem como sobre práticas geralmente aceitas pela comunidade acadêmica e/ou técnica, segundo a experiência do autor da obra, pesquisa científica e dados existentes até a data da publicação. As linhas de pesquisa ou de argumentação do autor, assim como suas opiniões, não são necessariamente as da Editora, de modo que esta não pode ser responsabilizada por quaisquer erros ou omissões desta obra que sirvam de apoio à prática profissional do leitor.

Do mesmo modo, foram empregados todos os esforços para garantir a proteção dos direitos de autor envolvidos na obra, inclusive quanto às obras de terceiros e imagens e ilustrações aqui reproduzidas. Caso algum autor se sinta prejudicado, favor entrar em contato com a Editora.

Finalmente, cabe orientar o leitor que a citação de passagens da obra com o objetivo de debate ou exemplificação ou ainda a reprodução de pequenos trechos da obra para uso privado, sem intuito comercial e desde que não prejudique a normal exploração da obra, são, por um lado, permitidas pela Lei de Direitos Autorais, art. 46, incisos II e III. Por outro, a mesma Lei de Direitos Autorais, no art. 29, incisos I, VI e VII, proíbe a reprodução parcial ou integral desta obra, sem prévia autorização, para uso coletivo, bem como o compartilhamento indiscriminado de cópias não autorizadas, inclusive em grupos de grande audiência em redes sociais e aplicativos de mensagens instantâneas. Essa prática prejudica a normal exploração da obra pelo seu autor, ameaçando a edição técnica e universitária de livros científicos e didáticos e a produção de novas obras de qualquer autor.

# Psico-Oncologia
## TEORIA E PRÁTICA

ORGANIZADORAS
Fabiana Marthes Molli Caron
Anali Póvoas Orico Vilaça
Giovana Zaparoli de Oliveira

SBPO
SOCIEDADE BRASILEIRA DE PSICO-ONCOLOGIA

manole
editora

*Copyright* © Editora Manole Ltda., 2025, por meio de contrato com a Sociedade Brasileira de Psico-Oncologia
Logotipo: *Copyright* © Sociedade Brasileira de Psico-Oncologia

Produção editorial: Hiel Freitas
Projeto gráfico: Depto. editorial da Editora Manole
Diagramação: Elisabeth Miyuki Fucuda
Capa: Ricardo Yoshiaki Nitta Rodrigues

**CIP-BRASIL. CATALOGAÇÃO NA PUBLICAÇÃO**
**SINDICATO NACIONAL DOS EDITORES DE LIVROS, RJ**

P969

Psico-oncologia : teoria e prática / [organização Fabiana Marthes Molli Caron, Anali Póvoas Orico Vilaça, Giovana Zaparoli de Oliveira]. - 1. ed. - Barueri [SP] : Manole, 2025.
23 cm.

ISBN 9788520461808

1. Câncer - Aspectos psicológicos. 2. Câncer - Pacientes - Psicologia. 3. Cuidados paliativos - Aspectos psicológicos. I. Caron, Fabiana Marthes Molli. II. Vilaça, Anali Póvoas Orico. III. Oliveira, Giovana Zaparoli de.

24-92694 CDD: 616.994019
CDU: 159.964.2:616-006

Gabriela Faray Ferreira Lopes - Bibliotecária - CRB-7/6643

Todos os direitos reservados.
Nenhuma parte deste livro poderá ser reproduzida,
por qualquer processo, sem a permissão expressa dos editores.
É proibida a reprodução por fotocópia.

A Editora Manole é filiada à ABDR – Associação Brasileira de Direitos Reprográficos

Edição – 2025

Editora Manole Ltda.
Alameda Rio Negro, 967 – cj. 717
Alphaville – Barueri – SP
CEP 06454-000
Fone: (11) 4196-6000
www.manole.com.br | https://atendimento.manole.com.br/

Impresso no Brasil
*Printed in Brazil*

# Organizadoras

**Fabiana Marthes Molli Caron**

Psicóloga. Psico-Oncologista certificada pela Sociedade Brasileira de Psico-Oncologia (SBPO). Paliativista e Psicossócio-Oncologista pelo Instituto Pallium Latinoamérica/Oxford University. Psicóloga Hospitalar pelo Instituto de Ensino e Pesquisa do Hospital Israelita Albert Einstein. Terapeuta do Luto pelo Instituto Quatro Estações/SP. Membro efetivo da International Psycho-Oncology Society (IPOS). Professora Titular da pós-graduação em Psico-Oncologia e Professora Tutora da pós-graduação em Cuidados Paliativos da Faculdade de Ciências Médicas de Minas Gerais (FCMMG). Coordenadora Pedagógica da União e Apoio no Combate ao Câncer de Mama (UNACCAM). Psico-Oncologista do Centro de Câncer TOM – Bragança Paulista. Presidente da SBPO, gestões 2020-2023 e 2023-2025.

**Anali Póvoas Orico Vilaça**

Psicóloga. Psico-Oncologista certificada pela Sociedade Brasileira de Psico-Oncologia (SBPO). Mestre em Psicologia Clínica pelo Instituto de Psicologia da Universidade de São Paulo (IP-USP). Pós-graduada em Psicologia Aplicada à Saúde pela Universidade Católica de Brasília (UCB). Formação Clínica em Terapia Cognitivo-Comportamental pelo Centro de Estudos em Terapia Cognitivo-Comportamental (CETCC/SP). Professora e Supervisora Clínica da Universidade Paulista. Pesquisadora do Centro Humanístico de Recuperação em Oncologia e Saúde (Chronos) do IP-USP. Vice-Presidente da SBPO, gestões 2020-2023 e 2023-2025. Membro da Diretoria Nacional da SBPO, desde 2018.

**Giovana Zaparoli de Oliveira**

Psicóloga. Psico-Oncologista certificada pela Sociedade Brasileira de Psico-Oncologia (SBPO). Especialista em Psicologia Hospitalar pela Faculdade de Ciências Médicas da Santa Casa de São Paulo. Especialista em Pesquisa, Intervenção e Terapia com Enlutados pelo Instituto Quatro Estações/SP. Secretária-geral da SBPO, gestões 2020-2023 e 2023-2025. Membro dos Comitês de Reabilitação Psicossocial e Atenção à Família da SBPO. Membro associado da International Psycho-Oncology Society (IPOS).

# Autores

**Amanda Muglia Wechsler**
Psicóloga. Doutora em Psicologia da Saúde pela Universidade Complutense de Madrid. Mestre em Psicologia pela Pontifícia Universidade Católica de Campinas (PUC-Campinas). Especialista em Psicoterapia Comportamental. Docente da PUC-Campinas, também atua em consultório particular. Coordenadora do Comitê de Ensino e Pesquisa da Sociedade Brasileira de Psico-Oncologia (SBPO).

**Ana Cristina Bechara Barros Fróes Garcia**
Psicóloga. Terapeuta de Família. Mestre em Política Social pela Universidade Federal Fluminense (UFF). Voluntária na Associação dos Amigos da Mama (ADAMA) (2001-2013). Membro da Diretoria da Sociedade Brasileira de Psico-Oncologia do Rio de Janeiro (SBPO-RJ) (2019-2023). Membro do Comitê de Atenção à Família da SBPO (2021-2023). Professora convidada do curso de especialização em Psico-Oncologia da Pontifícia Universidade Católica do Rio de Janeiro (PUC-Rio). Presidente da Associação de Terapia de Família do Rio de Janeiro (ATF-RJ), 2016-2020. Presidente da Associação Brasileira de Terapia Familiar (ABRATEF) (2022-2025). Organizadora do livro *Saúde integrativa no cuidado do câncer.*

**Ana Lucia Paya Benito**
Médica. Residência Médica em Psiquiatria pela Santa Casa de São Paulo. Especialista em Psiquiatria pela Associação Brasileira de Psiquiatria (ABP). Pós-graduação em Psico-Oncologia pela Faculdade de Ciências Médicas de Minas Gerais (FCMMG). Pós-graduação em Sexologia Clínica pelo IBCMED. Pós-graduação em Educação, Saúde e Terapia Sexual pelo Instituto de Ensino, Pesquisa e Orientação em Saúde (IEPOS). Coordenadora do Comitê de Reabilitação Psi-

cossocial da Sociedade Brasileira de Psico-Oncologia (SBPO). Membro associado da International Psycho-Oncology Society (IPOS).

**Ana Paula Bonilha Piccoli**
Psicóloga. Mestre e Doutora em Psicologia Clínica pela PUC-Campinas e pela PUC-SP. Especialista em Arteterapia (FCM-Unicamp). Especialista em Neuropsicologia (IPq-FMUSP/SP). Especialista em Cuidados Paliativos (Faculdade Terzius, em curso). Atua em consultório particular e em ambulatórios de Oncologia. Professora na PUC-Campinas. Coordenadora de especialização multiprofissional em Oncologia. Membro do Comitê de Ensino de Pesquisa e do Comitê Multiprofissional da SBPO, gestão iniciada em 2020.

**Anna Carolina Arena Siqueira**
Sanitarista. Graduação em Fisioterapia. Mestrado e Doutorado pelo Programa de Pós-graduação em Saúde Coletiva da Faculdade de Medicina da Universidade de São Paulo (FMUSP). Pós-doutorado pela Faculdade de Saúde Pública da USP (FSP-USP) (2019). Atua na área de Pesquisa do Instituto Oncoguia e no Grupo SIMAS do CNPq/FMUSP.

**Caio Henrique Vianna Baptista**
Psicólogo. Mestre em Ciências pela Faculdade de Medicina da Universidade de São Paulo (FMUSP). Especialista em Psicologia Hospitalar pelo Hospital das Clínicas da FMUSP (HC-FMUSP). Especialista em Saúde do Idoso pela Universidade Federal de São Paulo (Unifesp). Certificado em Psico-Oncologia pela SBPO. Psicólogo do Hospital São Luiz da Rede D'Or – Unidade Jabaquara e Hospital da Criança (Núcleo Pró-Creare). Coordenador do Núcleo Temático de Psicologia Hospitalar da RM do Conselho Regional de Psicologia de São Paulo (CRP-SP). Presidente da Diretoria Estadual São Paulo da Sociedade Brasileira de Psico-Oncologia (SBPO) (2023-2025). Membro do Comitê de Saúde Mental da Associação Brasileira de Linfoma e Leucemia (ABRALE) e do Comitê Científico do Instituto Vencer o Câncer (IVOC).

**Carolina Ribeiro Seabra**
Psicóloga. Mestre em Psicologia pela Universidade do Vale do Rio dos Sinos (Unisinos). Especialista em Terapia Cognitivo-Comportamental pela Faculdade Unyleya, em Psico-Oncologia pela Faculdade de Ciências Médicas, em Psicologia Hospitalar pelo Conselho Federal de Psicologia (CFP) e em Psicologia Médica. Psicóloga no Instituto Cuidado em Movimento. Professora de Psicologia na Faculdade Uniprojeção. Professora e Tutora nas especializações de Psico-Oncologia e Cuidados Paliativos da Fundação Educacional Lucas Machado

(CMV). Presidente da Diretoria da Sociedade Brasileira de Psico-Oncologia Estadual do Distrito Federal (SBPO-DF). Membro do Comitê de Luto da SBPO.

**Cristiane Decat Bergerot**
Psicóloga. Mestre e Doutora em Psicologia da Saúde pela Universidade de Brasília (UnB). Pós-doutora pela Universidade Federal de São Paulo (Unifesp). Realizou um *Postdoctoral Research Fellowship* de três anos no City of Hope Comprehensive Cancer Center, na Califórnia. Líder Nacional de Especialidades Equipe Multidisciplinar na Oncoclínicas&Co – Medica Scientia Innovation Research (MEDSIR). Diretora da International Psycho-Oncology Society (2021-2025). Líder Global de Cuidados Paliativos pela Sociedade Americana de Oncologia Clínica (ASCO) (2023-2024).

**Danilo Vilela Viana**
Médico. Mestre e Doutor em Ciências Médicas – área de Genética Médica – pela Universidade Estadual de Campinas (Unicamp). Residência Médica em Genética Médica pela Unicamp. Especialista em Genética Médica pela Associação Médica Brasileira (AMB). Membro da Sociedade Brasileira de Genética Médica (SBGM). Professor Adjunto da Faculdade de Medicina da Universidade Federal de Mato Grosso do Sul (UFMS) (2008-2017). Coordenador do Departamento de Oncogenética do Hospital de Câncer de Barretos (2012-2013). Médico Geneticista no Centro de Oncologia Campinas (2015-2020). Coordenador da área de Oncogenética do Mendelics Análise Genômica S.A.

**Elisa Maria Parahyba Campos Rodrigues**
Psicóloga. Psicanalista. Professora Livre-docente pelo Instituto de Psicologia da Universidade de São Paulo (IP-USP). Coordenadora do Laboratório Centro Humanístico de Recuperação em Oncologia e Saúde (Chronos) do IP-USP. Integrante do Grupo de Pesquisa Práticas Clínicas em Psicossomática do CNPq, credenciado pela USP.

**Elisa Maria Perina**
Psicóloga. Psico-Oncologista e Arteterapeuta. Mestrado em Psicologia Clínica pela Universidade de São Paulo (USP). Doutorado em Saúde da Criança e do Adolescente pela Universidade Estadual de Campinas (Unicamp). Psicóloga do Centro Integrado de Pesquisas Onco-Hematológicas na Infância da Faculdade de Ciências Médicas da Unicamp (Cipoi/FCM-Unicamp) e do Centro Infantil Boldrini. Membro da International Psycho-Oncology Society (IPOS). Membro fundadora da Rede Latino-Americana de Psico-Oncologia (RELPO). Coordenadora do Comitê de Psico-Oncologia Pediátrica da Sociedade Brasileira de Psico-Oncologia (SBPO) e do Capítulo Psicosocial da Sociedad Latinoamericana de

Oncología Pediátrica (SLAOP). Professora do curso de pós-graduação em Psico-Oncologia da Faculdade de Ciências Médicas de Minas Gerais (FCMMG/BH) e da Maestría de Psico-Oncologia da Universidade San Gregorio, Equador.

**Emerson Lucas Junio Silva Camargo**
Bacharel em Psicologia pela Universidade de Ribeirão Preto (UNAERP). Mestrando na Escola de Enfermagem de Ribeirão Preto da Universidade de São Paulo (EERP-USP). Membro do Grupo de Estudos e Pesquisas em Enfermagem, Saúde Global, Direito e Desenvolvimento da EERP-USP.

**Érika Arantes de Oliveira-Cardoso**
Psicóloga. Mestre e Doutora em Psicologia pelo Programa de Pós-Graduação da Faculdade de Filosofia, Ciências e Letras de Ribeirão Preto da Universidade de São Paulo (FFCLRP-USP). Docente do Programa de Pós-Graduação em Psicologia da FFCLRP-USP. Membro da Sociedade Brasileira de Psico-Oncologia (SBPO). Supervisora de estágios em Psicologia da Saúde, Psicologia Hospitalar e Psicologia Clínica. Coordenadora do Grupo de Estudos e Intervenções em Lutos e Terminalidades (LUTE-USP). Co-coordenadora do Laboratório de Ensino e Pesquisa em Psicologia da Saúde.

**Fabiana Faggiani da Cunha**
Psicóloga. Especialista em Psico-Oncologia, Cuidados Paliativos e Medicina do Estilo de Vida. Certificação em Psico-Oncologia pela Sociedade Brasileira de Psico-Oncologia (SBPO). Atuação com pacientes oncológicos e seus familiares durante todo o processo da doença e luto. Membro da Diretoria da SBPO, gestão 2023-2025. Tutora na Faculdade de Ciências Médicas. Psicóloga no Grupo Oncoclínicas – Uberlândia.

**Fernanda Proa Ferreira**
Médica pela Pontifícia Universidade Católica de Campinas (PUC-Campinas). Residência em Clínica Médica pela PUC-Campinas. Residência em Oncologia Clínica pela Universidade Estadual de Campinas (Unicamp). Especialista em Cuidados Paliativos pelo Hospital Sírio-Libanês. Pós-graduanda em Medicina do Estilo de Vida e *Coaching* de Saúde pelo Hospital Albert Einstein. Oncologista Clínica no Radium Instituto de Oncologia – Campinas/SP.

**Flávia Roberta de Araújo Alves**
Psicóloga. Especialista em Terapia Sistêmica pela Universidade Federal do Rio Grande do Norte (UFRN). Especialista em Cuidados Paliativos pela Faculdade de Ciências Médicas de Minas Gerais (FCMMG). Psico-Oncologista certificada pela Sociedade Brasileira de Psico-Oncologia (SBPO). Membro do Laboratório

de Estudos em Tanatologia e Humanização das Práticas em Saúde (LETHS/UFRN) e do Comitê de Psicologia da Academia Nacional de Cuidados Paliativos (ANCP). Idealizadora e Psicóloga da Afettos Psico-Oncologia e Cuidados Paliativos – Natal/RN. Gestora em Saúde em São Paulo do Potengi/RN. Membro da Diretoria Nacional da SBPO nas gestões 2020-2023 e 2023-2025.

**Gláucia Rezende Tavares**
Psicóloga Clínica. Mestre em Ciências da Saúde pela Faculdade de Medicina da Universidade Federal de Minas Gerais (UFMG). Docente do curso de especialização em Psico-Oncologia pela Faculdade de Ciências Médicas de Minas Gerais (FCMMG). Coordenadora do Comitê Atenção à Família da Sociedade Brasileira de Psico-Oncologia (SBPO). Certificação Internacional em Práticas Colaborativas pelo TAOS Institute. Cofundadora e Presidente da Rede Apoio a Perdas (Ir)reparáveis (API). Membro titular da Associação Brasileira de Terapia Familiar (ABRATEF). Membro do Comitê de Psicologia da Academia Nacional de Cuidados Paliativos (ANCP). Cofundadora da MG Psicólogas Associadas – Psicoeducação em Saúde.

**Henrique Gonçalves Ribeiro**
Médico. Psiquiatra e Psicoterapeuta. Membro do Núcleo Técnico-Científico de Cuidados Paliativos do Hospital das Clínicas da Faculdade de Medicina da Universidade de São Paulo (HC-FMUSP). Coordenador do Comitê de Saúde Mental da Sociedade Brasileira de Psico-Oncologia (SBPO). Membro efetivo da International Psycho-Oncology Society (IPOS). Membro da Comissão de Estudos em Espiritualidade e Saúde da Associação Brasileira de Psiquiatria (ABP).

**Isabella Barros Rabelo Gontijo Tumeh**
Psicóloga. Especialista em Psico-Oncologia pela Universidade de Brasília (UnB). Mestre e Doutora em Ciências da Saúde pela Universidade Federal de Goiás (UFG). Psico-Oncologista e Paliativista no Hospital Araújo Jorge em Goiânia.

**Jade Silveira da Rosa**
Psicóloga. Mestre em Psicologia e Saúde pela Universidade Federal de Ciências da Saúde de Porto Alegre (UFCSPA). Especialista em Onco-hematologia (REMIS) pela Santa Casa de Misericórdia de Porto Alegre, com experiência no Instituto Nacional de Câncer (INCA) (HC IV – Cuidados Paliativos). Certificado de distinção de conhecimento em Psico-Oncologia pela Sociedade Brasileira de Psico-Oncologia (SBPO). Graduada pela Pontifícia Universidade Católica do Rio Grande do Sul (PUCRS). Psicóloga no Hospital Ernesto Dornelles e na Pallatium Cuidados Paliativos Domiciliares. Docente de cursos de graduação e pós-graduação. Diretora de

Comunicação da SBPO-RS, integrante dos Comitês de Luto e Oncologia Pediátrica. Membro da Academia Nacional de Cuidados Paliativos (ANCP).

**Juciléia Rezende Souza**
Psicóloga. Mestre e Doutora em Psicologia do Desenvolvimento e da Saúde pela Universidade de Brasília (UnB). Especialista em Psicologia Oncológica pelo Instituto Nacional de Câncer (INCA). Especialista em Pesquisa Clínica pela Harvard T. H. Chan School of Public Health. Presidente (2015-2018) e Vice-Presidente (2018-2020) da Sociedade Brasileira de Psico-Oncologia (SBPO). Coordenadora no Programa de Residência Multiprofissional em Saúde do Hospital Universitário de Brasília (HUB-UnB) (2009-2018). Psicóloga Hospitalar no HUB-UnB. Chefe da Unidade de Oncologia do HUB-UnB (2018-2021). Chefe da Unidade de Gestão da Pesquisa do HUB-UnB.

**Luca Schilling Gonçalves**
Médico. Psiquiatra e Psicoterapeuta pelo Instituto de Psiquiatria da Faculdade de Medicina da Universidade de São Paulo (IPq-FMUSP). Médico voluntário do Núcleo de Cuidados Paliativos do Hospital das Clínicas da FMUSP (HC-FMUSP) e membro de equipe do Hospital Dia do Instituto A Casa. Membro da Sociedade Brasileira de Psico-Oncologia (SBPO).

**Luciana Holtz de Camargo Barros**
Presidente e fundadora do Instituto Oncoguia. Possui graduação em Psicologia. Especialização em Psicologia Hospitalar pelo Hospital Emílio Ribas. Especialização em Bioética pelo Departamento de Medicina Legal, Ética Médica e Medicina Social e do Trabalho da Faculdade de Medicina da Universidade de São Paulo (FMUSP). Fez parte da Diretoria da Sociedade Brasileira de Psico-Oncologia (SBPO). Compõe grupos e *boards* internacionais de defesa dos direitos dos pacientes com câncer.

**Manoel Antônio dos Santos**
Professor Titular da Faculdade de Filosofia, Ciências e Letras de Ribeirão Preto da Universidade de São Paulo (FFCLRP-USP). Psicólogo, Mestre e Doutor pelo Instituto de Psicologia da Universidade de São Paulo (IP-USP). Livre-docente pela FFCLRP-USP. Bolsista de Produtividade em Pesquisa do CNPq, categoria 1A. Membro da Academia Paulista de Psicologia (cadeira 33). Coordenador do Laboratório de Ensino e Pesquisa em Psicologia da Saúde. Coordenador da equipe de Psicologia do Núcleo de Ensino, Pesquisa e Reabilitação de Mastectomizadas (REMA) da Escola de Enfermagem de Ribeirão Preto (EERP-USP).

**Maria da Glória G. Gimenes**

Psicóloga. Psico-Oncologista. PhD pelo Illinois Institute Technology, Chicago, USA. Docente nas Universidades Federais de São Carlos, Brasília e Ceará. Pesquisadora da CAPES e do CNPq. Uma das pioneiras da Psico-Oncologia no Brasil. Coordenadora e Professora de cursos de especialização em Psico-Oncologia. Coordenadora do Serviço de Psico-Oncologia da CLINONCO, SP (1993-2018). Presidente da Sociedade Brasileira de Psico-Oncologia (SBPO), gestão 1998-2000, e membro do Conselho Consultivo. Autora de diversos livros e publicações em periódicos nacionais e internacionais.

**Maria Helena Pereira Franco**

Psicóloga. Mestre e Doutora em Psicologia Clínica. Pós-doutorado pela Universidade de Londres e pela University College London. Na Pontifícia Universidade Católica de São Paulo (PUC-SP): Professora Titular, Pós-graduada em Psicologia Clínica, fundadora/coordenadora do Laboratório de Estudos e Intervenções sobre o Luto (LELu), coordenadora da Especialização em Ações Terapêuticas para Situações de Luto. Na SBPO: sócia fundadora, Psico-Oncologista reconhecida, coordenadora do Comitê de Luto em Oncologia. Psicoterapeuta de pessoas, famílias, comunidades. Diretora científica da Associação Brasileira Multiprofissional sobre o Luto (ABMLuto). Membro da Academia Nacional de Cuidados Paliativos (ANCP), no Comitê de Psicologia.

**Maria Julia Kovács**

Psicóloga pela Pontifícia Universidade Católica de São Paulo (PUC-SP). Professora Sênior do Instituto de Psicologia da Universidade de São Paulo (IP-USP). Membro fundador do Laboratório de Estudos sobre a Morte. Autora do livro *Educação para a morte: quebrando paradigmas*. Membro do Comitê de Saúde Emocional do Instituto Oncoguia. Membro da Diretoria Nacional da Sociedade Brasileira de Psico-Oncologia (SBPO) (2002 a 2006). Presidente do I Congresso Brasileiro de Psico-Oncologia, realizado em 1994.

**Marília A. de Freitas Aguiar**

Psicóloga. Doutora em Ciência da Saúde da Criança e do Adolescente pela Universidade Federal de Minas Gerais (UFMG). Mestre em Psicologia Clínica pela Pontifícia Universidade Católica de São Paulo (PUC-SP). Certificada em Práticas Colaborativas e Dialógicas pelo Interfaci/TAOS Institute. Coordenadora dos Comitês de Especialidades da Sociedade Brasileira de Psico-Oncologia (SBPO). Vice-Presidente da Associação Brasileira Multiprofissional sobre o Luto (ABMLuto). Membro do Comitê de Psicologia e do Grupo de Trabalho de Pós-Graduação da Academia Nacional de Cuidados Paliativos (ANCP). Membro do

Comitê de Saúde Emocional do Instituto Oncoguia. Coordenadora da pós-graduação em Psico-Oncologia e cocoordenadora em Cuidados Paliativos pela pós-graduação da Faculdade de Ciências Médicas de Minas Gerais (FCMMG). Professora de temas ligados a Psico-Oncologia, Cuidados Paliativos e Psicologia Hospitalar.

**Mércia de Andrade Scarton**
Psicóloga. Mestre em Ciências pelo Departamento de Psicologia Clínica do Instituto de Psicologia da Universidade de São Paulo (IP-USP). Graduada pela Universidade Estadual Paulista (Unesp). Foi pesquisadora do Laboratório Centro Humanístico de Recuperação em Oncologia e Saúde (Chronos) da USP (2014-2017). Membro da Sociedade Brasileira de Psico-Oncologia (SBPO). Psico-Oncologista em consultório particular.

**Michelle Santos de Lima**
Psicóloga. Terapeuta Cognitivo-Comportamental pela Pontifícia Universidade Católica do Rio Grande do Sul (PUCRS). Especialista em Saúde e Bem-Estar Social – Psicologia Hospitalar – pela Faculdade de Ciências Médicas da Santa Casa de São Paulo (FCMSCSP). Membro da Diretoria da Sociedade Brasileira de Psico-Oncologia (SBPO), gestão 2023-2025.

**Mônica Echeverria de Oliveira**
Psicóloga. Mestre em Ciências da Saúde pela Universidade Federal do Rio Grande do Sul (UFRGS). Especialista em Psicologia Clínica e Psicologia Hospitalar pelo Conselho Regional de Psicologia (CRP). Especialista em Clínica da Infância e Adolescência pelo Contemporâneo. Aperfeiçoamento Avançado em Cuidados Paliativos pelo grupo ASAS Consulting. Psicóloga do Hospital de Clínicas de Porto Alegre (HCPA). Preceptora da Residência Multiprofissional em Onco-hematologia. Diretora da Sociedade Brasileira de Psico-Oncologia (SBPO), gestões 2023-2025 e 2020-2023. Diretora da Estadual do Rio Grande do Sul da Academia Nacional de Cuidados Paliativos (ANCP), gestão 2021-2023. Membro do Comitê de Psicologia da ANCP. Membro do Núcleo RS da Sociedade Brasileira de Psicologia Hospitalar (SBPH).

**Otavio Martucci**
Médico. Oncologista. Graduação em Medicina pela Pontifícia Universidade Católica de Campinas (PUC-Campinas). Residência Médica em Clínica Médica e em Oncologia Clínica pela Faculdade de Medicina da Universidade de São Paulo (FMUSP). Especialista em Clínica Médica pela Associação Médica Brasileira (AMB). Membro titular da Sociedade Brasileira de Oncologia Clínica (SBOC). Membro efetivo da Sociedade Brasileira de Cancerologia (SBC). Coordenador do

serviço de Oncologia e diretor técnico do Instituto Radium, Grupo Americas, em Campinas/SP.

**Paula Elias Ortolan**

Psicóloga. Psico-Oncologista certificada pela Sociedade Brasileira de Psico-Oncologia (SBPO). Graduada pela Universidade Metodista de Piracicaba. Especialista em Psico-Oncologia pela Universidade Estadual de Campinas (Unicamp/Boldrini). Mestre em Ciências na área de concentração de Saúde da Criança e do Adolescente pela Unicamp. Doutoranda pelo Programa de Pós-graduação em Tocoginecologia da Unicamp. Psicóloga Clínica. Psicóloga no Hospital Vera Cruz/Campinas. Docente no curso de Medicina da Universidade de Jaguariúna. Membro coordenadora da Rede API de Campinas. Membro do Comitê de Pediatria da SBPO. Membro do Laboratório de Pesquisa Clínico-Qualitativa da Unicamp.

**Rebecca Holanda Arrais**

Psicóloga. Doutoranda e Mestre pelo Instituto de Psicologia da Universidade de São Paulo (IP-USP). Psicóloga pela Universidade Federal do Ceará (UFC). Realizou Residência Multiprofissional em Cancerologia pelo Instituto do Câncer do Ceará e Escola de Saúde Pública do Ceará. Especialista em Psicologia em Saúde pelo Conselho Federal de Psicologia (CPF). Experiência em assistência e ensino em Psicologia da Saúde, Cuidados Paliativos e Psico-Oncologia nos contextos hospitalar, domiciliar e de consultório. Membro da Sociedade Brasileira de Psico-Oncologia (SBPO).

**Regina Paschoalucci Liberato**

Psicóloga. Psico-Oncologista. Especialista em Cuidados Paliativos. Mestre em Psicologia Clínica pelo Laboratório de Estudos e Intervenções sobre o Luto (LELu) da Pontifícia Universidade Católica de São Paulo (PUC-SP). Coordenadora dos Comitês de Saúde Emocional do Instituto Oncoguia e de Espiritualidade da Sociedade Brasileira de Psico-Oncologia (SBPO). Membro do Conselho Consultivo da SBPO. Coordenadora do Comitê de Ética em Pesquisa do Instituto Paliar. Associada fundadora e diretora da Associação Brasileira Multiprofissional sobre o Luto (ABMLuto), gestão 2019-2022. Professora da pós-graduação em Psico-Oncologia e de Cuidados Paliativos na Faculdade de Ciências Médicas de Minas Gerais (FCMMG) e do Instituto Paliar. Autora de vários artigos e capítulos de livros nas áreas.

**Ricardo Caponero**

Médico. Oncologista Clínico titulado pela Associação Médica Brasileira (AMB). Mestre em Oncologia Molecular pelo Centro de Estudios Biosanitarios de Madri,

Espanha. Coordenador do Comitê de Cuidados Paliativos da Sociedade Brasileira de Oncologia Clínica (SBOC). Oncologista do Centro Especializado em Oncologia do Hospital Alemão Oswaldo Cruz, em São Paulo/SP.

**Ricardo Souza Evangelista Sant'Ana**

Enfermeiro. Mestre em Ciências na Área de Concentração da Oncologia pela Faculdade de Ciências Médicas da Universidade Estadual de Campinas (FCM/Unicamp). Doutorando pelo Programa de Enfermagem Fundamental da Escola de Enfermagem de Ribeirão Preto da Universidade de São Paulo (EERP-USP). Membro do Grupo de Estudos e Pesquisas em Comunicação no Processo de Enfermagem da EERP-USP.

**Rita de Cássia Macieira**

Psicóloga. Psico-Oncologista certificada pela Sociedade Brasileira de Psico-Oncologia (SBPO). Mestre em Saúde Materno-Infantil pela Faculdade de Medicina da Universidade Santo Amaro. Professora das disciplinas de Medicina Psicossomática e Psicologia Médica da Faculdade de Medicina da Universidade Santo Amaro até 2009. Professora do curso de pós-graduação em Psicossomática do Instituto Junguiano de Ensino e Pesquisa de São Paulo. Presidente da SBPO, gestões 2008-2010 e atual coordenadora do Comitê de Equipe Multiprofissional da SBPO.

**Sarah Fichera**

Psicóloga no Instituto Fichera. Especialista em Psico-Oncologia pela Faculdade de Ciências Médicas. Titulação de distinção de conhecimento na área de Psico-Oncologia pela Sociedade Brasileira de Psico-Oncologia (SBPO). Tutora na especialização de Psico-Oncologia da Fundação Educacional Lucas Machado. Presidente da Diretoria da SBPO Estadual Ceará. Formação em Psicoterapia Humanista Fenomenológica e em Psicoterapia com Enfoque na Sexualidade pelo Instituto Paulista de Sexualidade. Graduação em Psicologia pela Universidade de Fortaleza (Unifor). Graduação em Pedagogia pela Universidade Estadual do Ceará (UECE).

**Tatiana Bukstein Vainboim Curcio Lauro**

Psicóloga. Especialista em Psicologia Hospitalar pelo Programa de Aprimoramento em Hospital Geral do Hospital das Clínicas da Faculdade de Medicina da Universidade de São Paulo (HC-FMUSP). Mestre em Neurologia pela FMUSP. Psico-Oncologista pela Sociedade Brasileira de Psico-Oncologia (SBPO). Psicóloga da Clínica Souen e do Instituto CIGO. Presidente da Estadual São Paulo da SBPO (2015-2018). Presidente da SBPO (2018-2021). Coordenadora do Comitê de Psicologia da Associação Brasileira de Linfoma e Leucemia (ABRALE).

**Valmari Cristina Aranha Toscano**

Psicóloga Clínica há 25 anos. Membro da BAÊ Startup de Engajamento em Saúde. Psicóloga da Divisão de Psicologia do Hospital das Clínicas da Faculdade de Medicina da Universidade de São Paulo (HC-FMUSP) (1997-2018). Docente do Centro Universitário São Camilo (2018-2021). Presidente do Departamento de Gerontologia da Sociedade Brasileira de Geriatria e Gerontologia do Estado de São Paulo (SBGG-SP) (2012-2014). Membro da Diretoria da SBGG Nacional (2018-2023). Mestre em Saúde Pública pela Faculdade de Saúde Pública da USP (FSP-USP). Especialista em Psicologia Hospitalar (EEP-USP), em Neuropsicologia (CEPSIC/HC-FMUSP), em Psicanálise (PUC-COGEAE) e em Gerontologia (SBGG).

**Vera Anita Bifulco**

Psicóloga. Psico-Oncologista certificada pela Sociedade Brasileira de Psico-Oncologia (SBPO). Mestre em Ciências pelo Centro de Desenvolvimento do Ensino Superior em Saúde da Escola Paulista de Medicina da Universidade Federal de São Paulo (EPM-Unifesp). Aperfeiçoamento em Gerontologia Social pelo Instituto Sedes Sapientiae. Psicóloga do Ambulatório de Cuidados Paliativos da Unifesp. Coorganizadora dos livros *Câncer: uma visão multiprofissional* e *Cuidados paliativos: um olhar sobre as práticas e as necessidades atuais.* Coautora do livro *Cuidados paliativos: conversas sobre a vida e a morte na saúde.* Membro participante do Movimento Slow Medicine Brasil. Coordenadora do Comitê de Cuidados Paliativos da SBPO.

**Vera Lucia Rezende Perdicaris**

Psicóloga. Mestre e Doutora pela Universidade Estadual de Campinas (Unicamp). Implantou o setor de Psico-Oncologia em 1986 no Hospital Prof. Dr. José Aristodemo Pinotti – CAISM – Unicamp, onde atuou durante 29 anos e foi chefe de Serviço de Psicologia (2002-2007). Docente no curso de especialização em Psico-Oncologia e Psicologia Hospitalar no Centro de Formação e Assistência à Saúde em Campinas. Membro da Sociedade Brasileira de Psico-Oncologia (SBPO) e dos Comitês de Cuidados Paliativos e de Ensino e Pesquisa. Parecerista de trabalhos científicos submetidos a revistas nacionais e internacionais.

**Vicente Augusto de Carvalho**

Médico Psiquiatra. Psicoterapeuta e Psico-Oncologista. Especialização em Psicossomática. Presidente da Sociedade Brasileira de Psico-Oncologia (SBPO), gestões 2000-2002 e 2002-2004. Autor de vários artigos sobre Psico-Oncologia. Organizador do livro *Temas em psico-oncologia.*

# Sumário

# Prefácio

Ao aceitar o convite para prefaciar este livro, que celebra a já longa existência da Sociedade Brasileira de Psico-Oncologia (SBPO), fiquei pensando que a melhor forma de fazê-lo seria rememorar alguns dos caminhos percorridos pelos 30 anos de nossa sociedade. No entanto, para isso, terei que escolher alguns recortes, o que inevitavelmente implicará exclusões.

Assim, algumas iniciativas não serão citadas, quer por não termos conhecimento delas, quer por mero esquecimento, mas nunca por parcialidade.

Escolhi começar lembrando que, para nós, a história da psico-oncologia começa nos Estados Unidos, mais precisamente em Nova York, no Memorial Sloan-Kettering Cancer Center, na década de 1970, a partir do trabalho pioneiro da Dra. Jimmie Holland, que dá nome ao principal prêmio que a SBPO destina aos profissionais que se destacam nessa área de atuação.

Já a história da SBPO começa mesmo antes de sua fundação, uma vez que muitos trabalhos de assistência psicológica a pacientes oncológicos já vinham sendo desenvolvidos por profissionais em suas clínicas e em hospitais. No entanto, esses profissionais sentiam a necessidade de trocar experiências e de contar com uma instituição que propiciasse encontros e pudesse defender, por meio de ações políticas, os interesses dos pacientes oncológicos num momento histórico em que não havia ainda ampla clareza da importância da abordagem multidisciplinar.

Assim, em 1989 foi organizado um primeiro encontro em âmbito nacional, que aconteceu em Curitiba e foi coordenado pelo radioterapeuta Dr. Luiz Pedro Pizzatto. O encontro reuniu 150 participantes e tratou de temas ligados à importância da multidisciplinaridade, bem como à etiologia e a aspectos psicossociais dos vários tipos de câncer. Nesse evento, estabeleceu-se que o grupo se reuniria a cada dois anos, sempre adotando o caráter de rodízio entre as várias cidades do país.

Brasília foi a cidade escolhida para a reunião seguinte, tendo Maria da Glória Gimenes como presidente. Porém, em função de dificuldades, a realização se deu um ano depois do previsto, em 1992. Se houve um atraso, houve também uma compensação, que foi o fato de o encontro ter sido realizado nas dependências da Universidade de Brasília, a UnB. O acolhimento da Universidade teve um elemento simbólico importante, qual seja, a integração da psico-oncologia ao ambiente acadêmico.

Em 1994 foi realizado o terceiro Encontro Brasileiro de Psico-Oncologia, na cidade de São Paulo, tendo como presidente a Professora Doutora Maria Júlia Kovács. A partir dos dois encontros anteriores, percebia-se o amadurecimento da ideia de fundarmos uma Sociedade Brasileira de Psico-Oncologia. A fundação da Sociedade se deu durante esse encontro, tendo sido sua primeira presidente a Dra. Maria Teresa Barreto de Botelho Monteiro, médica hematologista de Aracaju.

Alguns outros fatos ocorridos nesse período merecem ser citados, entre eles o lançamento do livro *Introdução à psico-oncologia*, organizado pela Professora Maria Margarida M. J. de Carvalho, primeira obra dessa natureza em língua portuguesa. Delineava-se aí a tendência dos psico-oncologistas brasileiros, e posteriormente da SBPO, de produzir e divulgar conhecimento.

Foi ainda nesse conclave que se determinou nomear os encontros como congressos, de forma que esse de São Paulo passou a ser considerado o Primeiro Congresso Brasileiro de Psico-Oncologia. Mais tarde houve outra modificação, que foi a de considerar congressos todos os encontros nacionais de psico-oncologia, de forma que o congresso de 1994 passou a ser não mais o Primeiro Congresso, mas o Terceiro Congresso Brasileiro. E foi durante este último que se estabeleceu a definição formal de psico-oncologia em termos brasileiros, determinando seu campo de estudo e intervenção de forma sistematizada.

Nessa ocasião, tivemos como conferencista convidado o Dr. William Breitbart, psiquiatra do Sloan-Kettering Cancer Center, iniciando uma longa parceria e abrindo intercâmbio internacional que se estendeu posteriormente com a International Psycho-Oncology Society (IPOS).

Ainda no congresso de 1994 foi criado o Comitê de Psico-Oncologia Pediátrica, tendo à frente a psicóloga Elisa Perina. Esse comitê desenvolveu um intenso trabalho, criando uma rede nacional de psico-oncologia pediátrica com vistas a abranger todas as regiões do Brasil.

A cada congresso, observava-se aumento no número de participantes, mostrando o crescente interesse de profissionais pela psico-oncologia. Também novos temas foram sendo oferecidos. Assim aconteceu em 1996 no congresso de Salvador, em que foi realizado um curso sobre câncer para leigos, além de se discutir a necessidade de cuidados com os profissionais de saúde envolvidos nos tratamentos dos pacientes com câncer. Em 1998 o congresso aconteceu em Goiânia, onde, como novidade, realizou-se um fórum de pacientes, dando lugar de fala para aqueles que são o foco de nossa atenção.

Outra iniciativa de grande importância se deu na gestão da Dra. Maria da Glória Gimenes na presidência da SBPO (1998-2000), que foi a inclusão de nossa Sociedade no Grupo de Assistência Técnica (GAT) do Instituto Nacional do Câncer, o INCA, órgão vinculado ao Ministério da Saúde. Com isso, expandíamos a presença da SBPO em nível nacional, participando do estabelecimento de políticas nacionais em relação aos tratamentos do câncer.

E a construção de nossa Sociedade continuou. Em 2004 estive presente, na condição de presidente da SBPO, como conferencista convidado no Primeiro Encontro Internacional de Psico-Oncologia e Cuidados Paliativos, realizado em Santiago do Chile e presidido pelo Dr. Gonzalo Rojas-May. Esse evento talvez possa ser considerado o marco inicial de maior integração entre países latino-americanos.

Seguiram-se iniciativas de colegas argentinos que possibilitaram nossa presença em dois eventos consecutivos, dois congressos de Oncologia, nas cidades de Córdoba e Buenos Aires.

Assim como em Santiago e Buenos Aires, muitas outras vezes diretores da SBPO foram convidados a participar como conferencistas no exterior. Argentina, Chile, Dinamarca, Alemanha, Inglaterra, Espanha, Portugal e Itália foram países em que diretores e sócios estiveram presentes.

Em 2003 a agenda de nossos congressos sofreu uma modificação circunstancial, tendo em vista nos ajustarmos ao calendário de outras sociedades de especialidades da área da Oncologia. Assim, em novembro nosso VIII Congresso aconteceu junto aos congressos da Sociedade Brasileira de Cancerologia, da Sociedade Brasileira de Oncologia Clínica, da Associação Brasileira de Cuidados Paliativos, da Sociedade Brasileira de Enfermagem Oncológica, do Fórum de Voluntariado e ainda do VIII Curso Internacional de Mastologia e

Câncer de Mama. Esse evento deu-se na cidade de São Paulo e foi um divisor de águas no que diz respeito à integração da SBPO com sociedades médicas.

A partir daí, nossos congressos passaram a ser realizados sempre em parceria com alguma das sociedades de Oncologia.

Um dos convidados a participar do VIII Congresso foi o Dr. Christoffer Johansen, então presidente da IPOS. A partir desse encontro fui convidado a integrar o *board* de diretores dessa sociedade, participando de várias reuniões e tendo sido conferencista convidado para o congresso internacional em Copenhagen em 2004.

Vale ainda lembrar que, durante todos esses anos, aos propósitos de incentivo à criação e divulgação de conhecimento somou-se o propósito de formação de profissionais especializados no atendimento ao paciente oncológico. Com esse objetivo, associados à SBPO desenvolveram alguns cursos.

O primeiro deles foi realizado em 1993 no Instituto Sedes Sapientiae, instituição de ensino ligada à Pontifícia Universidade Católica de São Paulo. Foi um curso de expansão cultural idealizado e coordenado pela Dra. Maria Margarida de Carvalho, a Magui. Teve duração de seis meses e visava ser uma atividade preparatória para o congresso que se daria no ano seguinte.

Esse curso teve um desenvolvimento importante, e, atendendo a pedido da Magui, assumi sua coordenação. Logo percebemos que poderíamos ampliá-lo e o transformamos num curso com a duração de um ano. A mesma percepção se deu no ano seguinte, e o transformamos num curso com o perfil de mestrado *lato sensu*, com 544 horas-aula e estágios supervisionados em hospitais conveniados. Passaram a integrar o corpo docente as Professoras Doutoras Maria da Glória Gimenes e Maria Helena Pereira Franco.

Diante da experiência positiva, a SBPO passou a oferecer cursos de formação também em outras cidades. Foi o que aconteceu em Belo Horizonte e Brasília. Em 2001 formou-se um curso de ensino a distância (EAD) ligado à Universidade Católica do Rio Grande do Sul. Nesse mesmo ano foi realizado um curso no Rio de Janeiro, coordenado pela psicóloga Márcia Stephan e que, ao longo de sua existência, sofreu uma ampliação de seu conteúdo, chegando a ter 450 horas de duração.

Em 2008, foi iniciado em Belo Horizonte um curso, também no formato de EAD, que tem sido coordenado pela psicóloga Marília Aguiar. Esse curso de pós-graduação *lato sensu* foi acolhido pela Faculdade de Ciências Médicas de Minas Gerais e é procurado por alunos de todos os estados do país.

Outro passo importante na estruturação e consolidação da psico-oncologia no Brasil foi a criação do Certificado de Distinção de Conhecimento na Área de Psico-Oncologia. Havia a necessidade de criar um instrumento que legitimasse os profissionais reconhecidamente preparados para o exercício dessa área. No entanto, dado seu caráter multidisciplinar, não seria cabível vincular a certificação a quaisquer dos conselhos das profissões envolvidas. Decidiu-se então que a própria SBPO estabeleceria os critérios para a titulação de especialista e faria as provas de certificação a cada congresso. Os aprovados, no entanto, estariam, em sua ação profissional, sujeitos aos direitos e obrigações dos conselhos de cada profissão. A primeira prova de certificação aconteceu no IX Congresso Brasileiro, em 2006, na cidade de São Paulo.

No que diz respeito a publicações, inúmeros capítulos de livros foram escritos por membros da SBPO. Penso que, mesmo que não tenham sido livros idealizados, organizados e publicados pela nossa Sociedade, a menção a eles é válida, pois têm divulgado conhecimentos importantes da psico-oncologia.

Em 2008, um grupo que havia integrado a diretoria nas gestões 2002-2004 e 2004-2006 idealizou e organizou o livro *Temas em psico-oncologia*, o primeiro tratado sobre o assunto em nosso país. Contou com cerca de 80 colaboradores entre médicos, psicólogos e especialistas de áreas que integram a prática psico-oncológica, e eu tive a honra de ser seu organizador.

Agora surge *Psico-oncologia: teoria e prática*, organizado por Fabiana Caron, Anali Orico Vilaça e Giovana Zaparoli. Seguramente um livro necessário, que vem à luz 16 anos após o *Temas em psico-oncologia*, e em tempos de surpreendente aumento da velocidade na produção de conhecimento. A ampliação dos conhecimentos teóricos e muitos anos a mais de prática exigem um novo olhar. Identifico, no meio de nomes de autores consagrados, outros que seguramente fazem parte da nova geração de psico-oncologistas que dão continuidade a esse longo trabalho, acrescentando outros enfoques, fruto de suas experiências pessoais no exercício de cuidar.

O livro se estende amplamente por temas importantes para o trabalho com pacientes de câncer e seus familiares. Inicia com dados históricos sobre o desenvolvimento da psico-oncologia no mundo e em particular no Brasil, história contada em parte neste prefácio. Em seguida, amplia informações sobre programas de formação dos profissionais em nosso país, esclarecendo as diferenças e semelhanças entre a psico-oncologia, a psicologia hospitalar e a psicologia clínica. Passa por técnicas de rastreio e de avaliação psicológica, e ainda discute processos de ajustamento e preditores de *distress* em pacientes adultos, com vistas a contribuir na organização dos serviços de atendimento.

A importante questão da prevenção em saúde e do câncer, abordando experiências desenvolvidas pelo Sistema Único de Saúde (SUS), também está presente neste livro, bem como programas de psicoeducação dirigidos a pacientes e familiares, várias formas de abordagem psicológica destinadas ao paciente oncológico, como terapias cognitivo-comportamentais, grupos terapêuticos e de apoio, arteterapia, meditação, técnicas de relaxamento e o papel da espiritualidade.

Alguns temas contemporâneos, como a questão das redes sociais, a diferença de intervenções entre gêneros e a saúde mental em pacientes oncológicos LGBTQIA+, também são abordados, por sua relevância.

São tratados na obra, ainda, aspectos como a atenção à infância e à adolescência, questões ligadas aos irmãos dos pacientes jovens e também os cuidados com os filhos de pais sobreviventes do câncer, que vivem a constante ameaça do rompimento de vínculos.

Como não podia deixar de ser, o luto é amplamente discutido sob seus diversos aspectos: o luto antecipatório, o luto de mulheres jovens acometidas pelo câncer e a questão da maternidade, o luto de pais que perderam seus filhos e, por fim, o suporte necessário ao luto no pós-morte.

O livro se encerra com um capítulo que trata dos desafios da psico-oncologia para a próxima década.

Estamos sendo presenteados com uma obra importante e necessária para todos aqueles que trabalham em psico-oncologia e que são por ela apaixonados.

*Vicente A. de Carvalho*
Médico psiquiatra e psico-oncologista

# Apresentação

A Sociedade Brasileira de Psico-Oncologia (SBPO) completa 30 anos em 2024, e foi com o objetivo de celebrar esse marco que os membros da atual gestão da Diretoria Nacional da SBPO idealizaram um livro que pudesse abranger a evolução técnico-científica da área ao longo desses anos. O conteúdo desta obra reflete a produção de conhecimento de diversos profissionais de saúde que atuam na assistência psicossocial envolvida no adoecimento oncológico, e é resultado de um conjunto de experiências práticas e pesquisas científicas.

Os 36 capítulos foram pensados para atender os diversos leitores interessados nos temas, desde profissionais experientes nos diferentes campos de atuação ligados ao câncer, passando pelos profissionais recém-formados e chegando até mesmo aos alunos de graduação em psicologia, em medicina e em outras especialidades da área da saúde. O livro apresenta os principais conceitos da assistência psicossocial ao paciente oncológico, a evolução das técnicas da psico-oncologia ao longo dos anos e temáticas atuais que têm sido amplamente pesquisadas e discutidas em nível nacional e internacional.

Para compor *Psico-oncologia: teoria e prática* foram convidados profissionais renomados pelo saber e pela atuação, que pesquisam e se atualizam para desenvolver cada vez mais seu potencial e prática clínica. Muitos deles desempenham papel importante na SBPO, são sócios fundadores, pioneiros na área no Brasil, fazem ou fizeram parte das Diretorias Nacional, Estaduais e/ou dos recém-instituídos Comitês de Especialidades.

A obra abrange capítulos de conceituação de temáticas relevantes para o cuidado nesse âmbito: psico-oncologia, cuidados paliativos e luto; capítulos práticos que apresentam as diversas possibilidades de atuação; e capítulos que envolvem os diferentes sujeitos envolvidos no adoecimento: paciente, familiares e profissionais de saúde no contexto oncológico.

Aproveitamos este espaço para fazer dois agradecimentos especiais.

Em primeiro lugar, agradecemos aos nossos pacientes e seus familiares, que confiaram parte importante de suas histórias de vida a nós, psico-oncologistas. O objetivo da constante atualização, dedicação e pesquisa é oferecer a essas pessoas a melhor assistência possível, por meio de uma prática comprometida, técnica, empática e, sobretudo, ética. Podemos afirmar que aprendemos com cada paciente; cada história nos sensibiliza de maneira diferente e possibilita o crescimento e o desenvolvimento pessoal e profissional.

O segundo agradecimento é destinado à Professora Doutora Maria Margarida de Carvalho, nome da maior relevância na psico-oncologia brasileira pela assistência aos pacientes, produção de conhecimento e docência na área. Magui, como é carinhosamente conhecida por seus colegas, alunos e pacientes, é dona de um legado que foi e está em constante evolução técnico-científica. Nosso carinhoso agradecimento a essa mulher forte, determinada e comprometida.

Desejamos a todos os leitores um ótimo aproveitamento desta obra e que ela possa transformar sua prática em uma assistência mais integrada, interdisciplinar e voltada às necessidades e particularidades que envolvem o adoecimento oncológico.

As organizadoras:<br>
*Fabiana Marthes Molli Caron*<br>
*Anali Póvoas Orico Vilaça*<br>
*Giovana Zaparoli de Oliveira*

Capítulo 1

# A história da psico-oncologia: panorama mundial e o desenvolvimento da psico-oncologia brasileira

Maria da Glória G. Gimenes

> Não há nada mais gratificante para um pioneiro do que ver o trabalho realizado levado adiante pela nova geração.

## INTRODUÇÃO

Rever a história do início e do desenvolvimento da psico-oncologia no Brasil me transporta aos anos 1980, quando os imensos desafios eram atenuados pelo clima de entusiasmo, colaboração e respeito entre os profissionais interessados na criação e implantação dessa área.

Pensando nos temas que nortearam a consolidação da psico-oncologia em nosso país e no mundo, foi inevitável surgir em minha mente um panorama com os principais marcos dessa evolução. Esse histórico da psico-oncologia, a atuação dos profissionais de diferentes áreas de conhecimento, unidos em prol da qualidade de vida do paciente oncológico, passando pela importância dos congressos, cursos e reconhecimentos do setor, bem como pela importância fundamental da criação da Sociedade Brasileira de Psico-Oncologia (SBPO), que vem facilitando esse processo, é o que proponho trazer neste capítulo.

## FACE A FACE COM A PSICO-ONCOLOGIA EM CONEXÃO EUA-BRASIL

Na década de 1980, eu estava em Chicago para concluir meu doutorado em Psicologia da Reabilitação. O programa exigia um ano de prática supervisionada, que realizei no Rehabilitation Institute of Chicago, complexo hospitalar de grande reputação, voltado à pesquisa e ao atendimento multiprofissional a pacientes portadores de graves deficiências cognitivas e motoras devidas a mutilações e outros traumas.

Eis que um dia o coordenador do meu departamento comunicou que o Instituto de Oncologia da Norwestern University iria nos encaminhar pacientes oncológicos, uma vez que nós éramos referência em reabilitação e sabíamos lidar com grandes perdas, resiliência e enfrentamento em face da adversidade.

À medida que começamos a atender os primeiros pacientes oncológicos que chegavam, fomos percebendo que as nossas habilidades individuais e multidisciplinares eram insuficientes para acolher satisfatoriamente aquelas pessoas. Era necessário usar novos métodos de pesquisa e intervenção, compreender o impacto emocional do sofrimento e da ameaça da morte que acompanhava o diagnóstico de câncer, olhar para abordagens integrativas, aprender a trabalhar em equipes sob diferentes circunstâncias e, além disso, nutrir-se dos conhecimentos até então restritos na área da psico-oncologia para respaldar as práticas.

Ficava cada vez mais evidente a necessidade de produzir conhecimento por meio de pesquisas bem delineadas, assim como voltar o olhar para a formação pessoal da equipe responsável pelo cuidado, além de investir na formação profissional. Foi então que escolhi, em minha tese de doutorado, comparar o bem-estar emocional de mulheres cearenses e paulistanas que haviam sido submetidas à mastectomia e estavam em tratamento de câncer de mama. A pesquisa, intitulada *Predictor variables of psychosocial adjustment after mastectomy*,[1] após ter sido premiada, foi financiada pela American Association of University Women e comprovou que era preciso estudar e compreender as particularidades de pacientes oncológicos das diversas regiões do Brasil. Portanto, apontou para a urgência da implantação da psico-oncologia em nosso país.

Retornando ao Brasil em 1985, encontrei um grupo de psicólogos e psiquiatras que haviam começado a estudar o assunto e decidimos nos reunir para delinear os pilares conceituais da psico-oncologia brasileira.

Enquanto não tínhamos sequer uma obra de psico-oncologia em português, bebíamos diretamente da fonte, consultando os conhecimentos da pioneira, fundadora da psico-oncologia no mundo, a psiquiatra americana Jimmie C. Holland (1928-2017). Além de definir o conceito e prática da psico-oncologia, Holland, que atuou com pacientes oncológicos em hospitais norte- americanos na década de 1970, nos presenteava com relatos de suas pesquisas e experiências.[2,3]

Em um de meus relatos favoritos de Holland, transcritos pela autora Márcia Maria Alves de Carvalho Stephan no livro *Temas em psico-oncologia*, ela conta como os profissionais psicólogos e psiquiatras preocupados com a saúde mental dos pacientes eram recebidos nos centros de tratamento oncológico em sua época:[4]

> Eu vim para o Memorial Sloan-Kettering em 1977 para iniciar o primeiro serviço de psiquiatria em tempo integral num hospital de pesquisa oncológica. Quando me juntei à equipe do Memorial, muitos oncologistas não entendiam a necessidade de um psiquiatra, "pois aquelas pessoas estavam realmente doentes". (p.619)

Esse relato demonstra não apenas o desconhecimento do impacto emocional do câncer, como também o preconceito em relação a essa doença. Ou seja, na década de 1970, mesmo com a superação de algumas barreiras que comprometeram a compreensão e o tratamento do câncer, alimentadas desde antes de 1800, era evidente que ainda havia muitas outras barreiras a serem derrubadas.[2]

## UM POUCO DA INSERÇÃO DA PSICO-ONCOLOGIA NO MUNDO

O início formal da psico-oncologia nos EUA data dos anos 1970, quando o estigma que tornava a palavra câncer impronunciável diminuiu a ponto de o diagnóstico poder ser revelado ao paciente e, consequentemente, as reações emocionais poderem ser avaliadas. Entretanto, um segundo estigma contribuiu para o desenvolvimento tardio do interesse nas dimensões psicológicas do câncer: a atitude negativa diante da doença mental e de problemas psicológicos. À medida que a sociedade ficava mais esperançosa com o crescente número de sobreviventes, falar de câncer ficava mais comum, abrindo a possibilidade de se considerarem importantes a compreensão e o estudo do impacto emocional do câncer.[3]

A Sociedade Americana de Câncer apoiou pesquisas iniciais na área e realizou diversas conferências, apresentando metodologias e instrumentos desenvolvidos para avaliar quantitativamente sintomas subjetivos como dor, ansiedade, náusea, depressão e *delirium*. Posteriormente, vários desses instrumentos foram traduzidos e adaptados para serem usados com a população brasileira, o que propiciou o desenvolvimento de pesquisas psico-oncológicas em nosso país.

O Departamento de Psiquiatria do Memorial Sloan Kettering começou a desenvolver serviços clínicos, a instituir programas de treinamento em nível de pós-graduação para psiquiatras e psicólogos e a desenvolver pesquisas na área.[2] Em 1989 foi publicado o primeiro livro de psico-oncologia que mostrava a produção científica desse grupo, apresentando metodologias de pesquisa, modelos de intervenção e implicações para o treinamento profissional.

Jimmie C. Holland afirmou que, ao longo dos anos, a contribuição da psiquiatria, da medicina comportamental, da psicologia da saúde, da enfermagem, da assistência social e mais recentemente, do aconselhamento pastoral, assim como dos oncologistas e dos próprios pacientes, criou uma diversidade de informações, modelos teóricos e abordagens que enriqueceram tanto a pesquisa quanto a intervenção na área.[2]

A International Psycho-Oncology Society (IPOS), fundada por Holland em 1984, possibilitou a troca de conhecimento e estimulou o treinamento de pesquisadores em diferentes países.[5] Além disso, encorajou a fundação de diversas sociedades internacionais como a do México, a do Japão, a da Austrália e tantas outras que fomentaram o desenvolvimento do ensino, pesquisa e intervenção psico-oncológica em seus respectivos países. A Europa, por meio da Sociedade de Oncologia Psicossocial, difundia a psico-oncologia e incentivava a realização de conferências e produções científicas na área.[3]

Atualmente, a base científica da psico-oncologia está assegurada por meio de um corpo de conhecimento consistente divulgado em livros e periódicos que demonstram a prática clínica baseada em evidências e também subsidia a elaboração de diretrizes para o bom funcionamento de serviços de psico-oncologia em diferentes países.

## FORMAÇÃO DOS PROFISSIONAIS DA PSICO-ONCOLOGIA: PRIMEIROS PASSOS

A primeira especialização em psico-oncologia foi oferecida em 1993, no Instituto Sede Sapientiae, centro de especialização para profissionais da saúde e educação em São Paulo. Tratava-se de um curso de expansão cultural em psico-oncologia, com duração de 6 meses, sob direção da Dra. Maria Margarida de Carvalho.[6] Com o sucesso do curso, que passou a ser dirigido pelo Dr. Vicente de Carvalho, a grade de matérias foi ampliada, bem como a duração, que passou a ser de um ano. Em 1997, quando fui convidada a compor o corpo docente, o curso já ganhara forma de pós-graduação *lato sensu*. Apenas um ano depois, em 1998, já com 270 horas de duração, a pós-graduação passou a ser oferecida em cidades além de São Paulo, como Brasília e Belo Horizonte.

Hoje, cursos de especialização e extensão em psico-oncologia são oferecidos em vários estados do Brasil. Além disso, há notícia de que algumas universidades oferecem a disciplina, inclusive na graduação, como matéria eletiva. A possibilidade de realizar cursos *online* também gerou aumento, evidentemente, tanto do número de cursos disponíveis quanto dos alunos matriculados.

É importante acrescentar que inicialmente a prática da psico-oncologia foi também ensinada por meio de supervisões especializadas, realizadas em serviços por profissionais experientes. Esse é o caso, por exemplo, da psico-oncologia pediátrica, que desde 1984 teve à frente a psicóloga Elizabeth Ranier Martins do Vale, coordenadora do Serviço de Psico-Oncologia da Clínica Pediátrica do Hospital das Clínicas da Faculdade de Medicina de Ribeirão Preto (USP). Posteriormente, como docente da USP, a Dra. Elizabeth orientou diversas teses de mestrado e doutorado em psico-oncologia pediátrica.[4]

Outras pioneiras dessa área e realizadoras de extenso trabalho de ensino, pesquisa e atenção ao paciente oncológico pediátrico foram as Dras. Nely Guernelli Nucci e Elisa Maria Perina. A dedicação e o trabalho de excelência dessas pioneiras contribuíram muito para o desenvolvimento da psico-oncologia pediátrica em nosso país.

Cabe ressaltar que, já em 1992, durante a realização do II Congresso de Psico-Oncologia, as Dras. Elizabeth Ranier Martins do Vale e Elisa Maria Perina ministraram o primeiro curso de Psico-Oncologia Pediátrica. A partir de então, todos os congressos e simpósios incluíram cursos da área, divulgando-a, em nosso país.

Um marco importante na história da psico-oncologia foi a criação do primeiro comitê de psico-oncologia pediátrica, que, sob a presidência da Dra. Elisa Perina, reuniu um grupo de psicólogos representando a maioria dos estados brasileiros. Esse comitê teve uma atuação significativa na formação de profissionais e na implantação de programas psicossociais, bem como promoveu a contratação de psicólogos na maioria das unidades de oncologia pediátrica no Brasil.

Os trabalhos brasileiros nessa área foram apresentados em diversos congressos internacionais, inclusive da IPOS, que em 2007 passou a constituir um grupo específico de psico-oncologia pediátrica. Diversas parcerias internacionais foram realizadas tanto na América Latina como na França, Espanha, Itália, EUA, Reino Unido e, ainda, entre a SBPO e a Sociedade Latino-Americana de Oncologia Pediátrica (SLAOP). A contribuição das pioneiras que desbravaram os caminhos da psico-oncologia pediátrica foi inestimável para a consolidação e expansão nacional e internacional da área.

## O PAPEL ESSENCIAL DOS CONGRESSOS PARA A PSICO-ONCOLOGIA

A partir do desenvolvimento e avanço farmacotecnológico ocorrido na medicina, que contribuiu para a remissão do câncer e prolongou a vida de inúmeros pacientes, surge a preocupação com o bem-estar emocional e a qualidade de vida dos sobreviventes. O diagnóstico de câncer, ainda que associado ao sofrimento e à morte, passa a ter maior aceitação e a ser recebido com um pouco mais de esperança.

Com isso, nos anos 1980 houve uma abertura para a quebra de outras barreiras para além do estigma que recaía sobre tudo o que era relacionado ao câncer até então. Tal cenário exigiu que profissionais da psico-oncologia e áreas afins se reunissem, trocassem informações sobre modalidades de intervenção e delineassem metas para o desenvolvimento da área no Brasil.

Já havia pesquisas *in loco* e teóricas, dados e informações vindos diretamente daqueles que estavam no *front* da psico-oncologia no Brasil, mas era necessário ocorrer um intercâmbio para que esses conhecimentos não ficassem difusos. Dessa forma, surge o I Encontro Brasileiro de Psico-Oncologia, no ano de 1989, organizado em Curitiba, Paraná, sob a presidência do Dr. Luiz Pedro Pizzatto.[6]

O mais interessante é notar que o evento já trazia sementes, germinadas ao longo do tempo, sobre temas que seriam cada vez mais discutidos em psico-oncologia nas décadas seguintes. Por exemplo, a importância da realização de pesquisas brasileiras, a necessidade de atendimento a familiares e cuidadores, de atendimento a pacientes curados e o reconhecimento da espiritualidade como alicerce fundamental para a qualidade de vida de pacientes oncológicos ao longo de sua jornada.

Vale lembrar que os cinco primeiros encontros de psico-oncologia, que ocorreram bianualmente de 1989 a 1998, eram chamados "Encontros Brasileiros de Psico-Oncologia". Com o gradual aumento do número de participantes, incluindo a sociedade, interessada em tomar mais consciência sobre a doença, e profissionais da saúde de áreas correlatas à oncologia, esses eventos, desde a primeira edição, em 1989, passaram a ser chamados de "Congressos Brasileiros de Psico-Oncologia". Pode parecer uma mera questão semântica, mas essa mudança indica muito mais. Mostra como, em poucos anos, a psico-oncologia adquiriu consistência para além da formalização etimológica, reforçada pelos congressos e teses acadêmicas que passaram a ser gerados em diversos estados do país.

O Congresso Brasileiro de Psico-Oncologia é o evento mais importante da área no Brasil. Realizado pela Sociedade Brasileira de Psico-Oncologia, o evento tem como objetivo de apresentar as intervenções, pesquisas e competências mais atuais em psico-oncologia, trazendo como referência as práticas baseadas em evidências, pesquisas científicas e o conhecimento de profissionais e instituições de referência no Brasil e no mundo. Cabe ressaltar ainda o papel dos congressos no aprofundamento de temas e áreas de atuação como sexualidade, espiritualidade, cuidados paliativos em oncologia, luto e outros tantos de relevância para a qualidade de vida de pacientes oncológicos e seus familiares.

## O PRIMEIRO LIVRO DE PSICO-ONCOLOGIA NO BRASIL

No III Encontro Brasileiro de Psico-Oncologia, realizado em 1994, em São Paulo, sob presidência da Dra. Maria Julia Kovács – depois denominado I Congresso Nacional de Psico-oncologia –, ocorreu o lançamento do livro *Introdução à psico-oncologia*, organizado pela Professora Doutora Maria Margarida M. J. de Carvalho. Esse foi um marco importantíssimo, já que tornou pública a primeira obra em língua portuguesa a trazer os principais temas da psico-oncologia da época. Cada capítulo foi escrito por um profissional já atuante da área, trazendo diferentes visões, aspectos e técnicas da psico-oncologia.[7]

No capítulo de minha autoria, apresentei pela primeira vez a definição brasileira de psico-oncologia:

> A Psico-oncologia representa a área de interface entre a psicologia e a oncologia e utiliza o conhecimento educacional, profissional e metodológico proveniente da psicologia da saúde para aplicá-lo:

> 1º. Na assistência ao paciente oncológico, à sua família e aos profissionais de saúde envolvidos com a prevenção, a reabilitação e a fase terminal da doença;
>
> 2º. Na pesquisa e no estudo de variáveis psicológicas e sociais relevantes para a compreensão da incidência da recuperação e do tempo de sobrevida após o diagnóstico de câncer;
>
> 3º. Na organização de serviços oncológicos que visem ao atendimento integral do paciente (físico e psicológico), enfatizando de modo especial a formação e o aprimoramento dos profissionais de saúde envolvidos nas diferentes etapas do tratamento.[8]

## FORMAÇÃO DA SOCIEDADE BRASILEIRA DE PSICO-ONCOLOGIA

A Sociedade Brasileira de Psico-Oncologia é uma conquista necessária para a congregação de profissionais e estudantes da área, sendo fundamental para a difusão de conhecimento em âmbito nacional. A instituição sem fins lucrativos, de caráter cultural, técnico, científico e político, nasceu em maio de 1994 para assegurar a participação dos profissionais da psico-oncologia em todas as fases de tratamento do paciente oncológico.[9]

Tenho a honra de ter participado de sua fundação ao lado dos colegas Dra. Maria Margarida de Carvalho, Dra. Maria Helena Pereira Franco e Dr. Vicente Augusto de Carvalho. Cada um que passou pela SBPO deixou como legado uma base estrutural e conceitual a mais para a construção do alicerce da psico-oncologia em nosso país.

Durante minha fase à frente da presidência da entidade (1998-2000), a SBPO foi inserida no panorama nacional no que se refere ao estabelecimento de políticas sobre o câncer ao ter assento no Grupo de Assessoria Técnica (GAT) do Conselho Consultivo do Instituto Nacional de Câncer (INCA).

Outra conquista importante foi a promulgação da Portaria n. 3.535/98 do Ministério da Saúde, que determinou a presença obrigatória de profissionais especialistas em psicologia clínica nos centros de atendimento de oncologia cadastrados no Sistema Único de Saúde (SUS). Além disso, em 2013 foi instituída a Política Nacional para Prevenção e Controle do Câncer, que ratificou tal exigência.[4] A partir de então, diversos setores de oncologia de centros médicos, clínicas e hospitais de todo o Brasil, públicos ou privados, passaram a incluir profissionais devidamente capacitados para atendimento psico-oncológico.

É importante citar que a diretoria do biênio 2008-2010, tendo como presidente a Dra. Rita de Cássia Macieira, instituiu o Prêmio Jimmie Holland, que reconhece profissionais da psico-oncologia brasileira que se destacaram pela contribuição ao desenvolvimento da área no país. A cada dois anos, até quatro profissionais da área são escolhidos pela Diretoria Nacional do momento para serem homenageados com o prêmio, que é entregue durante o Congresso Brasileiro de Psico-Oncologia.[4]

Em todos esses anos, a SBPO deu suporte para a realização e o bom andamento dos congressos de psico-oncologia brasileiros, bem como se consolidou como emissora da Certificação de Distinção de Conhecimento na Área da Psico-Oncologia, para profissionais cadastrados na entidade, após aferição de conhecimento por prova de conteúdos e análise de currículo. A certificação foi criada em 2006, durante a presidência do Dr. Vicente de Carvalho, pela psicóloga Maria Teresa Veit, com o objetivo de garantir assistência de qualidade a clientes individuais ou institucionais, dentro dos princípios éticos e científicos. A entidade também se destaca pela avaliação e validação da grade curricular oferecida nos mais diversos cursos de psico-oncologia do país.

Foi na gestão do Dr. Vicente de Carvalho que a psico-oncologia brasileira foi pela primeira vez representada, por esse mesmo presidente, nos fóruns internacionais, por exemplo, no *Board of Directors* da IPOS de 2004 a 2006, tendo, ainda, sido convidado para proferir conferências em Santiago do Chile e Buenos Aires.

Por meio de suas presidências regionais, a entidade vem fomentando a divulgação e a produção de conhecimento em todo o território nacional. Recentemente, durante a presidência da psico-oncologista Fabiana Caron, foram criados dez Comitês de Especialidades: Atenção à Família; Cuidados Paliativos; Ensino e Pesquisa; Equipe Multidisciplinar; Espiritualidade; Luto em Oncologia; Psico-Oncologia Pediátrica; Saúde Mental; Práticas Integrativas e Complementares em Saúde; Reabilitação Psicossocial.

Desde seu início, em março de 2021, esses comitês tiveram como coordenadora-geral a Dra. Marília Aguiar, tendo como objetivo estabelecer maior participação entre a SBPO e seus associados, por meio do compartilhamento de temas pertinentes à área da psico-oncologia. Outro importante objetivo foi difundir a importância do rigor científico e ético preconizado pela SBPO.

À medida que a psico-oncologia vem conquistando *status* de área fundamental nos tratamentos oncológicos, os comitês ampliam a divulgação de pesquisas e estudos científicos, fornecendo, assim, para a comunidade como um todo, informações de qualidade. Esses comitês foram também constituídos pela necessidade da SBPO de produzir um documento amplo, dinâmico, que permitisse constantes atualizações para especificar os requisitos mínimos exigidos para o desempenho profissional competente e eficaz de todos os psico-oncologistas. Desse modo, pacientes, familiares, profissionais e instituições de saúde podem tomar conhecimento das habilidades e competências necessárias para se ter um olhar psico-oncológico preciso, que permita o acolhimento e a intervenção psico-oncológica correta junto a pessoas com câncer.

Finalmente, espera-se que a atuação desses comitês seja ampliada pela participação de associados da SBPO interessados nos temas e questões abordados por todos eles.

## DESAFIOS E ETAPAS FUTURAS

Está cada vez mais evidente a importância de que se invista em novas formas de sentir, saber e fazer que precisam ser resgatadas e valorizadas no contexto de nossas práticas, treinamentos e formação. O paradigma científico positivista, totalmente baseado na razão, não seria suficiente para compreender e delinear estudos que incluam a dimensão noética do ser, que certamente abrange a intuição, a espiritualidade e a criatividade.

Portanto, é importante que se desenvolva um paradigma que contemple a possibilidade de investigação da dimensão noológica do homem e, a partir desse ponto, que se possa delinear novos modelos de intervenções psico-oncológicas. Por exemplo, como a possibilidade de agregar as práticas integrativas às estratégias de intervenção já utilizadas em psico-oncologia, de forma criteriosa e passível de avaliação.

Assim, poderemos compreender melhor a relação de espiritualidade e qualidade de vida do paciente e resgatar o papel da intuição na formação profissional do psico-oncologista. Também se faz necessário incentivar os psico-oncologistas a se familiarizarem com políticas públicas que permitam a inclusão do maior número de pessoas em tratamentos oncológicos integrais. Conscientes da amplitude de ações significativas ao acompanhamento, tratamento e acolhida do paciente oncológico, certamente contribuiremos para a melhor qualidade de vida do paciente, seus familiares e equipe de cuidadores.

## REFERÊNCIAS


1. Gimenes, MGG. Breast cancer in Brazil: predictive factors of psychosocial adjustment after mastectomy [tese]. Chicago, IL.: Illinois Institute of Technology: 1986.
2. Holland JC. History of psycho-oncology: overcoming attitudinal and conceptual barriers. Psychosom Med. 2002;64:206-21.
3. Holland JC. Psycho oncology; overview, obstacles and opportunities. Psycho Oncol. 2018;27:1364-77.
4. Stephan MMAC. A psico-oncologia no Brasil: notas sobre o passado e o presente; aspirações e estratégias para o futuro. In: Carvalho VA, Franco MHP, Kovacs MJ, Liberato RP, Macieira RC, Veit MT, et al. Temas em psico-oncologia. São Paulo: Summus; 2008; p.619-33.
5. Veit MT, Carvalho VA. Psico-oncologia: um novo olhar sobre o câncer. O Mundo da Saúde. 2010;34(4):526-30.
6. Gimenes MGG, Carvalho MMMJ, Carvalho VA. Um pouco da história da psico-oncologia no Brasil. In: Angerami-Camon W (org.). Psicologia da saúde: um novo significado para a prática clínica. São Paulo: Pioneira; 2000. p.47-72.
7. Carvalho MMMJ (org.). Introdução à psico-oncologia. Campinas: Psy; 1994.
8. Gimenes MGG. Definição, foco de estudo e intervenção. In: Carvalho MMMJ (org.). Introdução à psico-oncologia. Campinas: Psy; 1994. p.35-56.
9. Sociedade Brasileira de Psico-Oncologia (SBPO). Home page. São Paulo, c2018. Disponível em: http://sbpo.org.br. Acesso em: 10 abr. 2024.

Capítulo 2

# Psico-oncologia, psicologia hospitalar e psicologia clínica: diferenças e semelhanças no campo de atuação

Vera Lucia Rezende Perdicaris

Essas três grandes áreas de atuação do psicólogo, psico-oncologia, psicologia hospitalar e psicologia clínica, são especialidades complementares em sua essência, pois buscam abranger, estudar e compreender a vastidão dos fenômenos psicológicos, sociais e existenciais da natureza humana. Em alguns aspectos elas se assemelham e se nutrem mutuamente. Nesse sentido, o olhar clínico, a busca de profundidade teórica para compreensão da singularidade de cada caso, marca indelével da psicologia clínica, está presente no contexto da psicologia hospitalar e da psico-oncologia. A questão que norteia o propósito de confrontá-las é que se trata de novos campos de conhecimento. Nesse caso, já existiam a psicologia clínica, a psicanálise e tantas outras vertentes de linhas teóricas. À medida que novas áreas vão surgindo, novos desafios despontam, surgindo a necessidade de diferenciar uma da outra, feito mãe e filhas.

A área de psico-oncologia é a mais nova. Em 1961, na Argentina, José Schavèlson, cirurgião oncológico e psicanalista, propôs pela primeira vez o termo psico-oncologia. Mas foi apenas a partir de 1990, nos EUA, com os trabalhos de Jimmie Holland, que essa nova área foi reconhecida na perspectiva de uma nova especialidade.[1] Já a psicologia hospitalar ou psicologia da saúde, como é conhecida no resto do mundo, é anterior, teve os primeiros trabalhos registrados nos EUA em 1945 e se encontra bem estabelecida como especialidade.[2]

Atualmente o campo de trabalho do psicólogo nessas duas novas áreas está bem delineado, com uma nova espacialidade, temporalidade e ritmo nos atendimentos psicológicos, completamente diversos dos padrões da psicologia clínica tradicional. De tal forma que se tornou necessário ter uma formação especializada para desenvolver um novo olhar para o coletivo, para seguimentos breves e interdisciplinares. Diferentemente da abordagem tradicional, são os fatores da doença que definem as regras da abordagem psicológica.[3]

Nas três últimas décadas, muitos de nós, psico-oncologistas da primeira fornada, acompanharam, passo a passo, o importante avanço científico que se deu nessas áreas. Mas tudo ainda é muito recente e se faz necessário confirmar cada novo conhecimento. Atualmente a área de psico-oncologia enfrenta um grande desafio, que se relaciona com a falta de consistência e evidências científicas de vários tipos de abordagens psicológicas. Observa-se, na verdade, que esse é um problema evidenciado no panorama mundial, acompanhado de uma escassez de estudos.[4] Outro problema apontado no Brasil é que não se observa o desenvolvimento de elaborações teóricas no mesmo ritmo com que essas novas formas de intervenções e práticas foram surgindo.[5] Assim fica evidente a importância da pesquisa científica para a sedimentação do conhecimento nesse campo, e recomenda-se aliar ao perfil do terapeuta o de pesquisador.

A área de psicologia hospitalar no Brasil discutiu amplamente os aspectos que a diferenciam da psicologia clínica. Algumas obras são verdadeiros manuais que estruturam esse campo do saber, tais como Chiattone (2000),[3] Angerami-Camon (2010),[6] Romano (1999),[7] entre outros. Não resta dúvida, também, sobre a constante intersecção entre psicologia hospitalar e psico-oncologia, pois a abordagem de pacientes com câncer acontece, em sua maioria, no âmbito hospitalar.

Assim, para comentar, na presente exposição, os aspectos semelhantes e divergentes, buscou-se justamente o entrelaçamento dessas duas importantes áreas, amparadas não apenas pela questão conceitual, mas fruto de vivências práticas profissionais da autora, pautada na assistência a pacientes com câncer de mama e genital, durante 29 anos, com inserção em uma equipe interdisciplinar, em um hospital público universitário, o Hospital da Mulher Prof. Dr. J. A. Pinotti – Caism/Unicamp.

Um primeiro aspecto a ser ressaltado, fruto das vivências em seleção e treinamento profissional de psicólogos nas diferentes áreas hospitalares, é a constatação de que a formação para atuar na área hospitalar é fundamental, mas não significa que todo profissional especializado em psicologia hospitalar esteja apto para atuar em psico-oncologia. Esta última é uma área que também demanda conhecimento específico, além disso é imprescindível que haja uma inclinação pessoal para o exercício profissional. São áreas complementares, que podem ocorrer juntas ou não.

Assim, optou-se por eleger dois aspectos inerentes à prática de psico-oncologia, no contexto hospitalar, e a partir dessas especificidades compreender as divergências e as similaridades com a abordagem tradicional em psicologia clínica:

- O tipo de sofrimento emocional traumático de uma doença que ameaça a vida.
- A difícil escuta da subjetividade no ambiente hospitalar.

## O TIPO DE SOFRIMENTO EMOCIONAL TRAUMÁTICO DE UMA DOENÇA QUE AMEAÇA A VIDA

> "Quando a noite vier e minh'alma ciclotímica
> afundar nos desvãos de água sem porto,
> salva-me.
> Quando a morte vier,
> salva-me
> do meu medo, do meu frio, salva-me,
> ó dura mão de Deus com seu chicote,
> ó palavra de tábua me ferindo no rosto."
>
> Adélia Prado, *De profundis*

Enfrentar um diagnóstico de câncer e submeter-se a um longo tratamento, sem ter garantia prévia de sucesso, é um tipo de sofrimento de natureza intensa, aflitiva e contínua, podendo permanecer por muito tempo na vida.[8] É ter que fazer um luto antecipatório a cada momento de incerteza e, de forma cíclica, quando os temores mais intensos se dissipam, é ter que retomar os desafios de estar vivo. Essa dura experiência pode desencadear alterações muitas vezes permanentes no psiquismo de uma pessoa.

Os pacientes sentem como que uma descontinuidade na vida, causada abruptamente, por um fator externo, alheio ao seu desejo e expectativas. Esse é o cenário sempre presente nos atendimentos psicológicos, como um fio da meada que se quer encontrar, unir de novo as pontas, desembaraçar. A origem externa desse sofrimento demanda um tipo de reflexão e cuidado especializado na abordagem emocional.

Compreende-se, hoje, a imperativa necessidade de considerar os aspectos traumáticos que envolvem o adoecer de câncer e o longo período de tratamento invasivo. Uma reflexão psicanalítica muito importante revela que o que afeta e agrava o psíquico desses pacientes portadores de uma patologia que ameaça a vida é mesmo um acontecimento externo, a partir do diagnóstico da doença e implicado no tratamento médico, ou seja, "portar grave enfermidade crônica e de poder letal não está ancorado unicamente em fatores psíquicos". É de fundamental importância conceder legitimidade aos acontecimentos reais, enquanto fator desencadeante do sofrimento. Assim, retira-se "o poder de inoculação do sofrer" das mãos exclusivas do psiquismo de uma pessoa que já carrega um peso imensurável de uma doença grave.[9]

Na clínica de psico-oncologia, o tipo de sofrimento parte do real do corpo, de uma doença potencialmente fatal, ou das suas consequências. No modelo da psicologia clínica tradicional se observa, fundamentalmente, a supremacia do psíquico e do mundo interno para a compreensão do sofrimento emocional associado às queixas e sintomas apresentados pelos pacientes. Em psico-oncologia, esse tipo de arcabouço teórico não se sustenta na abordagem terapêutica. A comunicação de uma paciente jovem, com câncer de mama metastático, após 6 anos de acompanhamento psicológico, ilustra exatamente o que se quer mostrar: "... eu só fico melhor de verdade e me sinto de volta para a vida quando meu corpo melhora... só isso e nada mais! Não depende de mim, não é? Sei que estaria bem pior, despedaçada por dentro, se não tivesse apoio. E frustrada se eu achasse que dependia de mim para eu me animar..."

Pesquisas clássicas, de referência na área, que acompanharam pacientes por mais de 20 anos após o término do tratamento, já alertavam sobre a violência da experiência subjetiva, que não se atenuava com o tempo.[10] Estudos posteriores, sobre a qualidade de vida a longo prazo em sobreviventes de câncer, confirmaram esses achados, evidenciando que a esfera emocional é uma área bastante afetada.[11] Essas evidências são objeto de preocupações na atualidade, pois quase um quarto dos sobreviventes de câncer sofrem algum nível de sintomas de estresse traumático relacionados ao câncer durante a vida.[4]

Uma das contribuições mais importantes da psicossomática psicanalítica é de que existe um limite na mente para lidar com os traumatismos decorrentes de experiências intensas e dramáticas: "a capacidade de assimilação mental tem limites e que estes são maiores ou menores conforme os indivíduos, e em um mesmo indivíduo, conforme o momento da vida".[12] Mas vale dizer que existem pacientes que enfrentam essa experiência com uma serenidade impressionante, praticamente não externalizam nenhum tipo de sofrimento e seguem a vida de forma praticamente inabalada. Esses são os mais raros, evidentemente. Os aspectos individuais, constitucionais, a estrutura de personalidade, o momento existencial, a história de desenvolvimento infantil, como lida com as perdas, como se vincula e as concepções pessoais sobre a vida e a morte são os principais fatores atuantes e determinantes desse comportamento.

Por fim, a abordagem psicológica do paciente oncológico, fora da instituição de saúde, na clínica privada, é menos frequente e parece acontecer após a fase de tratamento médico. Caracteriza-se por priorizar a abordagem com seguimento a longo prazo, no formato da psicoterapia individual ou grupal. O que não muda são os postulados teóricos que sustentam o tipo de intervenção que envolve o enfrentamento de uma doença. É justamente a utilização de estratégias de intervenções específicas e adequadas a cada contexto e fase da doença (inicial, tratamento, remissão, recidivas ou de cuidados paliativos) que poderá oferecer maior garantia da prevenção do alto risco de alterações permanentes no psiquismo.

## A DIFÍCIL ESCUTA DA SUBJETIVIDADE NO AMBIENTE HOSPITALAR

> "A pessoa gravemente doente,
> capturada pelas angústias de morte,
> tende a apoiar-se
> sobre o psiquismo de um outro..."
>
> Sonia Novaes de Rezende, IV Seminário de
> Reflexões sobre a Vida e a Morte – Caism/Unicamp, 2006

A escuta da subjetividade de pacientes com câncer no contexto hospitalar apresenta um desafio técnico que demanda um novo caminho de acesso, distante do formato de atendimento clássico da psicologia clínica. Começa pelo fato de que o hospital é um lugar com muitos ruídos comunicacionais, interrupções e um senso de prioridade para urgências médicas. O conceito de privacidade e individualidade é relativizado, redimensionado e completamente diferente do que se espera na clínica tradicional.[3] Os pacientes, em geral, não chegam espontaneamente até o psicólogo, mas sim por uma indicação. Nem sempre se observa um pedido de ajuda psicológica, o que não significa que não exista. É necessário ir ao seu encontro, saber reconhecê-lo e saber interpretá-lo.

Diante de tantas demandas urgentes de ordem física, do desejo evidente de ajuda médica em sobreposição de vários outros sofrimentos, decorrentes também do processo de adoecimento, observa-se um risco maior de negligenciar as demandas subjetivas, nem sempre explícitas e concretas. Na fase inicial do tratamento, verifica-se um tipo de sofrimento no qual o corpo grita mais alto e o psíquico fica silenciado. No entanto, para além da doença, os pacientes também podem submergir e "morrer" diante de tanta angústia se não houver um amparo emocional, pois existe também uma urgência subjetiva a ser escutada e atendida com prontidão.[13]

Uma equipe interdisciplinar capacitada torna-se sensível para reconhecer as necessidades de cada paciente, bem como os diferentes tipos de dor. E o psicólogo é um membro dessa equipe. Verifica-se, no contexto do tratamento oncológico global, um tipo de delineamento terapêutico mais amplo, em que a equipe interdisciplinar faz a integração das várias dimensões do sofrimento. Não é apenas uma relação binária paciente-terapeuta, própria da abordagem mais clássica da psicologia clínica, pois inclui, além de toda a equipe, a família do paciente, também a ser cuidada.

A abordagem psicoterapêutica do paciente oncológico, além de ser uma tarefa delicada, que demanda sensibilidade e porosidade, é também atravessada por muitas inquietações sobre qual conduta terapêutica seria mais eficaz e qual o melhor solo teórico para iluminar esse caminho.[14] Não é mais a clínica do desejo, mas a "clínica da necessidade", pois os pacientes encontram-se, agora, dramaticamente transpassados por uma avalanche de contingências de ordem física e externa. Nessa nova clínica é imprescindível que haja lugar para a consideração desses fatores externos.[9] Caracteriza-se, fundamentalmente, por situações específicas, que demandam estratégias estruturadas e diferenciadas.

Quanto à postura do terapeuta, diante de vivências traumáticas, este deve refletir sobre como poderá estar presente, de forma significativa, para acompanhar seu paciente. É importante ressaltar que sem uma postura humana não vai existir uma vivência que seja terapêutica nesse campo. Os pacientes parecem não se interessar por propostas psicoterapêuticas habituais que privilegiam os aspectos lógico-emocionais mais inconscientes, que justificam o seu sofrimento, pois, nesse momento, é o que vem do externo o que mais impacta e preocupa. Mas são responsivos quando encontram um espaço para o psíquico capaz de oferecer sustentação para o momento vivido e o acolhimento terapêutico genuíno.[9]

Um dos pilares da terapêutica em psicossomática psicanalítica confirma a necessidade de mudanças no padrão clássico da postura do profissional e que também pode ser aplicado na clínica de psico-oncologia. Trata-se da prerrogativa de que a abordagem aconteça "face a face", pois a presença do terapeuta, sua forma singular de acolhimento e compreensão, está implicada nesse tipo de cuidado, devendo estar em sintonia com esse momento tão desorganizador, coerente com o tipo de sofrimento emocional do paciente, bem como com o local e o momento da abordagem. Assim, observa-se que, tanto em psicossomática como em psico-oncologia, a "montagem de um dispositivo clínico" envolve a criatividade do terapeuta para atender às diferentes necessidades emocionais dos pacientes oncológicos, ao longo de todo o processo da doença. Porém, não se trata de um ato aleatório, mas sim de uma escolha que tem como base um solo teórico.[15]

## CONSIDERAÇÕES FINAIS

Em síntese, os aspectos mais semelhantes entre as três áreas se relacionam com a importância do olhar clínico para a singularidade de cada paciente e a busca de sustentação teórica para cada tipo de intervenção no contexto institucional, pois esse é um compromisso ético que atravessa a área da psicologia como um todo. E, ancorada nos conhecimentos conquistados até agora, a prática de psico-oncologia necessita avançar mais na direção de construir um corpo teórico e técnico próprio, pois se justifica a necessidade de uma abordagem psicológica especializada desse tipo de sofrimento emocional. A relação terapêutica envolve uma presença sustentadora, com o máximo de proximidade compreensiva para conduzir um acolhimento genuíno. As ferramentas de intervenções são diferenciadas da psicologia clínica, são mais adequadas a esse tipo de sofrimento psicológico, muitas vezes interdisciplinares e inseridas num contexto de cuidado integral ao paciente e à família.

## REFERÊNCIAS

1. Carvalho VA, Franco MHP, Kovács MJ, Liberato RP, Macieira RC, Veit MT, et al. (eds.). Temas em psico-oncologia. São Paulo. Summus; 2008.
2. Azevêdo AVS, Crepaldi MA. A psicologia no hospital geral: aspectos históricos, conceituais e práticos. Estud Psicol. 2016;33(4):573-85.

3. Chiattone HBC. A significação da psicologia no contexto hospitalar. In: Angerami-Camon VA (ed.). Psicologia da saúde: um novo significado para a prática clínica. São Paulo: Pioneira Thomson Learning; 2000. p.73-167.
4. D'Errico D, Schröder T, Gresswell M. Therapist-led interventions for the treatment of traumatic stress symptoms in cancer survivors: a systematic literature review. Psychooncology. 2022;31(7):1057-75.
5. Costa Junior AL. O desenvolvimento da psico-oncologia: implicações para a pesquisa e intervenção profissional em saúde. Psicol Cienc Prof. 2001;21(2):36-43.
6. Angerami-Camon VA. Psicologia hospitalar: teoria e prática. 2.ed. São Paulo: Cengage Learning; 2010.
7. Romano BW. Princípios para a prática da psicologia clínica em hospitais. São Paulo: Casa do Psicólogo; 1999.
8. Arziliano A, Tuman M, Moyer A. The relationship between post-traumatic stress and post-traumatic growth in cancer patients survivors: a systematic review and meta-analysis. Psycho Oncol. 2020;29(4):604-16.
9. Mencarelli VL. Compaixão na contratransferência: cuidado emocional a jovens HIV+(S) [tese]. São Paulo: Universidade de São Paulo; 2010.
10. Oppenheim D. Devenir psychologique des enfante guéris d'une affection cancéreuse. Neuropsychiatrie de l'Enfance et de l'Adolescence. 1996;44 (6-7):285-94.
11. Vidotti JF, Scorsolini-Comin F, Santos MA. Qualidade de vida em sobreviventes de longo prazo ao câncer de mama: análise da produção científica. Psicol Teor Prat. 2013;15(3):49-68.
12. Vieira WC. A psicossomática de Pierre Marty. In: Ferraz FC, Volich RM (eds.). Psicossoma: psicossomática psicanalítica. São Paulo: Casa do Psicólogo; 1997. p.15-22.
13. Instituto Nacional de Câncer José Alencar Gomes da Silva (Inca). Sofrimento psíquico do paciente oncológico: o que há de específico? Bernat ABR, Pereira DR, Swinerd MM (eds.). Rio de Janeiro: Inca; 2014.
14. Rezende VL, Botega NJ. Grupo de Apoio Psicológico a Mulheres com Câncer de Mama: principais fantasias inconscientes. Estudos de Psicologia. 1998;15(1):39-48.
15. Franco MM. O dispositivo analítico e a clínica psicossomática. In: Volich RM, Ferraz FC, Ranña W (eds.). Psicossoma III: interfaces da psicossomática. São Paulo: Casa do Psicólogo; 2003. p.373-84.

Capítulo **3**

# A formação em psico-oncologia: implantação do ensino e pesquisa da psico-oncologia no Brasil

Marília A. de Freitas Aguiar

"Caminante, no hay camino, se hace camino al andar."

Don Antonio Machado

## INTRODUÇÃO

Os impactos do diagnóstico, tratamento, vida após o câncer, a não possibilidade de cura, enfim, os processos do adoecimento por câncer precisam ser cuidados por uma equipe com conhecimentos específicos sobre esse adoecimento. Multiprofissional por princípio, a psico-oncologia não pode ser vista como uma especialidade da psicologia, senão uma filosofia de cuidados que deve perpassar todos os que compõem uma equipe de tratamento oncológico.[1] Para tanto, precisamos formar profissionais comprometidos com uma atenção de qualidade tendo em vista a totalidade do quadro e a singularidade dos envolvidos.

## PENSANDO FORMAÇÃO OU EDUCAÇÃO?

Existe diferença entre educação e formação? O que entendemos por cada um desses termos? De acordo com o *Dicio* (*online*), *Dicionário Online de Português*, formação e educação são colocadas como sinônimos. Entretanto, segundo o entendimento da autora, formação precisa ser consequência de uma educação com maior consistência por parte da pessoa que se dispõe a dominar algum saber. É sobre isso que vamos discorrer a seguir.

Delors et al.[2] propõem pensar a educação como "um trunfo indispensável à humanidade". Para tanto, pensaram a educação a partir de quatro pilares do conhecimento. Os pilares considerados pelo grupo começam com "aprender a conhecer", isto é, adquirir os instrumentos da compreensão; seguem para "aprender a fazer", que tem o sentido de poder agir sobre o meio envolvente; evoluem para "aprender a viver juntos", buscando ter como objetivo, como finalidade, a participação e a cooperação com os outros em todas as atividades humanas; e finalmente "aprender a ser", como via essencial que integra as três precedentes.

Os autores[2] consideram que aprender a conhecer e aprender a fazer são indissociáveis. Porém, levantam uma questão bastante importante, que avaliam como uma segunda aprendizagem e que está ligada a como colocar em prática o conhecimento. Ponderam sobre a formação. Não uma formação qualquer, mas a formação de quem vai passar esses conhecimentos. Afinal, "as aprendizagens devem evoluir e não podem mais ser consideradas como simples transmissão de práticas mais ou menos rotineiras".

A educação é também uma experiência social, independente do contexto em que possa estar acontecendo. A partir dessa premissa, o terceiro pilar, aprender a viver juntos, torna-se uma necessidade da psico-oncologia. Como afirmado acima, sendo mais que um conjunto de saberes, mas uma filosofia de cuidados dispensada a quem está vivenciando o câncer, aprender a viver a experiência desse adoecimento juntos diz respeito ao convite a uma participação coletiva nas condutas a serem implementadas pela equipe, numa discussão aberta e ampliada em que todos os participantes são convidados a também expor seus conhecimentos.

A educação baseada nesses quatro pilares tem necessariamente "efeito colateral". Um deles é o de ampliar o conhecimento acerca de si, dos outros, dos processos e suas consequências, ampliando a visão do universo oncológico. É a possibilidade de desenvolvimento da empatia, porta de entrada para a atenção e o cuidado dispensado a quem está precisando desse cuidado. Ademais,

> [...] a educação deve contribuir para o desenvolvimento total da pessoa – espírito e corpo, inteligência, sensibilidade, sentido estético, responsabilidade pessoal, espiritualidade... para elaborar pensamentos autônomos e críticos e para formular os seus próprios

> juízos de valor, de modo a poder decidir, por si mesmo, como agir nas diferentes circunstâncias da vida. (p.99)[2]

A educação possui o poder de transformar indivíduos de simples conhecedores de saberes e fazedores de atividades em agentes de práticas de cuidado coletivo, promovendo empatia, pensamento crítico e autonomia. A educação baseada nos pilares tem o poder não só de forjar referências intelectuais, mas principalmente seres humanos capazes de desenvolver talentos para conduzir cuidados humanizados em oncologia. A isso se chama formação.

Uma das abordagens que também vêm sendo utilizadas na educação é a que se baseia no levantamento de competências. Buscando o desenvolvimento humano, é muitas vezes identificada como uma estratégia de formação de profissionais que se comprometem a ir além do conhecimento e suas metodologias. O caminho é no sentido de desenvolver recursos que permitam o enfrentamento de desafios apresentados pela comunidade, independentemente do grau de complexidade.

Dias[3] apresenta competências como a combinação de conhecimentos, habilidades e atitudes que precisam ser adequadas ao contexto. É importante para a escolha de recursos a serem utilizados em determinados contextos, facilitando a tomada de decisão. Em síntese, o autor define competência como sendo:

> [...] uma combinação de conhecimentos, motivações, valores e ética, atitudes, emoções, bem como outros componentes de carácter social e comportamental que, em conjunto, podem ser mobilizadas para gerar uma acção eficaz num determinado contexto particular. Permite gerir situações complexas e instáveis que exigem recorrer ao distanciamento, à metacognição, à tomada de decisão, à resolução de problemas. Podemos, pois, afirmar que a competência se caracteriza por ser complexa, projectada no futuro (numa aposta nos poderes do *tornar-se*). Exerce-se em situação, é completa, consciente e transferível para outros contextos.[3] (p.75)

Competência remete a um fazer não estático, algo com uma orientação atitudinal, tão necessário para o fazer em contextos psicossociais. É o convite à constante interação entre os envolvidos no processo, um aprofundamento dos quatro pilares da educação. Aquele que ensina assume o papel de desenvolvedor e incentivador de aprendizagens outras e de projetos diversos, assume a condição de um "fiador de saberes". Em contrapartida, quem aprende é estimulado em sua curiosidade tanto no aprender quanto no fazer, de modo ético e respeitoso.

No que diz respeito ao ensino e à pesquisa em psico-oncologia, contribui no sentido de desenvolver uma postura crítica acerca dos processos de saúde-doença, em especial no que diz respeito ao adoecimento por câncer. Refere-se a uma comunicação aberta, honesta, sincera e assertiva, visando à busca de estratégias para a solução de problemas. Prima pela integração dos saberes e fazeres, fundamentais para o ensino e a pesquisa em ciências da saúde. Os diferentes pontos de vista podem ser confrontados e considerados, levando a uma avaliação final, mas não conclusiva, no sentido de fechamento. É convite constante a revisitar e avaliar antigas e novas metodologias de atuação. Afinal, "aprender significa construir significados".[3]

Dias[3] pondera sobre o encontro com o outro, nessa relação dialógica numa perspectiva socioconstrutivista, na experiência da partilha, em que a linguagem se torna primordial, numa interação afetiva, quando os envolvidos se (re)descobrem, se (re)inventam. E o que é isso se não formação?

## FORMAÇÃO, ENSINO E PESQUISA COMO REFERÊNCIAS DE CUIDADOS

No congresso da Sociedade Brasileira de Psico-Oncologia (SBPO) em 2010, a Professora Maria Helena Franco, na palestra de abertura, apresentou o *Homem Vitruviano* de Leonardo da Vinci como a referência para a atuação dos psico-oncologistas. Considerada uma obra perfeita, apresenta as proporções ideais de beleza e harmonia. Na ocasião, a professora ressaltou que a atuação dos psico-oncologistas também precisava seguir premissas semelhantes de beleza e harmonia. Não se referiu a beleza estética, mas a princípios éticos.[4]

Fernandes[5] considera que uma educação mais profunda depende de uma formação humanística. Também se utiliza da concepção do *Homem Vitruviano* para expressar as potencialidades da formação humanística, que compreende uma formação atenta às sensibilidades e sutilezas das estéticas, tendo como alicerce a ética. Não uma ética utilitarista, mas uma ética relacional, quando é no encontro que se promove o cuidado. Tais conceitos parecem bastante adequados quando a referência é a formação em psico-oncologia.

Há alguma possibilidade de ensino em psico-oncologia que não seja uma formação? Afinal, o psico-oncologista vai trabalhar com pessoas em situações limite de vida e morte, entre saúde e doença.

Staliano e Araújo[6] realizaram uma pesquisa sobre as publicações na área da psico-oncologia. Identificaram 80 artigos, 77% deles nacionais. Do total, 53% foram artigos empíricos, sendo que a grande maioria teve o delineamento descritivo. Nos demais, três artigos eram desenvolvimentais, sendo dois estudos transversais e um longitudinal. O que chama a atenção é que foram desenvolvidos por pesquisadores vinculados a instituições de ensino superior, em programas de pós-graduação *stricto sensu* ou *lato sensu*.

Em trabalho semelhante, tendo a literatura brasileira como base, Ribeiro, Alves, Oliveira e Aguiar[7] encontraram 20 artigos publicados sobre o tema no período de 2012 a 2021. Destes, a maioria, 15 artigos, tratavam de pesquisas de campo, sendo 8 pesquisas qualitativas, 5 pesquisas quantitativas e 2 na abordagem mista.

Em ambos os trabalhos, os autores concluem que os pesquisadores eram profissionais ligados à assistência a pessoas com câncer e/ou seus familiares.

Tais conhecimentos são importantes para sinalizar como a pesquisa vem sendo desenvolvida no nosso território. Geralmente em programas de pós-graduação *stricto sensu*, dentro de outras linhas de pesquisa, uma vez que não se tem conhecimento de linhas de pesquisa em psico-oncologia. Na maior parte das vezes, tais trabalhos são vinculados a linhas de pesquisa ligadas à oncologia. O ponto positivo de tal consideração é que reforça o caráter multiprofissional de psico-oncologia. Entretanto, quem se forma em programas assim não porta o título de psico-oncologista, uma vez que a titulação vai receber o nome do programa.

Quanto aos programas de pós-graduação *lato sensu*, observa-se uma oferta maior. Entretanto, o MEC, responsável por avaliar qualidade da educação em todos os níveis, tem produzido resoluções menos rigorosas para este nível da educação.

Com critérios menos rígidos, observa-se uma oferta maior, porém com um rebaixamento na qualidade das matrizes curriculares. Hoje não é possível avaliar essa qualidade, uma vez que os centros de ensino não precisam mais apresentar seus projetos pedagógicos aos interessados. Em consequência, pode-se até não questionar a transmissão de informações, mas fica questionável a condição de formação. Afinal, como discutido acima, os processos educacionais baseados nos pilares da educação, tendo o desenvolvimento de competências como a possibilidade de ações comunitárias éticas, responsáveis e inclusivas no contexto oncológico, não só informam como são responsáveis pela transformação dos que se dispõem a aprender, sendo entendidos como processos de formação. No caso, formação de psico-oncologistas.

E o que dizer do ensino na graduação? Não se tem conhecimento de disciplinas curriculares regulares de psico-oncologia em nenhuma graduação, seja qual área do conhecimento for. Existem ações corajosas e isoladas de professores que ofertam a disciplina como eletiva. A constância de tal oferta fica comprometida pelo interesse dos estudantes nesse conhecimento. Caso o interesse não seja elevado, a disciplina deixa de ser oferecida. Como resultado, os envolvidos no adoecimento por câncer correm o risco de serem acompanhados por profissionais sem conhecimento nem formação na área, o que pode impactar negativamente até na adesão e na qualidade de vida durante o tratamento e nos processos seguintes.

## PRESSUPOSTOS PARA O ENSINO E PESQUISA EM PSICO-ONCOLOGIA

Não é possível pensar ensino e pesquisa em qualquer ciência do cuidado, onde no entendimento da autora a psico-oncologia se encontra, sem pensar em profissionais bem formados. É inegável a contribuição da psico-oncologia para o entendimento e consequente cuidado dos aspectos psicossociais e espirituais nos processos oncológicos, desde a prevenção, da detecção precoce, do momento desafiador do diagnóstico e dos tratamentos, no pós-câncer, na reabilitação e, nos casos em que a cura não for possível, no acompanhamento para os cuidados paliativos.

Em todos os momentos, é mister pensar saúde não como a ausência de doença. Tavares e Aguiar[8] entendem saúde como a capacidade de enfrentamento às situações novas, utilizando-se de uma margem de tolerância ou mesmo de segurança desenvolvida por cada pessoa, e que está relacionada à adaptação às infidelidades do meio, ou ainda um guia regulador das possibilidades de reação. A saúde envolve muito mais que a possibilidade de viver em conformidade com o meio externo, implica a capacidade de instituir novas normas pessoais para uma melhor adequação às demandas. As autoras reforçam que encontraram, finalmente, uma definição de saúde que a desatrela da ausência de doença.[8]

Esse desatrelar é um convite para buscar soluções ampliadas de cuidado. Afinal, a doença pode ser tratada, mas a saúde precisa ser cuidada. Profissionais bem formados devem trazer uma orientação colaborativa, em que a relevância se encontra no cultivo de valores, com ênfase nas relações e foco na ação.

A premissa básica é no sentido da criação de um ambiente de diálogo colaborativo. Em trocas dinâmicas entre os parceiros conversacionais, é possível gerar "inovações muito mais criativas".[9]

> O aprendizado colaborativo corresponde a uma abordagem da educação que é relacional e não hierárquica, na qual cada membro da comunidade de aprendizado, inclusive o educador e o aluno, contribui para a produção de mais aprendizado e conhecimento, para a sua integração e aplicação, dividindo as responsabilidades nisso tudo. Baseia-se na suposição de que o conhecimento é uma construção em comunidade, criado no intercâmbio social, não na interação instrucional.[9] (p.36)

Transformação é a palavra-chave do aprendizado colaborativo. Refere-se ao encontro de uns com os outros onde e quando os compartilhamentos das experiências vividas promovem o questionamento e a reflexão. É também transformativo, uma vez que tem o poder de potencializar as transformações. A polifonia promove a mudança de referenciais e perspectivas, ampliando as transformações para além dos espaços educacionais, criando parceiros conversacionais.[9]

A proposta é para uma nova abordagem filosófica, pós-moderna, que proporcione "uma compreensão das pessoas como participantes singulares, ativos e engajados na construção de conhecimento, que tem relevância local e fluidez".[9]

Os conhecimentos, assim como as pessoas nele envolvidas e os processos necessários a uma boa formação em psico-oncologia, não são fixos. Encontram-se em contínua e constante evolução. É preciso refletir, parar e questionar os conhecimentos teóricos a partir do compartilhamento das práticas e experiências. As transformações vão acontecendo à medida que vão sendo pensados em novos sentidos para o aprendido e o experienciado.

No tocante à pesquisa, importante ressaltar que a posição filosófica é princípio básico. Autores destacam que essa posição filosófica diz respeito ao alcance e ao objetivo de sua pesquisa, sem esquecer do entendimento do contexto no qual ela se realiza e de considerar a serviço de quê ele coloca o saber assim produzido.[11]

## CONSIDERAÇÕES FINAIS

Embora formação e educação constem nos dicionários como sinônimos, a educação baseada nos quatro pilares como foi proposta por Delors et al.[2] e que foi embasamento para educação por competências apresenta o quarto pilar, aprender a ser, como a consequência de uma educação responsável e consciente. Entretanto, a autora tem a ousadia de propor uma mudança no que diz respeito a ciências do cuidado, como é o caso da psico-oncologia, com um olhar mais colaborativo. Os três pilares, aprender a conhecer, aprender a fazer e aprender a viver juntos, são como os alicerces para a formação em psico-oncologia. O aprender a ser não mais como um pilar, mas como o solo fértil onde todos os envolvidos nos cuidados oncológicos deverão transitar de modo dialógico e colaborativo. Nesse solo, as competências poderão ser desenvolvidas pelo psico-oncologista, com atitudes e ações colaborativas, a partir de pressupostos pós-modernos que privilegiam a transformação por meio de um aprendizado colaborativo. A isso a autora chama de formação.

## REFERÊNCIAS


1. Aguiar MAF. Psico-oncologia: assistência humanizada e qualidade de vida. In: Aguiar MAF, Gomes PA, Ulrich RA, Mantuani SB. Psico-oncologia: caminhos do cuidado. São Paulo: Summus; 2019.
2. Delors J, Al-Mufti I, Amagi I, Carneiro R, Chung F, Geremek B, et al. Educação: um tesouro a descobrir. Relatório para a Unesco da Comissão Internacional sobre Educação para o século XXI. São Paulo: Cortez; 1998.
3. Dias IS. Competências em educação: conceito e significado pedagógico. Revista Semestral da Associação Brasileira de Psicologia Escolar e Educacional. 2010;14(1):73-8.
4. Franco MHP. Sobre pesquisa com seres humanos. In: XI Congresso Brasileiro de Psico-oncologia; 2010. Rio de Janeiro, RJ.
5. Fernandes C. Educação e formação. Brasil Escola, sem data. Disponível em: https://brasilescola.uol.com.br/historiab/brasil-atual.htm. Acesso em: 2 maio 2024.
6. Staliano P, Araújo TCCF. Estudos e pesquisas em psico-oncologia: levantamento realizado no Portal PePSIC. Rev SBPH. 2009;12(2):54-68. Disponível em: http://pepsic.bvsalud.org/scielo.php?script=sci_arttext&pid=S1516-08582009000200006&lng=pt&nrm=iso. Acesso em: 2 maio 2024.

7. Ribeiro RA, Alves FRA, Oliveira ME, Aguiar MAF. Psico-oncologia e produção científica: o que se publica. Revista SBC. 2022;24(63):123-33. Disponível em: http://sbcancerjournal.org.br/wp-content/uploads/2023/03/Revista-SBC-63.pdf. Acesso em: 2 maio 2024.
8. Tavares GR, Aguiar, MAF. Ensino a distância em saúde: limites e possibilidades. In: Seabra CR, Santos FR (orgs.). Compêndio de psicologia da saúde. Curitiba: CRV; 2022. p.57-66.
9. Anderson H. Uma perspectiva colaborativa sobre ensino e aprendizado: a criação de comunidades de aprendizado criativo. Nova Perspectiva Sistêmica. 2011;(41):35-53.
10. Formação. In: Dicio: dicionário online de português. Disponível em: https://www.dicio.com.br/formacao/. Acesso em: 2 maio 2024.
11. Franco MHP, Tinoco VU, Mazorra L. Reflexões sobre os cuidados éticos na pesquisa com enlutados. Revista M. 2017;2(3):138-51.

Capítulo 4

# O psico-oncologista como parte necessária dentro da equipe multiprofissional

Ricardo Caponero

## INTRODUÇÃO

As neoplasias representam um grande e heterogêneo grupo de doenças, com inúmeras variáveis determinando o prognóstico e as opções de tratamento, com repercussões distintas na trajetória de vida dos indivíduos acometidos. O impacto pode ser pequeno para carcinomas basocelulares da pele de pequenas dimensões; ou pode ser grande em neoplasias de prognóstico limitado, de comportamento agressivo, com risco de morte. Apesar das melhorias significativas nas medidas de suporte, o tratamento oncológico ainda é exaustivo, acompanhado de mudanças significativas na trajetória de vida.

O impacto que a doença neoplásica exerce não se restringe aos aspectos orgânicos, mas atinge todas as dimensões do humano (biológico, psicológico, social e espiritual), em intensidades variáveis e que variam em função das condições preexistentes, doenças concomitantes e determinantes sociais. Avaliar a diversidade de situações e contextos é tarefa excepcionalmente complexa e, para que possa ser feita da melhor forma possível, depende da abordagem integrada e interdisciplinar.

Só diversas visões e instrumentais podem propiciar a ressignificação da vida após um diagnóstico de câncer. Após eventos marcantes como sequestro, câncer, estupro, perdas significativas (muitas irreparáveis) e guerras (cada vez mais comuns no mundo atual), não é possível voltar ao que se era antes do ocorrido. O desafio, então, é tentar encontrar uma forma de viver o mais normalmente possível numa situação anormal.

A psico-oncologia, como ramo especializado da psicologia, vem agregar uma abordagem valiosa à prática multidisciplinar, favorecendo o melhor cuidado aos pacientes e seus familiares. No Brasil ela representa uma área de interface entre a psicologia e a oncologia.

## O DESAFIO DE LIDAR COM AS PERDAS

O curso da doença neoplásica envolve inúmeras perdas e seus respectivos "lutos". A primeira delas é a perda da invulnerabilidade, da sensação de que a doença só ocorre com os outros. A ela se seguem as perdas da imagem corpórea, transitórias ou definitivas, causadas pela doença ou pelos tratamentos. A lista aqui é grande, desde a perda de cabelo (alopecia) a perdas de órgãos, infertilidade, colostomia e traqueostomia etc. Muitas vezes há perda da capacidade laborativa, do potencial econômico e perdas financeiras com a necessidade de custear medicamentos, curativos, próteses etc. Sem esgotar o assunto, há perdas da autonomia, quer para as funções instrumentais (p. ex., fazer compras, cuidar das finanças etc.), quer para as atividades da vida diária (p. ex., autocuidado, alimentação etc.). Por fim, há o luto antecipado da própria morte, que pode ser vivido pelo próprio doente ou por sua família.

## LIDAR COM A PERDA MAIOR, A MORTE

Todos sabemos (ou deveríamos saber) que a morte é inevitável. O que mais assusta na morte é sua irreversibilidade – não dá para desfazer se não gostarmos do resultado – e a incerteza do que ocorre depois dela. A espiritualidade e as religiões procuram atenuar a esse sofrimento existencial, mesmo que de forma parcial, assim como a psicoterapia centrada no significado e a logosofia.

Mas o problema da morte não é o fato em si. Como diz o Professor Mario Sérgio Cortella, a morte está onde eu não estou. Então, toda angústia e sofrimento residem no processo de morrer, acelerado, antecipado e intensificado diante de doenças graves, como o câncer (mas não só ele).

O processo de morrer implica várias "mortes" parciais (perda de papéis) e a tomada de decisões difíceis em que frequentemente a melhor opção – viver plenamente, feliz e autônomo – não costuma estar disponível. Lidar com as perdas das capacidades laborativas, dependência financeira, limitações físicas, é um grande desafio. Aqui a equipe multiprofissional é fundamental para abarcar cada um desses aspectos, e a psico-oncologia, para abordar a imensa gama de problemas relacionados a essa trajetória.[1]

## O CONCEITO DE CURA

É muito arraigado o conceito de que a cura acontece após um intervalo de 5 anos sem evidências de doença neoplásica. Esse mito se origina no hábito de as estatísticas oncológicas fornecerem dados de sobrevida em 5 anos, mas essa concepção talvez só seja válida para algumas neoplasias de comportamento agressivo e sobrevida mais curta. Algumas neoplasias, como os tumores luminais de mama, podem apresentar recidivas com frequência crescente ao longo de décadas. Por outro lado, com os diversos tratamentos atuais, algumas doenças podem ter sua evolução cronificada, com pacientes vivendo muitos anos, mesmo com a presença de doença metastática.

O Dr. Emil Frei III definia cura como o momento em que o risco de desenvolver uma recidiva num paciente que teve câncer seja igual ao risco de desenvolver uma neoplasia numa população sem o diagnóstico, pareada por sexo e idade.

Hoje conhecemos o perfil genético germinativo (hereditário) de uma parte significativa das neoplasias. As pessoas que portam essas mutações patogênicas terão sempre um risco maior de desenvolver outras neoplasias do que a população sem as mutações. E as pessoas tratadas por uma neoplasia podem apresentar risco mais elevado para outras doenças, como distúrbios cardiovasculares, metabólicos e psíquicos, por causas emocionais ou físicas.

Após o diagnóstico de uma doença neoplásica, por mais sofisticadas e eficientes que sejam nossas intervenções, não será possível restaurar integralmente a mesma situação de vida de antes do diagnóstico. O que se busca é um "novo normal", essa é a "cura". A "cura" pode ser um termo muito mais abrangente, e podemos nos "curar" mesmo quando vamos passar pela morte física. Mas esse conceito transcendental com certeza será muito bem abordado em outros capítulos deste livro.

## O PERÍODO DE SOBREVIVÊNCIA ("*SURVIVORSHIP*")

O medo da recorrência é praticamente universal e de marcante influência na vida após o câncer. Muitas vezes esquecido pelas equipes de saúde, o medo da recorrência do câncer ou progressão tem sido associado a qualidade de vida prejudicada e ajustamento psicossocial, níveis emocionais elevados, sofrimento e uma série de sintomas físicos.[2]

As intervenções psicológicas para o medo da recorrência revelaram um efeito robusto na pós-intervenção, que foi largamente mantido no acompanhamento. Foram encontrados efeitos pós-intervenção maiores para questões contemporâneas que se concentravam em processos de cognição – por exemplo, preocupação, ruminação e preconceito de atenção – e não no conteúdo, e que visavam mudar a maneira como o indivíduo se relaciona com suas experiências internas.[3]

A necessidade do acompanhamento psico-oncológico vai além do período de tratamento antineoplásico. Cerca de um terço de todas as pessoas diagnosticadas com câncer desenvolve uma perturbação mental que requer tratamento em algum momento durante o curso da doença, nos quais ocorrem reações de estresse pronunciadas nos pontos-chave ao longo do tratamento (diagnóstico, eventos adversos do tratamento, sequelas, recidiva, agravamento e finitude etc.). Tanto os transtornos mentais quanto o sofrimento subsindrômico podem ser tratados com sucesso com intervenções psicoterapêuticas e psico-oncológicas. Por conseguinte, todos os doentes oncológicos devem ser informados sobre a disponibilidade e o potencial benefício do apoio psico-oncológico após o diagnóstico ou no decurso do tratamento.

Uma revisão sistemática e metanálise avaliou as intervenções psico-oncológicas no sofrimento emocional e na qualidade de vida de pacientes oncológicos. Entre 198 estudos (abrangendo 22.238 pacientes) que relatam 218 comparações tratamento-controle, efeitos significativos de pequeno a médio porte foram observados para psicoterapia e psicoeducação individual e em grupo. Esses efeitos foram sustentados, em parte, em médio prazo (≤ 6 meses) e em longo prazo (> 6 meses). Os efeitos em curto prazo foram evidentes para o treino de relaxamento. Estudos que pré-selecionaram participantes de acordo com o aumento do sofrimento produziram grandes efeitos no pós-tratamento. Foi encontrado um efeito moderador para a variável moderadora "duração da intervenção", com intervenções mais longas produzindo efeitos mais sustentados.[4]

O dano cognitivo não se limita às alterações decorrentes da terapia sistêmica ("*chemobrain*"), com alterações fisiopatológicas transitórias ou definitivas. Uma abordagem multidisciplinar melhorou nosso conhecimento dos complexos mecanismos envolvidos. Estudos que avaliam programas de reabilitação cognitiva são incentivados para ajudar os pacientes a lidar com dificuldades cognitivas e a melhorar a qualidade de vida durante e após o câncer. Esses programas são conduzidos de forma mais apropriada por psicólogos que compreendam a natureza e as causas do problema, como os psico-oncologistas.[5]

## PERSISTÊNCIA DE ALTERAÇÕES COGNITIVAS

Durante e após o tratamento do câncer surgem diversas alterações psicoafetivas, como transtorno do estresse pós-traumático, síndrome de ansiedade generalizada, ansiedade-depressão, e diversas outras alterações, incluindo risco aumentado para o suicídio. Alguns fatores, como idade mais jovem, baixa renda, poucos anos de educação formal e danos estéticos e funcionais, são predisponentes para esses transtornos. A avaliação, o diagnóstico e intervenções não medicamentosas são parte significativa do tratamento dessas condições.[6]

## O SUPORTE AOS CUIDADORES

O impacto da doença oncológica vai muito além dos danos aos indivíduos acometidos. O impacto mais imediato acontece no primeiro círculo doméstico (dependentes, cônjuge etc.) que tem suas rotinas, planos e sonhos alterados e sofre com as perdas e o luto antecipado da morte potencial. Os resultados de diversas investigações indicam que o estresse dos cuidadores pode levar a perturbações psicológicas e do sono e a alterações na saúde física, na função imunitária e no bem-estar financeiro dos cuidadores. Intervenções dirigidas a cuidadores de pacientes com câncer, ou outras doenças crônicas, podem reduzir muitos desses efeitos negativos e melhorar as capacidades de resposta, o conhecimento e a qualidade de vida dos cuidadores. Embora essas intervenções também diminuam os sintomas dos pacientes, reduzam a mortalidade (pacientes sem demência) e melhorem a saúde física e mental dos pacientes, raramente são implementadas na prática.[7]

A falta de profissionais capacitados e a não remuneração para o atendimento de familiares são os principais empecilhos.

## PROFISSIONAL DE SAÚDE E PSICO-ONCOLOGIA

Embora muitas questões descritas neste texto possam ser abordadas por psicólogos com formação na área da saúde, as nuanças e a longa trajetória da doença neoplásica, com seus impactos específicos, requerem a abordagem de profissionais especializados que possam compreender com precisão todos os contextos envolvidos e todo o jargão da área.

Os médicos, em sua formação, lidam com a morte no cotidiano, em maior ou menor grau. Mesmo durante sua formação, com ou sem preparo teórico, precisam desenvolver métodos e estratégias pessoais para superar esses obstáculos. Os que encontram mais dificuldade acabam se direcionando para áreas onde a morte não é tão presente, e podem exercer sua profissão com mínimo estresse nesse aspecto. A medicina é, sem dúvida, para os fortes. Os médicos precisam lidar desde muito cedo com angústias, controvérsias, desafios, incertezas. Seus sucessos e fracassos caminham de mãos dadas. Eles se envolvem em situações das quais a maior parte das pessoas fugiria, apavorada. Muitas vezes cabe a eles executar o trabalho "sujo". É também sobre eles que as maiores expectativas se depositam. Os médicos assumem sobre seus ombros responsabilidades que, em muitas culturas, são atribuídas a divindades.[8]

Os psicólogos, ao contrário, têm sua formação teórica muito detalhada e aprofundada, mas entram na prática muitas vezes sem ter presenciado, de fato, o processo do morrer, ao lado do paciente e seus familiares. Muita supervisão e psicoterapia vai ser necessária para lidar com inevitáveis sofrimentos e processos de identificação e contratransferência.

A formação e especialização em psico-oncologia é fundamental para encontrar o ponto de equilíbrio entre a vivência prática do oncologista e o referencial teórico do psico-oncologista. Um aspecto adicional do trabalho do psico-oncologista na equipe multidisciplinar é o cuidado com a própria equipe – prevenção ou identificação de *burnout* ou fadiga por compaixão, ser mediador dos distúrbios de comunicação entre membros da equipe ou com a família. Até mesmo com o próprio paciente. Exemplo: o médico vê o paciente poucos minutos de vez em quando, o psico-oncologista o vê toda semana durante uma hora. Conhecendo o mínimo em oncologia, pouco sobre aspectos que o médico precisaria saber, ou sobre sintomas que o paciente acha "normal" – e com a ideia de que, se está tratando de um câncer, tem que sofrer! O psicólogo então diz: "Isto é muito importante, você já falou com o seu médico? Fale da próxima vez". Cuidar desses aspectos facilita a adesão ao tratamento e colabora com o equilíbrio psicossomático do paciente, propiciando melhor resultado ou, no mínimo, menos sofrimento desnecessário.

## AS PRINCIPAIS BARREIRAS PARA A INTEGRAÇÃO DA PSICO-ONCOLOGIA

A psico-oncologia é uma área da psicologia, desmembrada da psicologia hospitalar, que só recentemente foi reconhecida e que serve de interface entre a psicologia e a oncologia. Ainda é escasso o número de profissionais qualificados (psico-oncologistas) para as dimensões da população oncológica do nosso país (com incidência anual acima de 704 mil casos novos de câncer ao ano, 483 mil se excluídos os casos de câncer de pele não melanoma).

A remuneração inadequada não é um atrativo para essa área e talvez seja o obstáculo mais importante a restringir o número desses profissionais nos postos de trabalho, geralmente em instituições, com uma grande desproporção entre profissionais e o número de leitos, o que torna inviável o atendimento mais periódico e duradouro. Alguns profissionais se limitam a "apagar incêndios", com famílias muito demandantes, "escândalos nos corredores", recusas a procedimentos e risco de suicídio.

A cobertura insuficiente para o atendimento ambulatorial, com limitações de tempo, número de sessões e duração do tratamento, também é um obstáculo importante, associado ao fato de o referenciamento pelo médico oncologista ser extremamente pequeno perante a real demanda. Isso ocorre tanto por falta de interesse como por falta de conhecimento.

Uma das formas de superar, pelo menos em parte, essas barreiras tem sido o uso de atendimento em ambiente virtual (eletrônico). Com muitas ressalvas em relação à perda do "*setting* terapêutico" e da capacidade de avaliação da linguagem não verbal, a modalidade de intervenção nascida na epidemia de covid-19 colabora para preencher algumas lacunas. Pode não ser o ideal, mas pode ser melhor que nada.

A telessaúde para cuidados de saúde mental pode melhorar os problemas de acesso dos pacientes causados pelas condições geográficas e de transporte e pela funcionalidade do paciente. Numa amostra de 148 prestadores de 21 países, 60,5% relataram que pelo menos alguns de seus pacientes tinham dificuldades com a velocidade e a conectividade da internet e não tinham conhecimento sobre a utilização de dispositivos eletrônicos (43,2%) ou da internet (45,4%). A falta de privacidade em casa (66%) e o cuidado dos filhos (26%) foram relatados como desafios dos pacientes. A conectividade ou a velocidade da internet eram problemas para os próprios provedores (43,2%). Melhorar o alcance do paciente foi um benefício relatado da telessaúde (64,2%). O acesso geográfico (43,2%) e as limitações físicas (35,8%) foram considerados na oferta de telessaúde. As considerações para não recomendar a telessaúde foram a idade do paciente (24,3%) e a falta de conhecimento tecnológico (29,1%).[9]

## CONSIDERAÇÕES FINAIS

As doenças neoplásicas compreendem um grande espectro de entidades com curso e prognóstico distintos. A elas se associa uma pluralidade de alterações em todas as dimensões do humano, incluindo suas relações sociais e familiares.

Quando a cura é uma possibilidade, o desafio é garantir que se possa superar "os riscos da travessia" minimizando sequelas agudas e tardias, mas, quando a cura não é uma possibilidade real, é necessário que se possa buscar viver uma vida o mais normal possível, num contexto anormal. Além do objetivo óbvio do "tempo de vida", tão almejado, está o desafio de obter "a melhor vida possível".

Um dos principais objetivos da atenção psicossocial é reconhecer e abordar os efeitos que o câncer e seu tratamento têm sobre o estado mental e o bem-estar emocional dos pacientes, de seus familiares e de seus cuidadores profissionais. Além de melhorar o bem-estar emocional e a saúde mental, foi demonstrado que a prestação de cuidados psicossociais proporciona uma melhor gestão dos sintomas relacionados com a doença e com os efeitos adversos do tratamento.[10]

Enquanto a medicina oferece as ferramentas para lidar com os problemas biológicos, físicos, do controle de sintomas e modificação do curso da doença, a psico-oncologia é imprescindível para que se aborde de forma precisa e objetiva as demais questões da existência, a fim de que seja possível fazer escolhas com sentido e significado, qualquer que seja o curso da doença.

## REFERÊNCIAS


1. Bifulco VA, Caponero R. Cuidados paliativos: conversas sobre a vida e a morte na saúde. Barueri: Manole; 2015.
2. Bergerot CD, Philip EJ, Bergerot PG, Siddiq N, Tinianov S, Lustberg M. Fear of cancer recurrence or progression: what is it and what can we do about it? American Society of Clinical Oncology Educational Book. 20022;42:18-27.
3. Tauber NM, O'Toole MS, Dinkel A, Galica J, Humphris G, Lebel S, et al. Effect of psychological intervention on fear of cancer recurrence: a systematic review and meta-analysis. J Clin Oncol. 2019;37(31):2899-15.
4. Faller H, Schuler M, Richard M, Heckl U, Weis J, Küffner R. Effects of psycho-oncologic interventions on emotional distress and quality of life in adult patients with cancer: systematic review and meta-analysis. J Clin Oncol. 2013;31(6):782-93.
5. Lange M, Joly F, Vardy J, Ahles T, Dubois M, Tron L, et al. Cancer-related cognitive impairment: an update on state of the art, detection, and management strategies in cancer survivors. Ann Oncol. 2019;30(12):1925-40.
6. Gurevich M, Devins GM, Rodin GM. Stress response syndromes and cancer: conceptual and assessment issues. Psychosomatics. 2002;43(4):259-81.
7. Northouse L, Williams A-L, Given B, McCorkle R. Psychosocial care for family caregivers of patients with cancer. J Clin Oncol. 2012;30(11):11227-34.
8. Coradazzi AL, Caponero R. Pancadas na cabeça: as dificuldades na formação e na prática da medicina. São Paulo: MG Editores; 2018.
9. Ruda-Santolaria L, Bergerot CD, Hernandez J, Pena C, Montana MF, Galindo-Vazquez O, et al. Use of telehealth for psychosocial oncology: a mixed methods study about barriers to and opportunities with Latino patients from Latin America, Spain, and the United States. Psycho-Oncology. 2023.
10. Jacobsen PB, Holland JC, Steensma DP. Caring for the whole patient: the science of psychosocial care. J Clin Oncol. 2012;30(11):1151-3.

Capítulo **5**

# O avanço da oncologia médica e da medicina personalizada e os desafios para a atuação do psico-oncologista

Otavio Martucci
Fernanda Proa Ferreira

Para falarmos dos desafios da oncologia na atualidade, precisaremos recorrer aos relatos históricos do câncer, especialmente porque essa assustadora e milenar enfermidade carrega fortes estigmas e foi, brilhantemente, intitulada de "o imperador de todos os males" por Siddartha Mukherjee em seu *best-seller* publicado nos EUA em 2010.[1] A descrição médica mais antiga de um caso de câncer de que se tem conhecimento data de 2500 a.C. e é atribuída ao sacerdote egípcio Imhotep, que teria relatado algumas dezenas de casos clínicos, entre eles uma "massa protuberante no seio" de uma mulher, com riqueza de detalhes.[1] Quase com certeza, a descrição do sacerdote traz um relato histórico de um caso de câncer de mama.

Teria sido Hipócrates, há cerca de 400 a.C., a primeira pessoa a utilizar uma palavra similar a "câncer" e a começar a definir de fato a doença tal qual a conhecemos hoje.[1] O mais célebre médico da Antiguidade teria concebido a imagem de um tumor como uma espécie de caranguejo enterrado sob a pele; as veias sanguíneas ao redor do tumor seriam similares às pontas da carapaça e às patas do animal. É bem provável, mais uma vez na história, que estivéssemos diante da descrição de outro câncer de mama.

Foi somente no século XVIII que estudos realizados pelo anatomista italiano Giovanni Battista Morgagni e pelo médico francês Marie François Xavier Bichat trouxeram uma nova luz sobre o que de fato seria o câncer.[1] No entanto, passaram-se séculos e ainda estamos à procura da tecnologia necessária para compreender essa doença e tratá-la adequadamente.

A radioterapia surgiu no final do século XIX na sequência da descoberta dos raios X, por Roentgen, e do polônio e do rádio, por Marie e Pierre Curie. A irradiação ionizante foi, então, uma das primeiras vias de tentativa de controle do crescimento do câncer, com o primeiro tratamento realizado com sucesso em 1898.[1]

Passamos um longo período sem novidades no enfrentamento do câncer, exceto pela evolução das técnicas cirúrgicas, que, por séculos, foram rudimentares e se tornaram basicamente a única estratégia para o controle da doença. A quimioterapia, por exemplo, tem menos de 80 anos e remonta ao período pós-guerra, com Louis S. Goodman e Alfred Gilman. Esses farmacêuticos investigaram pessoas expostas ao gás de mostarda, que foi utilizado como arma química pelo exército alemão contra os ingleses, na forma de aerossol, e causava lesões na pele, irritações nos olhos e até a morte.[1] Ficou descoberto, posteriormente, que os sobreviventes ao gás mostarda apresentavam diminuição na contagem dos leucócitos (os glóbulos brancos).

Em 1941, camundongos com linfoma foram submetidos a testes laboratoriais que comprovaram que a mostarda nitrogenada agia na redução dos tumores. No ano seguinte, os farmacologistas Morgani e Bichat, em parceria com o cirurgião torácico Gustav Linskog, desenvolveram e aplicaram a primeira droga, um agente citotóxico alquilante, como tratamento de câncer em pacientes humanos.[1] Dava-se início à era do tratamento quimioterápico contra o câncer, mesmo sem maiores conhecimentos biológicos acerca dos vários tipos de tumores.

Uma descoberta feita em 1965 pelos médicos pesquisadores James Holland, Emil Freireich e Emil Frei marcou um novo avanço nos tratamentos oncológicos, com a hipótese de que o tratamento contra o câncer deveria seguir uma estratégia de terapia nos moldes do que era utilizado para tuberculose, com combinações de drogas, cada qual com um mecanismo de ação diferente.[1] Surgia, assim, a poliquimioterapia (associação de dois ou mais quimioterápicos), em que cada droga atuava no combate de um agente específico da doença, dificultando a metástase e a recidiva dos tumores. Tal estratégia trouxe ganhos em relação às taxas de resposta ao tratamento, apesar de os efeitos colaterais persistirem, ainda hoje, como pontos importantes a serem solucionados.

Em 1971, o então presidente dos EUA, Richard Nixon, declarou "guerra contra o câncer". O marco histórico no Senado americano desencadeou um investimento de bilhões de dólares em pesquisas para desconstruir o câncer.[1] A partir daí, passamos a testemunhar avanços científicos que nos permitiram compreender muito melhor os diversos tipos de cânceres. A doença, antes inominável, foi analisada profundamente desde sua escala molecular; passamos a compreender as respostas sistêmicas montadas para a contenção da doença.

Inúmeros medicamentos foram desenvolvidos e incorporados ao arsenal terapêutico contra o câncer, e a medicina iniciou sua era baseada em evidências científicas.

No Brasil, somente em 1983 nasceu oficialmente a especialidade de cancerologia/oncologia. Naquele mesmo ano foi implementado pelo Instituto Nacional de Câncer (INCA) um registro obrigatório e oficial dos dados relacionados à incidência e à mortalidade do câncer em território nacional.

Especialmente no início do século XXI, impulsionada pelo sucesso nas pesquisas clínicas, acompanhamos a incorporação das terapias-alvo na oncologia. As terapias-alvo visam os genes, e foram idealizadas pelo biólogo alemão Paul Erlich no início do século XX.[1] Ele acreditava que um dia a ciência descobriria proteínas ou mesmo genes que contribuiriam para o crescimento e a sobrevivência das células tumorais, e poderiam se transformar em potenciais alvos terapêuticos. Muitas décadas depois, vários desses genes e proteínas foram mapeados nas células cancerígenas ou em células relacionadas ao desenvolvimento do câncer, como por exemplo nas células dos vasos sanguíneos que nutrem o tumor, tornando a "bala mágica" de Erlich uma realidade científica.

Em 2018, o americano James P. Allison e o japonês Tasuku Honjo foram premiados com o Nobel de Medicina e Fisiologia ao apresentarem ao mundo uma nova e moderna modalidade terapêutica na oncologia, a imunoterapia.[2] Ao descobrirem medicamentos que estimulam a função do sistema imunológico a identificar as células cancerosas e atacá-las, a imunoterapia tornou-se o maior avanço em tratamento oncológico dos últimos anos, e mais um pilar no tratamento contra o câncer, junto com radioterapia, a quimioterapia, a cirurgia e a terapia-alvo.

Apesar de todos esses avanços, selecionar o tratamento certo para pacientes com câncer continua sendo uma decisão complexa. O diagnóstico molecular da doença a cada momento tem evoluído muito no sentido de rastrear quais são as alterações genômicas acionáveis para o desenvolvimento de terapias-alvo específicas, tornando os tratamentos cada vez mais desafiadores para oncologistas e pesquisadores. Os mecanismos que direcionam o início do câncer (*drivers* moleculares), sua progressão e resistência são cada vez mais perseguidos como alvos terapêuticos. Um dos grandes exemplos do tratamento personalizado que trouxe grande mudança de paradigmas, revolucionando o tratamento do câncer de mama, é a descoberta do anticorpo anti-HER2, trastuzumabe, em 2001.[3,4]

A medicina de precisão tem se debruçado para descobrir biomarcadores para melhor realizar diagnósticos (identificar a ocorrência do câncer em indivíduos saudáveis ou identificar uma recidiva precocemente), prognóstico (predizer o curso natural da doença), ter melhor previsibilidade de resultados (predizer um desfecho clínico diante de uma terapia) e entender melhor a farmacogenômica (identificar alterações no metabolismo das drogas e predizer resposta e toxicidade a um tratamento específico).[3-5]

Existe uma grande urgência em identificar novos biomarcadores que possam predizer sensibilidade ou resistência às terapias-alvo e imunoterapia. Apesar de esses tratamentos terem revolucionado o tratamento do câncer na última década, apenas um número limitado de pacientes responde a eles. Usando os biomarcadores, o oncologista consegue identificar qual paciente tende a ser beneficiado com cada tipo de tratamento antes mesmo de iniciá-lo, evitando também toxicidades desnecessárias.[3-5]

Ter em mãos um perfil molecular da doença significa testar o DNA, o RNA mensageiro, anormalidades proteicas ou mudanças epigenéticas. O mais usado é o sequenciamento do DNA por método de *next generation sequencing* (NGS), que oferece conhecimento sobre as variantes acionáveis por meio de tratamentos e, logo, mais oportunidades terapêuticas. Isso, em outras palavras, significa individualizar o tratamento e criar uma fundação para manejo acionável da saúde.[5]

A velocidade com que a oncologia imunológica e genômica tem evoluído torna provável que até mesmo grandes estudos randomizados estejam desatualizados antes mesmo de serem concluídos. O futuro exigirá uma adaptação da realidade especialmente para customizar combinações de drogas, ao invés da antiga monoterapia que funciona para todos. O objetivo passa a ser oferecer a droga certa para o paciente certo no momento certo.

Com tudo isso, não só o volume como a complexidade dos dados gerados da medicina de precisão são crescentes. Paralelamente à capacidade de juntar essa quantidade impressionante de dados de um paciente caminha a expansão do poder da tecnologia dos computadores e sua habilidade analítica e integrativa. No entanto, não ocorre na mesma velocidade com que é necessário para criar correlações que suportem melhores metodologias de cuidado. O conhecimento é gerado em sistemas controlados, suscetíveis a diferentes tipos de vieses. Pacientes fora dos estudos clínicos comportam-se de maneira diferente, dependendo de uma gama enorme de condições do mundo real, sendo a maioria delas excluída das análises dos estudos. Não há extração de valor ou incorporação de dados de vida real à maioria dos processos de decisões atuais na oncologia.

O volume de dados de vida real também é massivo e está além da capacidade humana de assimilação, o que impacta negativamente no potencial para identificar novas opções de cuidado correlacionadas com os dados disponíveis. Como consequência dessa grande quantidade de informação, profissionais de saúde estão suscetíveis a diversos tipos de vieses, falácias lógicas e falhas de raciocínio.[6] Pacientes de vida real são muito mais complexos e não estruturados em comparação aos ambientes dos estudos para aprovação de drogas, levando à ausência de previsibilidade no planejamento real do tratamento e resultados.

O tratamento do câncer demanda colaboração de diversos atores para que um desfecho-alvo seja alcançado. Cuidar de um paciente exige olhar para ele por meio das múltiplas dimensões que compõem sua singularidade como ser humano.[6] Logo, é necessário que aspectos psicológicos, físicos, sociofamiliar-espirituais e financeiros sejam incorporados para que se possa atingir sua melhor versão.

Houve um grande investimento intelectual para comprovar que uma abordagem multidimensional contribui para melhores resultados em termos de desfechos de qualidade de vida, sobrevida e sustentabilidade do sistema.[6] No entanto, do ponto de vista prático, ainda acontece de maneira rudimentar no dia a dia da assistência oncológica, com interação pobre entre equipes e falta de familiaridade entre os profissionais envolvidos com os impactos que causam um no outro como cuidado específico, considerando os principais desfechos buscados.

Psicólogos, médicos, nutricionistas e outros profissionais de saúde da oncologia geralmente trabalham com ferramentas próprias para avaliação dos pacientes e do impacto do tratamento e da doença, com pouca interação e transdisciplinaridade. As análises geralmente são transversais no tempo, situacionais, refletindo condições prévias ao momento da análise, não evolutivas, sendo então incapazes de simular aspectos futuros.

Geralmente geram escores ou tentam localizar o paciente temporalmente em sua própria linha evolutiva em sua história de tratamento, mas sempre com baixa granularidade de informações.[7-9] Consequentemente, são incapazes de diminuir incertezas dos resultados de uma intervenção ou melhor prognosticar, fornecendo um direcionamento raso ao processo de tomada de decisões.[6] Escores prognósticos são simplistas, baseados em sua maioria em dados retrospectivos, e a informação fornecida não é adequadamente explorada, além de interagirem pouco com outras ferramentas de outras áreas para criar novos *insights* que otimizem a avaliação de *performance* real, em seu sentido multidimensional.

A somar-se, existe um grande esforço dos cientistas e médicos em determinar as melhores escolhas do tratamento em cada momento, evidenciando que o foco atual está na tecnologia ou droga e não no paciente ou em quais condições suportarão (físicas, mentais, nutricionais) o tratamento ou ainda se este está alinhado com os objetivos de cuidado do paciente, seus valores e sua biografia.[6] Toda a atenção está voltada para o sequenciamento do tratamento e não do paciente como um todo ao longo de sua trajetória.

As consequências desse *status quo* na oncologia são que escolher a melhor opção para o cuidado do paciente é muito mais desafiador do que parece e está longe de estar contido em um livro de receitas oferecido em um teste de NGS, que se repete de paciente em paciente. As tecnologias no tratamento do câncer estão se desenvolvendo exponencialmente, combinando disciplinas médicas, científicas, tecnológicas, físicas e matemáticas. Novas informações e conhecimentos são desenvolvidos diariamente, criando o maior volume de dados jamais visto antes e tornando-os ainda mais difícil de serem assimilados, interpretados e contextualizados dentro do universo de um único paciente sentado à sua frente.

Médicos, na ausência de previsibilidade robusta para dar suporte a suas decisões por meio das evidências científicas, que não necessariamente refletem o paciente a sua frente, permitem-se trabalhar em um grau elevado de incertezas e muitas vezes acabam se baseando em experiências prévias e desvios afetivos para tomar decisões.[7-9] Como comentado anteriormente, as ferramentas prognósticas usadas para guiar o trabalho analítico assistencial não são integradas umas às outras, favorecendo vácuos de conhecimento que comprometem melhor ponderação de benefícios, vantagens e desvantagens, em cada universo único.

Dado todo esse contexto, passar a lidar com a oncologia baseada na perspectiva de manejo de *performance* do paciente, muito mais do que na perseguição do melhor sequenciamento de tratamentos, parece ser mandatório, e o futuro natural da sustentabilidade e integridade do sistema dessa área de cuidado. Nesse cenário, *performance* demandaria uma definição mais ampla, de maneira que todos os aspectos e variáveis de um paciente possam ser incluídos. Nessa óptica, um melhor desenvolvimento a respeito de manejo de *performance* pode se tornar um novo caminho para se ganhar mais clareza e evoluir a previsibilidade para todos os envolvidos nesse cenário tão complexo.

Atualmente, o conceito de *performance* em oncologia é predominantemente usado para medir aspectos físicos da saúde.[7] Não é usado como uma combinação íntima com outros aspectos, como o psicológico e o nutricional, para definir o real impacto de cada uma dessas dimensões ao longo do tempo no desfecho final do tratamento. Também não é usado para medir sucesso pelos provedores de saúde, indústria farmacêutica e fontes pagadoras. Não há linguagem comum nem plataformas ou metodologias adequadas que melhorem significativamente a *performance* nesse sentido mais holístico e aumentem a probabilidade de sucesso de forma consistente e perene. Seria sobre oferecer maior clareza a respeito do que esperar dos processos de tomada de decisão, fornecendo melhores chances e planejamento para todos os envolvidos.

Hoje, comemoramos a queda significativa na mortalidade de alguns cânceres; vacinas controlarão tumores associados a alguns vírus, como o câncer de colo de útero; modernos medicamentos continuam sendo descobertos; alguns cânceres tornaram-se doenças crônicas, controladas por medicamentos de fácil acesso.[2] Não há dúvida de que o câncer tenha se tornado uma doença comum, muito mais conhecido e, de certo modo, desvendado. Atuamos em diferentes frentes para controlá-lo, porém ainda temos grandes desafios. Diagnósticos mais precisos e precoces, melhores tratamentos e a continuada educação da população para a prevenção da doença são necessidades prementes.

Precisaremos, indiscutivelmente, de profissionais da saúde aptos ao trabalho conjunto, integrativo e multidisciplinar para continuarmos enfrentando de maneira eficiente essa doença que evolui e ainda carrega seus estigmas milenares.[2] Para fazer frente à complexidade de cuidar de um paciente com câncer, profissionais com múltiplas formações serão requeridos na atuação das quatro esferas que compõem o ser humano (orgânica, social, psíquica e espiritual).

Diante da necessidade de resgatar o melhor dos dois mundos – cuidado personalizado e avanço científico – é que se voltou a falar em atendimento clínico integral e humanizado.

## REFERÊNCIAS


1. Mukherjee S. O imperador de todos os males: uma biografia do câncer. São Paulo: Companhia das Letras; 2012.
2. Barroso-Souza R, Fernandes G (eds.). Oncologia: princípios e prática clínica. Santana de Parnaíba: Manole; 2023.
3. Subbiah V, Kurzrock R. Challenging standard-of-care paradigms in the precision oncology era. Trends Cancer. 2018 Feb;4(2):101-9. Disponível em: https://pubmed.ncbi.nlm.nih.gov/29458960/. Acesso em: 11 mar. 2024.
4. Dumbrava EI, Meric-Bernstam F. Personalized cancer therapy: leveraging a knowledge base for clinical decision-making. Cold Spring Harb Mol Case Stud. 2018 Apr;4(2):a001578. Disponível em: https://pubmed.ncbi.nlm.nih.gov/29212833/. Acesso em: 11 mar. 2024.
5. Dean Ho, Quake SR, McCabe ERB, Chng WJ, Chow EK, Ding X, et al. Enabling technologies for personalized and precision medicine. Trends Biotechnol. 2020 May;38(5):497-518. Disponível em: https://pubmed.ncbi.nlm.nih.gov/31980301/. Acesso em: 11 mar. 2024.
6. Forte DN, Kawai F, Cohen C. BMC Med Ethics. A bioethical framework to guide the decision-making process in the care of seriously ill patients. BMC Med Ethics. 2018 Aug 20;19(1):78. Disponível em: https://bmcmedethics.biomedcentral.com/articles/10.1186/s12910-018-0317-y Acessado em: 11 mar. 2024.
7. Jang RW, Caraiscos VB, Swami N, Banerjee S, Mak E, Kaya E, et al. Simple prognostic model for patients with advanced cancer based on performance status. J Oncol Pract. 2014 Sep;10(5):e335-41. Disponível em: https://ascopubs.org/doi/10.1200/JOP.2014.001457. Acesso em: 11 mar. 2024.
8. Lambden J, Zhang B, Friedlander R, Prigerson HG. Accuracy of oncologists' life-expectancy estimates recalled by their advanced cancer patients: correlates and outcomes. J Palliat Med. 2016 Dec;19(12):1296-303. Disponível em: https://pubmed.ncbi.nlm.nih.gov/27574869/. Acesso em: 11 mar. 2024.
9. Hoffmann TC, Del Mar C. Clinicians' expectations of the benefits and harms of treatments, screening, and tests: a systematic review. JAMA Intern Med. 2017 Mar 1;177(3):407-19. Disponível em: https://pubmed.ncbi.nlm.nih.gov/28097303/. Acesso em: 11 mar. 2024.

Capítulo **6**

# Psico-oncologia e psiquiatria: como lidar com sintomas e transtornos psiquiátricos no adoecimento de câncer

Henrique Gonçalves Ribeiro
Luca Schilling Gonçalves

## INTRODUÇÃO

Estimativas apontam que 30 a 40% dos pacientes em tratamento de câncer sofrem de algum transtorno psiquiátrico.[1] Esse número pode ser ainda mais alto conforme a gravidade e o estadiamento do câncer e o nível de cuidado (ambulatório, hospital geral, serviço domiciliar de cuidados paliativos). Inclusive, não é consideravelmente mais baixo entre sobreviventes de câncer, e um terço deles sofre desses transtornos mesmo após remissão da doença oncológica.[2]

Desde os trabalhos pioneiros de Loma Feigenberg, nos anos 1950 na Suécia, passando pelos trabalhos seminais de Dame Cicely Saunders na Inglaterra e da psiquiatra Elizabeth Kubler-Ross nos EUA, até as iniciativas subsequentes da pioneira do campo da psico-oncologia, a psiquiatra Jimmie Holland, no Memorial Sloan Kettering, de Nova York, a partir de 1976, iniciou-se uma nova fase em que os horizontes de entendimento do sofrimento mental relacionado ao câncer e as formas de lidar com ele foram ampliados.[3] Dessa forma, a *expertise* em psiquiatria clínica, psicopatologia e psicofarmacologia pode ser considerada fundamentais para o bom manejo e acolhimento do sofrimento mental dos pacientes em tratamento de câncer e de seus familiares.[4]

Neste capítulo serão abordadas algumas das situações mais comuns vistas pelo profissional da psiquiatria no campo da psico-oncologia, e situações comuns que esse profissional é chamado para avaliar e propor condutas.

## ASPECTOS GERAIS

Os transtornos psiquiátricos, em especial depressão e ansiedade, são muito prevalentes em populações em tratamento oncológico. Estudos internacionais apontam que a prevalência de transtorno depressivo maior é de cerca de 16,3%, transtorno de ajustamento 19,4%, transtorno ansiosos 10,3%, e que a prevalência combinada de alguma dessas três condições é de 38,2% em população em tratamento para tumores sólidos e hematológicos.[1] Um estudo brasileiro do hospital oncológico A. C. Camargo aponta para 30% de prevalência de transtorno depressivo maior em pacientes internados.[5]

A falta de tratamento adequado dessas condições interfere diretamente na qualidade de vida do paciente e dos familiares, no controle adequado de sintomas físicos (dor, dispneia, náuseas) e comorbidades clínicas, na capacidade de tomada de decisões, na comunicação do paciente com a família e equipe de cuidado, na assiduidade e aderência do paciente ao tratamento clínico proposto, no tempo de permanência hospitalar, no prognóstico da doença oncológica e no risco de suicídio durante e após tratamento.[6] Um estudo de revisão sistemática mostrou uma associação significativa entre dor e depressão em pacientes com câncer,[7] sendo o diagnóstico de um quadro depressivo preditor de pior aderência ao tratamento oncológico em mulheres com câncer de mama.[8]

Suspeita, identificação e manejo desses quadros podem não ser realizados nesse grupo de pacientes por diferentes motivos, entre os quais: tempo curto para consulta, falta de investigação de sintomatologia de saúde mental, crença de que depressão e ansiedade são "normais e esperadas" dentro do contexto do tratamento de um câncer, maior ênfase na identificação e tratamento de sintomas físicos em detrimento dos psíquicos, atribuição de sintomas de um transtorno mental ao quadro oncológico ou a seu tratamento, falta de intimidade dos profissionais no lidar com sintomas psíquicos e tratamento destes, estigma relacionado aos transtornos psiquiátricos e percepção de que sintomas psíquicos são secundários quando comparados aos sintomas físicos.[5]

Identificação de estressores psicossociais, mapeamento de rede de suporte, escuta compassiva, psicoeducação sobre transtornos psiquiátricos em oncologia, boa comunicação, tratamento adequado de sintomas físicos, além de intervenções mais específicas, como avaliação psiquiátrica (seguida de indicação de tratamento psicoterapêutico ou psicofarmacológico), favorecem o cuidado de excelência em psico-oncologia e reduzem o sofrimento dos pacientes oncológicos.

## PAPEL DO PSIQUIATRA

Dentro de uma equipe de cuidados aos pacientes oncológicos, o psiquiatra pode ter diversas funções que não se restringem ao uso, manejo e orientação de psicofármacos. Com sua formação híbrida – atento tanto a processos biológicos quanto psíquicos –, têm áreas de sobreposição de conhecimento importantes com a equipe médica e psicológica, podendo somar no cuidado junto a essas equipes, sobretudo em casos de maior complexidade psicopatológica.[9] Entre as funções da(o) psiquiatra inserida(o) numa equipe de psico-oncologia, pode-se elencar as seguintes:

- Manejo de transtornos mentais.
- Manejo de psicofármacos para usos não psiquiátricos (dor, náuseas, insônia).
- Manejo de *delirium* e quadros demenciais.
- Manejo de situações difíceis e conflitos entre famílias e entre equipes.
- Cuidado com equipes de assistência para prevenir *burnout*.
- Auxílio no manejo de dependências químicas.
- Manejo de sofrimento existencial.
- Acolhimento de familiares psiquicamente fragilizados e adoecidos.
- Auxílio no manejo a pacientes com transtornos de personalidade no contexto do cuidado clínico.
- Auxílio no manejo de ideação suicida e de tentativa de suicídio.
- Avaliação da capacidade de decisão.
- Auxílio no entendimento e conduta em casos com alterações psíquicas decorrentes de tratamentos médicos.
- Intervenções psicoterapêuticas para pacientes e famílias.
- Auxílio em questões legais relacionadas a adoecimento psíquico.
- Intervenção em comportamentos parassuicidas (exposições de risco, baixa aderência ao tratamento proposto, autolesão).

Pela grande relevância dos aspectos biológicos orgânicos no acompanhamento a pacientes oncológicos, é fundamental uma base de conhecimento sobre o impacto neuropsiquiátrico de determinados tipos de câncer (p. ex., tumores em sistema nervoso central, neuroendócrino), de seu tratamento (quimioterapia, radioterapia, imunoterapia, transplante de medula óssea), de suas complicações e tratamentos relacionados para controle de sintomas (corticoide, opioides), além dos impactos no funcionamento psíquico dos pacientes e seus familiares. Na avaliação e tratamento desses casos, é importante ter em mente as várias dimensões que podem estar envolvidas no adoecimento psíquico (Quadro 1).

**Quadro 1** Aspectos multidimensionais do sofrimento psíquico

| Dimensões | Fatores de risco |
|---|---|
| Psicológicas | Mecanismos de *coping*, resiliência, mecanismos de defesa. |
| Ambientais | ▪ Trauma/abuso precoce.<br>▪ Baixo suporte social.<br>▪ Separação conjugal.<br>▪ Rejeição social. |
| Inflamatórias | ▪ *Sickness behavior* (fadiga, cognitivo, anedonia, lentificação) (IL-6, TNF, IL-1, 6, 18).<br>▪ Síndrome metabólica. |
| Genéticas | Componente familiar, histórico familiar. |
| Hormonais | Hipercortisolemia, alterações tireoideanas. |
| Neurobiológicas | ▪ Toxicidade por quimioterapia (*chemobrain*).<br>▪ Redução de fatores neurotróficos.<br>▪ Baixa neuroplasticidade. |
| Neuroestruturais | Tumoral, edema cerebral, alteração estrutural. |

IL: interleucina; TNF: fator de necrose tumoral.
Fonte: elaborado pelos autores.

## DEPRESSÃO

A prevalência de transtornos do espectro depressivo (transtorno depressivo maior, transtorno de ajustamento com sintomas depressivos) varia de acordo com o ambiente analisado (ambulatorial, hospitalar ou cuidados paliativos), o estadiamento do câncer (diagnóstico recente, recorrência ou estágios avançados) e o tipo de ferramenta utilizada para medição (escalas padronizadas, entrevistas semiestruturadas ou relato do paciente).[10] Muitos dos sintomas que auxiliam no diagnóstico de depressão, especialmente alguns sintomas físicos e cognitivos, podem estar alterados pela própria presença do câncer ou dos tratamentos curativos ou sintomáticos instituídos. O diagnóstico do transtorno depressivo maior requer 5 ou mais dos seguintes sintomas por quase todos os dias durante um período de 2 semanas, e um deles deve ser obrigatoriamente humor deprimido ou perda de interesse ou prazer[11] (Quadro 2).

**Quadro 2** Critérios do DSM-5 para transtorno depressivo maior

| | |
|---|---|
| Critérios cardinais | Humor deprimido e/ou perda de interesse ou prazer. |
| Critérios acessórios | ▪ Humor deprimido durante a maior parte do dia.<br>▪ Diminuição acentuada do interesse ou prazer em todas ou quase todas as atividades durante a maior parte do dia.<br>▪ Ganho ou perda ponderal significativo (> 5%) ou diminuição ou aumento do apetite.<br>▪ Insônia (muitas vezes insônia de manutenção do sono) ou hipersonia.<br>▪ Agitação ou atraso psicomotor observado por outros (não autorrelatado).<br>▪ Fadiga ou perda de energia.<br>▪ Sentimentos de inutilidade ou culpa excessiva ou inapropriada.<br>▪ Capacidade diminuída de pensar, de concentrar-se ou indecisão.<br>▪ Pensamentos recorrentes de morte ou suicídio, tentativa de suicídio ou um plano específico para cometer suicídio. |
| Outros critérios | ▪ O transtorno deve causar sofrimento clinicamente significativo ou prejuízo no funcionamento social, profissional ou em outras áreas importantes da vida do indivíduo.<br>▪ Não pode ser mais bem explicado por outro diagnóstico psiquiátrico ou por condição clínica ou uso de substância que melhor justifique o quadro. |

DSM-5: Manual Diagnóstico e Estatístico de Transtornos Mentais (5ª edição).
Fonte: elaborado pelos autores.

A sobreposição de sintomas decorrentes do quadro depressivo com sintomas secundários ao câncer e/ou seu tratamento, como perda de peso, insônia, dificuldade de concentração e lentificação psicomotora, dificulta a discriminação etiológica do quadro psicopatológico.

O diagnóstico de depressão em pacientes oncológicos é um desafio, pois muitos de seus sintomas podem ser confundidos com os efeitos da doença física de base e dos tratamentos instituídos. Anorexia, perda de peso, insônia e fadiga são comuns tanto na depressão quanto em alguns quadros oncológicos. Para lidar com essa dificuldade, várias estratégias foram propostas, mas ainda não há um consenso sobre a melhor forma de diagnosticar a depressão em doentes oncológicos. Uma das estratégias é modificar os critérios de diagnóstico, dando mais importância aos sintomas psíquicos do que aos físicos. A escala de Endicott para doentes com câncer, por exemplo, substitui os sintomas físicos por fatores cognitivos e emocionais[12] (Quadro 3).

**Quadro 3** Critérios substitutivos de Endicott

| Substituir: | Por: |
|---|---|
| Mudança no apetite/peso | Choro fácil, aparência deprimida |
| Distúrbios de sono (insônia, hipersonia) | Retraimento social, taciturnidade |
| Fadiga, perda de energia | Ruminação, culpa, pessimismo |
| Capacidade diminuída para pensar ou se concentrar | Falta de reatividade, embotamento |

Fonte: elaborado pelos autores.

Outra estratégia é aumentar o *cut-off*, ou seja, o número mínimo de sintomas necessários para o diagnóstico de depressão. Isso ajuda a evitar que pacientes com sintomas leves sejam diagnosticados erroneamente.

Deve-se abordar também o histórico familiar (se algum outro familiar de primeiro grau já foi diagnosticado com depressão ou com outro transtorno mental), histórico prévio psiquiátrico (se o paciente já teve um episódio depressivo, tem uma chance maior de ter um segundo episódio, e a chance aumenta para cada episódio subsequente), resposta prévia a tratamentos propostos (psicoterapia ou medicação) e mudanças da linha de base de funcionamento do paciente, bem como garantir o adequado tratamento de sintomas físicos, como dor, náuseas ou dispneia.

Com relação a especificidades de um quadro depressivo nesse cenário, há alguns pontos que podem ser destacados. Como os sintomas físicos e cognitivos podem ter sobreposição grande e não são tão específicos, três itens podem ajudar a divisar melhor a presença de um quadro depressivo: a anedonia, que consiste na dificuldade ou incapacidade de sentir prazer em atividades que antes eram prazerosas, e que deve ser diferenciada da fadiga, em que a volição e a capacidade de sentir prazer estão presentes, mas há dificuldade em realizar as atividades. Devem ser descartados quadros orgânicos como anemia, *chemobrain*, caquexia, desidratação, entre outros. O segundo item é a ideação suicida, que deve ser avaliada quanto a sua gravidade e planejamento, bem como perfil de base do paciente, com risco maior para pacientes com maior impulsividade. O terceiro item é a culpa e menos-valia desproporcionais. O diagnóstico e o tratamento do câncer impactam a funcionalidade prévia e os papéis sociofamiliares do paciente, podendo gerar culpa e sensação de inutilidade (paciente teve de parar de trabalhar, ou parou de contribuir com a renda da casa, por exemplo). Porém, se essas duas sensações se tornarem muito intensas e desproporcionais, deve-se aumentar a suspeita de um quadro depressivo.

## ANSIEDADE

A prevalência e a incidência de transtornos de ansiedade podem mudar de acordo com a população estudada, o *setting* avaliado e os instrumentos diagnósticos utilizados. De forma geral, aproximadamente 13% dos pacientes oncológicos apresentam um transtorno de ansiedade.[10] Diante do diagnóstico de um câncer, de seu tratamento e suas complicações, expectativas com relação a exames para avaliar resposta ao tratamento e prognóstico, a ocorrência de sintomas ansiosos transitórios é esperada, muitas vezes circunscritos e autolimitados. Alguns dos sintomas acessórios para diagnóstico, alterações do sono, fatigabilidade, dificuldade de concentração e irritabilidade, se presentes, podem também estar relacionados e/ou ser secundários ao próprio diagnóstico de câncer, a seu tratamento ou a medicações usadas para tratar sintomas físicos. Assim como para a avaliação de um quadro depressivo, é importante verificar histórico pessoal, familiar e mudança de linha de base ou comportamento habitual do paciente, bem como o tratamento concomitante de sintomas físicos.[11] Algumas orientações que podem ajudar a fazer um diagnóstico mais preciso de transtorno de ansiedade generalizada (TAG) nessa população são justamente a preocupação generalizada e não só relacionada ao tratamento do câncer e de saúde, e a incapacidade de relaxar, mesmo após momentos de tensão e intervenções ansiogênicas resolvidas.

### Princípios do tratamento

#### *Tratamento não farmacológico*

Todos os membros da equipe de oncologia podem oferecer uma abordagem empática ao sofrimento do paciente, com psicoeducação sobre o câncer e seu impacto no psiquismo, comunicação clara sobre o planejamento terapêutico, assim como intensificação do controle de sintomas físicos, mapeamento e direcionamento dos estressores psicossociais e familiares. Tal abordagem configura uma estratégia fundamental no cuidado ao sofrimento psíquico do paciente com câncer e de seus familiares. Intervenções psicoterapêuticas específicas devem ser realizadas por profissionais habilitados em psicologia e/ou psiquiatria com especialização em psico-oncologia.

### *Tratamento farmacológico*

Pela complexidade clínica e etiologia multifatorial dos transtornos mentais, principalmente em oncologia, nem sempre o modelo categorial é o mais adequado. O modelo dimensional permite avaliar a presença e intensidade de cada sintoma e como cada um deles se relaciona dentro de uma constelação biopsicossocial, permitindo, por exemplo, tratamento de mais de um sintoma com uma só medicação (hiporexia, sintomas ansiosos e insônia com mirtazapina, por exemplo).

Para os transtornos ansiosos e para os depressivos, a primeira linha de tratamento consiste no uso de antidepressivos, que demoram cerca de 3 a 4 semanas para melhorar sintomas, e podem ocasionar efeitos colaterais transitórios (cefaleia, náusea, diarreia, piora da ansiedade, insônia) nos primeiros 7 a 10 dias de tratamento.

Como segunda linha de tratamento, temos os psicoestimulantes, como metilfenidato e atomoxetina, para quadros depressivos, e o uso de medicações ansiolíticas e sedativas para os transtornos ansiosos, como os benzodiazepínicos (clonazepam, diazepam, alprazolam), gabapentinoides (gabapentina e pregabalina), anti-histamínicos (prometazina, hidroxizina) e antipsicóticos de segunda geração (olanzapina, quetiapina, risperidona). Estes têm a vantagem de ação mais rápida sobre os sintomas, porém com riscos associados, como sedação excessiva para todas essas classes de medicações, risco de dependência e tolerância para os benzodiazepínicos e risco de ganho de peso a médio prazo para os antipsicóticos.

## *DELIRIUM*

O *delirium* é um transtorno neuropsiquiátrico de início agudo, curso flutuante e origem orgânica. É secundário a alterações sistêmicas e/ou cerebrais que afetam a cognição e a regulação do comportamento do indivíduo. Seu diagnóstico é primariamente clínico, porém pode ser complementado por exames laboratoriais. A identificação e o tratamento de sua causa, quando factível, são essenciais para a reversão do quadro. Entretanto, várias etiologias podem contribuir para a gênese do quadro e, por vezes, podem ser irreversíveis, especialmente nos casos de doença mais avançada.[13] A combinação de fatores predisponentes e precipitantes reflete manifestações específicas para cada situação, porém com uma base comum, que inclui manifestações cognitivas e não cognitivas. São elas:

- Alterações do nível de consciência.
- Déficit atencional.
- Prejuízo cognitivo.
- Alterações do pensamento, do humor e da percepção.
- Desregulação emocional, psicomotora e do ritmo circadiano.

Começa de maneira súbita e tem curso flutuante (período de horas a dias). Os sintomas mais frequentes do *delirium* são déficits atencionais (97 a 100% dos casos), alterações do ciclo sono-vigília (92 a 97%), desorientação (76 a 96%) e problemas de memória (88 a 96%).

O *delirium* é classificado em três subgrupos:

1. O hipoativo, no qual há rebaixamento do nível de psicomotricidade, redução da percepção do ambiente externo e letargia e sonolência.
2. O hiperativo, no qual há aumento da atividade psicomotora, inquietude e agitação.
3. O misto, no qual coexistem períodos dos dois subtipos anteriores.

O subtipo hipoativo pode ser confundido com quadro depressivo ou demência, e tende a ser subdiagnosticado justamente por sua manifestação mais silenciosa, ao contrário do *delirium* hiperativo, que tende a gerar maior atenção da equipe pelos riscos imediatos envolvidos. No entanto, esses três subtipos estão associados a maior mortalidade e gravidade clínica.[14]

## Princípios do tratamento

O tratamento do *delirium* consiste em identificar causas e fatores predisponentes e corrigi-los, na medida do possível. Causas comuns incluem distúrbios hidreletrolíticos, dor, intoxicação ou abstinência, infecções, privação sensorial, alterações metabólicas, constipação e retenção urinária e restrição ou imobilidade. Para além do tratamento das causas, o manejo do *delirium* inclui medidas farmacológicas e não farmacológicas. As medidas farmacológicas incluem o uso racional de antipsicóticos de primeira geração (haloperidol, clorpromazina) ou de segunda geração (risperidona, quetiapina, olanzapina) para manejo da agitação, principalmente em casos de *delirium* hiperativo. As principais medidas não farmacológicas constam a seguir.

- Controle adequado da dor.
- Reduzir polifarmácia e descontinuar fármacos que podem precipitar quadros de *delirium*.
- Monitorar estado nutricional de hidratação e corrigir desequilíbrios, se possível.
- Monitorar e corrigir possíveis distúrbios eletrolíticos.
- Monitorar e corrigir possíveis déficits sensoriais (p. ex., disponibilizar óculos, aparelhos auditivos de uso habitual).
- Minimizar dispositivos invasivos como sonda/cateteres.
- Promover mobilidade e evitar a contenção mecânica.
- Promover a orientação do paciente (deixar à vista relógio e calendário).
- Manter objetos familiares próximos ao paciente.
- Encorajar atividades que estimulem a cognição.
- Monitorar hábito intestinal (evitar constipação) e micção.
- Promover higiene do sono e medidas de cronorregulação do ciclo vigília-sono.

## CONSIDERAÇÕES FINAIS

A psiquiatria como especialidade médica está relacionada ao surgimento da psico-oncologia e dispõe de ferramentas capazes de colaborar com o cuidado do paciente com câncer sob diferentes perspectivas do sofrimento biopsicossocial. Devido à elevada prevalência de transtornos psiquiátricos em pacientes oncológicos, é fundamental que profissionais de saúde mental façam parte da equipe multiprofissional de cuidado, assegurando um cuidado oncológico de excelência.

## REFERÊNCIAS


1. Mitchell AJ, Chan M, Bhatti H, Halton M, Grassi L, Johansen C, et al. Prevalence of depression, anxiety, and adjustment disorder in oncological, haematological, and palliative-care settings: a meta-analysis of 94 interview-based studies. Lancet Oncol. 2011;12(2):160-74.

2. Caruso R, Breitbart W. Mental health care in oncology: contemporary perspective on the psychosocial burden of cancer and evidence-based interventions. Epidemiol Psychiatr Sci. 2020;29:e86.
3. Breitbart W, Butow P, Jacobsen P, Lam WWT, Lazenby M, Loscalzo MJ (orgs.). Psycho-oncology. Oxford University Press; 2021.
4. Breitbart W, Chochinov HM (orgs.). Handbook of psychiatry in palliative medicine: psychosocial care of the terminally ill. Oxford University Press; 2022.
5. Breitbart W, Alici Y. Psychosocial palliative care. Oxford University Press; 2014.
6. Citero VA, Nogueira-Martins LA, Lourenço MT, Andreoli SB. Clinical and demographic profile of cancer patients in a consultation-liaison psychiatric service. Sao Paulo Med J. 2003;121(3):111-6.
7. Laird BJ, Boyd AC, Colvin LA, Fallon MT. Are cancer pain and depression interdependent? A systematic review. Psychooncology. 2009;18(5):459-64.
8. Mausbach BT, Schwab RB, Irwin SA. Depression as a predictor of adherence to adjuvant endocrine therapy (AET) in women with breast cancer: a systematic review and meta-analysis. Breast Cancer Research and Treatment. (2015);152:239-46.
9. Irwin SA, Ferris FD. The opportunity for psychiatry in palliative care. Can J Psychiatry. 2008;53(11):713-24.
10. Derogatis LR, Morrow GR, Fetting J, Penman D, Piasetsky S, Schmale AM, et al. The prevalence of psychiatric disorders among cancer patients. JAMA. 1983;249(6):751-7.
11. American Psychiatric Association (APA). Diagnostic and statistical manual of mental disorders. 5.ed. Arlington, VA: American Psychiatric Association; 2013.
12. Endicott J. Measurement of depression in patients with cancer. Cancer. 1984;53(10):2243-49.
13. Clínica psiquiátrica. 3v. Barueri: Manole; 2020.
14. Israni J, Lesser A, Kent T, Ko K. Delirium as a predictor of mortality in US Medicare beneficiaries discharged from the emergency department: a national claims-level analysis up to 12 months. BMJ Open. 2018;8:e021258.

Capítulo 7

# Oncogenética: o que o psico-oncologista precisa saber

Danilo Vilela Viana
Fabiana Marthes Molli Caron

## INTRODUÇÃO

Quando um dos autores do capítulo fazia sua formação acadêmica no então Departamento de Genética Médica da Unicamp, era corrente a história anedótica de contatos realizados por pacientes que desejavam uma avaliação com a Dra. Janete, maneira peculiar como em sua simplicidade, por similaridade sonora e sem conhecerem aquela palavra diferente, expressavam referência à especialidade "genética", acreditando ser o nome de uma profissional. Aqui, algumas notas "biográficas" dessa renomada "doutora" em seus aspectos oncológicos.

De maneira simples, oncogenética poderia ser conceituada como tudo da oncologia que se aplica à genética médica, e tudo da genética médica que se aplica à oncologia. Um misto entre a oncologia e a genética médica.

## ONCOGENÉTICA

Assim como a genética médica (e diferentemente da maioria das demais especialidades médicas), a oncogenética não surgiu a partir de uma especialização naturalmente adquirida pela prática repetida de uma parte específica da atividade clínica. Em vez disso, ela surgiu a partir da pesquisa em ciências básicas para depois ser incorporada em uma nova atividade clínica. Dessa forma, ela se situa em uma dupla interface, ficando de um lado entre a ciência e sua aplicação clínica e, de outro, entre a oncologia e a genética médica.[1-4]

Como campo de estudo científico, ela se debruça sobre os processos de carcinogênese para explicá-los e compreendê-los, visando subsidiar o desenvolvimento de melhores exames e de novas formas de tratamento e prevenção do câncer.

Enquanto disciplina clínica, por um lado ela tem características da oncologia, tendo sua atenção voltada aos diversos aspectos do atendimento a pacientes com diagnóstico de câncer, e, por outro, da genética médica, integrando à prática clínica os aspectos moleculares do câncer, e traz um modelo de atendimento com uma abordagem não apenas individual, mas também familiar.

A partir dos avanços advindos do Projeto Genoma Humano e de projetos correlacionados, o conhecimento da genética molecular dos tumores trouxe mudanças significativas no diagnóstico e tratamento do câncer. Ter uma avaliação genética passou a ser essencial para diversos tipos de tumor, pois ter ou não ter uma mutação em um determinado gene pode definir mudança de conduta para o paciente, seja na indicação de um tratamento cirúrgico, seja na indicação de uso de uma classe de medicamento que confere melhor resposta terapêutica a portadores da mutação identificada.

Assim, os testes genéticos adquiriram grande relevância no contexto oncológico. Genericamente e de forma simplificada, quanto ao uso proposto (finalidade), os exames complementares em medicina, e por conseguinte também os testes genéticos, podem ser classificados em três grupos (ainda que possa haver sobreposição entre eles):

1. "Diagnósticos": que, como o nome sugere, têm por objetivo o diagnóstico de uma condição hereditária em uma pessoa diagnosticada com câncer, ou o diagnóstico precoce de uma recidiva tumoral, ou, ainda, aqueles usados para determinar a (sub)classificação de um tipo de tumor.
2. "Prognósticos": têm o objetivo de inferir um melhor ou pior desfecho clínico a partir das características genéticas (tenta responder à pergunta: o paciente terá uma boa ou má evolução clínica?).
3. "Preditivos": grupo que se sobrepõe aos dois anteriores. No sentido mais utilizado em avaliação de hereditariedade, poderia ser considerado um subtipo de teste diagnóstico aplicado especificamente a uma pessoa assintomática (sem câncer) com o objetivo de "predizer" o risco de ela desenvolver um determinado tumor no futuro (tenta responder à pergunta: vou ter câncer?). E em um segundo sentido, relacionado à aplicação de algum tipo de intervenção terapêutica, seria um subtipo específico de teste prog-

nóstico que tenta "predizer" uma boa (ou má) resposta terapêutica a um determinado tratamento (tenta responder à pergunta: o tratamento funcionará?) ou, ainda, "predizer" uma reação adversa.[5-7]

Por exemplo, em um homem com câncer de próstata, no qual foi identificada mutação no BRCA2, esse exame é diagnóstico (confirma o diagnóstico da predisposição hereditária associada ao BRCA2), é prognóstico (informa que ele faz parte de um grupo com maior probabilidade de evolução clínica ruim, com maior chance de desenvolver doença metastática) e é preditivo (pacientes com mutação em BRCA2 terão maior chance de ter uma boa resposta ao uso da classe de medicamentos conhecida como inibidores de PARP).[8-11]

Tamanha foi a importância clínica e tão grande foi o destaque que os testes genéticos passaram a receber que, ainda que a avaliação em oncogenética não se resuma a um exame molecular, é comum os colegas referirem e os próprios pacientes chegarem à primeira consulta dizendo que vieram "fazer o exame", como se o consultório clínico e o laboratório fossem uma única unidade de atendimento.

A possibilidade do uso preditivo, ou seja, de testar pessoas assintomáticas para saber se elas terão risco aumentado para o desenvolvimento de tumores, trouxe consigo uma mudança de paradigma para a prática médica que marca a principal característica da oncogenética: o uso de exames com caráter preditivo em pessoas assintomáticas. Esse uso permite uma medicina não apenas preditiva, mas sobretudo abre a oportunidade de uma medicina preventiva, em que a identificação da hereditariedade de um primeiro caso em uma família permite estender a possibilidade de prevenção ao câncer para qualquer pessoa daquela família. A partir desse ponto, a etapa que se segue deixa de ter o foco no diagnóstico de hereditariedade e passa a se ocupar com os aspectos preventivos do atendimento, incluindo orientação e acompanhamento clínico com finalidade de rastreamento de tumores em todos aqueles que tenham predisposição.

Em que pese, de um lado, todas as oportunidades trazidas por uma medicina preventiva, analisando por outro aspecto, infelizmente, a possibilidade de identificação de várias formas de predisposição hereditária ao câncer traz consigo o risco de uma visão simplificada, mecanicista, exagerada de um determinismo biológico, em que o gene é enxergado como o cerne de uma engrenagem, que, uma vez "quebrado", condena o equipamento (organismo) a um mau funcionamento (câncer). Tal visão deixa escapar as sutilezas da natureza biológica dos genes, e ignora as múltiplas interações com as exposições e hábitos de vida de uma pessoa, com o microambiente celular e as interações com os demais genes.[12-13]

Não se deixar levar pela hipersimplificação da natureza biológica do processo de carcinogênese é um constante desafio para os profissionais de saúde, que devem compreender que a natureza das doenças humanas é sempre complexa. Essa complexidade bate diariamente à porta da oncogenética, a cada consulta, pois ela se apoia não apenas no diálogo médico-paciente, mas, ao abordar, necessariamente, as questões familiares, ela expande esse diálogo e chama para si a complexidade das relações humanas dentro das famílias.

Além disso, ao caminhar na fronteira entre a ciência básica e a ciência clínica, ela anda sempre no limite do conhecimento. Caminhar nas veredas de um território desconhecido gera muitas incertezas para o paciente. Essas incertezas no conhecimento médico e a complexidade das relações humanas moldam os diversos aspectos relevantes para o atendimento.

Relações familiares carregam consigo conflitos antigos, de uma vida inteira, aos quais são agregados novos conflitos: de quem eu herdei; para quem transmite; por que eu; por que não eu, mas sim minha irmã; e outros.

Incertezas geram ansiedade, angústia e muitas perguntas. E perguntas são o que não faltam quando o desfecho das possibilidades terapêuticas e preventivas é indefinido. Ou, ainda, quando a possibilidade terapêutica envolve a indicação de uma cirurgia para redução de risco que se baseia na retirada das mamas ou do ovário, por exemplo. As dúvidas e angústias para uma mulher de 72 anos, já com seus filhos e netos adultos, serão completamente diferentes de uma paciente de 27 anos, que ainda não teve seu primeiro filho; ou daquela mulher com 30 anos que descobriu um câncer de mama no último mês de gestação de sua filha, que conta com apenas 1 mês de vida.

Em algumas outras situações específicas, a prevenção pode envolver retirar preventivamente órgãos como estômago ou intestino. Apesar de cirurgias redutoras de risco terem indicações específicas e não serem aplicáveis a todos os pacientes, as situações citadas têm em comum uma indicação cirúrgica para a diminuição significativa do risco de tumor em uma pessoa com risco altíssimo para um tipo específico de câncer, mas ao custo da possibilidade de uma alteração na autoimagem corporal, na autoestima e na qualidade de vida. São apenas alguns exemplos cotidianos com os quais lida a oncogenética.

Não menos importantes são as indefinições, incertezas e conflitos de ordem prática. Meu convênio dará cobertura? E para os meus familiares? Tenho risco de perder o convênio ou meu seguro de vida por causa do resultado do exame? Eu tenho convênio, mas meus familiares não têm; eles conseguem fazer no SUS? Perdi meu emprego, e com ele meu convênio, e agora? São alguns dos questionamentos de ordem prática.

Como se vê, os genes são apenas uma parte da atenção à saúde em oncogenética. A complexidade vai muito além da questão puramente biológica e médica.

Os primeiros genes de predisposição hereditária ao câncer foram identificados na década de 1980. Os principais genes de predisposição ao câncer de mama e ovário foram identificados em meados da década de 1990. Ainda assim, demoraram em torno de 20 anos até que eles passassem a fazer parte da rotina assistencial dos pacientes com câncer, de forma amplamente disponível. Diversos motivos podem explicar a demora na incorporação dessa investigação, mas certamente o custo é um dos elementos.

Particularmente no Brasil, um teste apenas para analisar os genes de câncer de mama, no início dos anos 2000, chegou a custar o preço de um carro zero quilômetro (carro popular). Os convênios não cobriam, e poucos podiam pagar. Hoje essa realidade mudou, a Agência Nacional de Saúde Suplementar (ANS) implantou critérios para cobertura pelos convênios, que hoje são obrigados a cobrir diversas indicações de análise genética, e, mesmo nos casos em que não cobrem, o teste passou a ter um preço acessível a uma parcela significativa das pessoas. Não é nem mesmo preciso morar em um grande centro: aonde os Correios chegam, os *kits* de autocoleta podem chegar. Apesar de algumas iniciativas pioneiras para levar o teste à população sem convênio, como a do "Hospital do Amor" (Hospital de Câncer de Barretos), entre outras, ainda falta chegar amplamente para pacientes do Sistema Único de Saúde (SUS) para de fato universalizar o acesso a esse tipo de exame no Brasil.[14-17]

Por outro lado, disponibilizar amplamente o acesso à oncogenética é um desafio. Diante da complexidade dos aspectos humanos e biológicos envolvidos na atenção à saúde em oncogenética, esta deveria ser desenvolvida principalmente em centros especializados em oncologia, onde se dispõe de pessoal capacitado para um atendimento multiprofissional. Esse é o principal desafio.

Idealmente, a equipe de atendimento deveria contar com médico com formação na área de oncogenética (geralmente um médico geneticista ou oncologista clínico) e profissionais da área de enfermagem, psicologia e assistência social. Mas as possibilidades não param aí; a gama de profissionais envolvidos pode variar conforme o tipo de câncer e conforme a situação particular de cada local de atendimento.

O atendimento deveria contar com a participação desses diversos profissionais, e envolve algumas perguntas básicas que permitirão entender o tipo de atendimento e ajudarão no processo de avaliação.

## A RESPEITO DO PACIENTE

O paciente tem ou teve previamente um diagnóstico de câncer?

Qual foi o tipo de câncer? Qual o sítio primário (órgão) acometido? Quais as características patológicas do tumor (tipo histológico, imuno-histoquímica)?

O paciente está em tratamento ou já terminou? Em que fase do tratamento está?

Há programação de algum tipo de cirurgia que possa ser influenciada pelo resultado de um teste genético?

Esse é o primeiro tumor ou o paciente já teve outros tumores anteriormente?

## A RESPEITO DA FAMÍLIA

Há alguma doença genética conhecida na família?

Há casos do mesmo tipo de câncer na família?

Há outros tipos de câncer ou lesões precursoras de câncer na família?

Qual a idade em que os familiares tiveram câncer?

Algum familiar fez um teste genético? Identificou uma alteração com importância clínica?

Para aumentar a utilidade clínica do teste genético e diminuir os riscos associados ao teste de uma pessoa assintomática (preditivo), a situação ideal de avaliação é aquela em que se testa inicialmente alguém que já foi diagnosticado com câncer. Nem sempre isso é possível: às vezes todas as pessoas que tiveram câncer já são falecidas, ou não dispõem de meios para fazer um teste genético, ou simplesmente não querem fazer – mas deve-se tentar testar inicialmente alguém que teve câncer.

A razão de tal estratégia de testagem ao iniciar a investigação em uma família é porque a melhor situação de teste preditivo é aquela na qual já foi identificada uma variante patogênica em algum familiar. Com o diagnóstico genético já estabelecido, caso o exame preditivo venha normal, isso permitiria afirmar que a pessoa não herdou a mutação previamente identificada no familiar, o que traria seu risco para um risco em linha com aquele da população geral, ou seja, salvo exceções por outros motivos, seria uma pessoa que teria risco baixo para câncer (entendendo como baixo o risco no mesmo patamar da população).

Retomando a questão da busca de informações, deve-se preferencialmente obter informações a respeito de três gerações da família; não esquecer de perguntar sobre os filhos, netos, irmãos, sobrinhos, primos e de incluir as ascendências materna e paterna. Um câncer de mama hereditário, por exemplo, pode sim ser herdado da família paterna. Todas essas perguntas têm por objetivo identificar características que sugiram hereditariedade e que apontem para um possível diagnóstico, por exemplo, a recorrência na família de um mesmo padrão de tumores, tumores em idade jovem, a ocorrência de alguns tipos raros de tumor, a bilateralidade (em sítios bilaterais), a ocorrência de tumor que não é comum para determinado sexo (particularmente o câncer de mama masculino), entre outras.

Ao fazer as perguntas de rotina, outros aspectos também podem surgir. Às vezes bastam poucas perguntas acerca da família para revelar as possíveis barreiras de comunicação e conflitos existentes. É importante atentar a isso, uma vez que um teste genético tem implicações para a família toda. Por exemplo: se uma paciente jovem resolve fazer teste genético por ter na família paterna uma mutação identificada e seu pai (com quem não tem um bom relacionamento) se recusa a testar, ela ainda assim pode fazer o exame. Se seu resultado mostrar a variante previamente identificada na família paterna, mesmo que seu pai tenha se recusado a testar, agora ele saberá seu próprio resultado (mesmo sem testar), pois terá sido um portador obrigatório através do qual a mutação chegou a sua filha.

Não menos importante, não se pode subestimar a percepção do paciente a respeito do diagnóstico de câncer ou de uma síndrome hereditária. Apesar de ser incomum em oncogenética, se um paciente não tiver a percepção subjetiva de que possui um diagnóstico de câncer ou o diagnóstico clínico de uma predisposição hereditária a tumores (p. ex., polipose adenomatosa), ainda que objetivamente tenha o diagnóstico, essa avaliação deverá ser abordada como uma avaliação preditiva. A própria percepção do paciente altera a abordagem do profissional a ele.

Testes preditivos podem ser feitos em qualquer pessoa. Mas, ainda que possam ser feitos, será que deveriam ser feitos? Essa é a pergunta que todo profissional de saúde envolvido na atenção em oncogenética deve fazer a si mesmo e, por conseguinte, deve ser capaz de levar o paciente a se questionar.

Fazer um teste preditivo em uma paciente em tratamento para uma depressão profunda: seria o melhor momento?

O que dizer de uma paciente que tem verdadeira fobia de hospital e de procedimentos médicos, sendo incapaz de permanecer dentro de qualquer unidade de saúde? Se ela não consegue enfrentar uma simples permanência em clínica radiológica para exames de imagem, seria benéfico um teste genético preditivo que poderia levar a uma necessidade periódica e constante de exames de imagem e indicação de internação para cirurgias redutoras de risco?

E aqueles pacientes que trazem consigo situações "mitificadas", por exemplo, a perda de vários entes queridos sentida como uma "maldição" familiar, ou a dor no dedo mínimo da mão esquerda que sua mãe teve antes de falecer por câncer, que o filho agora também sente e por isso tem certeza de estar doente, apesar de objetivamente nenhum exame indicar câncer.

Essas e muitas outras situações podem ocorrer na prática clínica, e o profissional deve ser capaz de reconhecê-las para ajudar os pacientes a compreenderem a si próprios, e a perceberem os benefícios, os riscos e limitações do exame.

## ACONSELHAMENTO GENÉTICO

Ajudar o paciente a compreender quais as questões e desafios que um resultado positivo (confirmando predisposição hereditária) trará para sua vida, em termos de riscos, necessidades de exames e intervenções; e, ainda, em termos de riscos para seus filhos e demais familiares, é o que se chama "aconselhamento genético", conforme definição de 1975 do Comitê *Ad Hoc* da Sociedade Americana de Genética Humana (ASHG):

> Aconselhamento Genético é um processo de comunicação que lida com os problemas humanos associados com a ocorrência, ou o risco de ocorrência de uma condição genética em uma família. Esse processo envolve uma tentativa de uma ou mais pessoas com treinamento adequado em ajudar um indivíduo ou família a:

1. compreender os fatos médicos, incluindo o diagnóstico, curso provável da doença, e opções de manejo disponíveis;
2. avaliar a forma como a hereditariedade contribui para a condição clínica e o risco de recorrência em familiares específicos;
3. entender as alternativas para lidar com o risco de recorrência;
4. escolher o curso de ação que lhes pareça apropriado em vista dos seus riscos, seus objetivos familiares, e seus padrões éticos e religiosos, e agir de acordo com essa decisão; e
5. fazer o melhor ajuste possível à doença, em um membro da família afetado e/ou ao risco de recorrência daquela condição clínica.[18]

Muitos dos avanços técnicos e moleculares que se traduziram em exames atualmente disponíveis em oncogenética eram impensáveis em 1975. Ainda assim, a definição acima contém os elementos essenciais de um bom aconselhamento genético.

## CONSIDERAÇÕES FINAIS

Como vimos, o objetivo do aconselhamento genético e da testagem genética é prover informações relevantes aos pacientes a fim de contribuir para o entendimento das orientações médicas e auxiliar na escolha de estratégias de enfrentamento e adaptação ao contexto suscitado pela condição oncológica. Aspectos psicológicos, específicos ao processo de aconselhamento genético, ao diagnóstico da doença e ao tratamento oncológico são fundamentais e importantes de serem investigados, visto que contribuem para o entendimento das reações do paciente em face da doença, do tratamento e de seus desdobramentos.

As alterações genéticas têm causas multideterminadas, portanto não se deve admitir uma intervenção que exclua a dimensão emocional, tampouco o contexto socioambiental no qual se inserem o paciente e seus familiares.[19] As famílias que atravessam uma problemática de ordem genética precisam do olhar integrador do profissional de saúde mental, de apoio social e de todos os profissionais que estão comprometidos com seu tratamento. Escutar o paciente e sua família de maneira ampla implica considerar os diferentes fatores que estão potencialmente inter-relacionados e que afetam o problema diagnosticado ou que são afetados por ele. Assim, quando a família se depara com o diagnóstico positivo de uma doença genética e percebe que deverá se adaptar a uma realidade irreversível, envolvendo toda a dinâmica familiar, todos acabam obrigados a revisar antigos desejos, expectativas, planos e sonhos para que novas prioridades sejam estabelecidas.[20]

Visualizamos as complexidades envolvidas na tarefa do aconselhamento genético, e o quanto esse processo afeta a percepção e a dimensão de ordem psicológica. Dessa forma, a integração e a inserção da psico-oncologia no aconselhamento genético podem contribuir de forma altamente benéfica para o atendimento à complexidade de sua função.

## REFERÊNCIAS

1. Rimoin DL, Connor JM, Pyeritz RE, Korf BR (orgs). Emery and Rimoin's principles and practice of medical genetics. 5.ed. Churchill Livingstone; 2006.
2. Vogelstein B, Kinzler KW (orgs.). The genetic basis of human cancer. 2.ed. McGraw-Hill Professional; 2002.
3. Bourret P, Stemerding D, Koch L. L'oncogénétique: une activité nouvelle entre recherche et médecine. Bull Cancer. 1998;85(3):239-42.
4. Noguès C. Oncogénétique: jusqu'où, mais aussi pourquoi? Bull Cancer. 1998;85(3):243-5.
5. Chang SM, Matchar DB, Smetana GW, Umscheid CA (eds.). Methods guide for medical test reviews. Rockville, MD: Agency for Healthcare Research and Quality (US); 2012.
6. Janes H, Pepe MS, Bossuyt PM, Barlow WE. Measuring the performance of markers for guiding treatment decisions. Ann Intern Med. 2011;154(4):253-9.
7. Alimirzaie S, Bagherzadeh M, Akbari MR. Liquid biopsy in breast cancer: a comprehensive review. Clin Genet. 2019;95(6):643-60.
8. Na R, Zheng SL, Han M, et al. Germline mutations in ATM and BRCA1/2 distinguish risk for lethal and indolent prostate cancer and are associated with early age at death. Eur Urol. 2017;71(5):740-7.
9. Hussain M, Mateo J, Fizazi K, Saad F, Shore N, Sandhu S, et al. Survival with olaparib in metastatic castration-resistant prostate cancer. N Engl J Med. 2020;383(24):2345-57.
10. Hanahan D. Hallmarks of cancer: new dimensions. Cancer Discov. 2022;12(1):31-46.
11. Lazebnik Y. Adopted neoplastic cells and the consequences of their existence. Oncotarget. 2023;14:321-41.
12. Palmero EI, Caleffi M, Schüler-Faccini L, Roth FL, Kalakun L, Oliveira Netto CB, et al. Population prevalence of hereditary breast cancer phenotypes and implementation of a genetic cancer risk assessment program in Southern Brazil. Genet Mol Biol. 2009;32(3):447-55.
13. Ashton-Prolla P, Giacomazzi J, Schmidt AV, Roth FL, Palmero EI, Kalakun L, et al. Development and validation of a simple questionnaire for the identification of hereditary breast cancer in primary care. BMC Cancer. 2009;9:283.
14. Campacci N, de Lima JO, Carvalho AL, Michelli RD, Haikel, Jr R, Mauad E, et al. Identification of hereditary cancer in the general population: development and validation of a screening questionnaire for obtaining the family history of cancer. Cancer Med. 2017;6(12):3014-24.

15. Fernandes GC, Michelli RA, Galvão HC, Paula AE, Pereira R, Andrade CE, et al. Prevalence of BRCA1/BRCA2 mutations in a Brazilian population sample at-risk for hereditary breast cancer and characterization of its genetic ancestry. Oncotarget. 2016;7(49):80465-81.
16. Ad Hoc Committee on Genetic Counseling. Genetic counseling. Am J Hum Genet. 1975;27(2): 240-2. Disponível em: https://www.ncbi.nlm.nih.gov/pmc/articles/PMC1762759/. Acesso em: 27 mar. 2024.
17. National Society of Genetic Counselors' Definition Task Force; Resta R, Biesecker BB, Bennett RL, Blum S, Hahn SE, et al. A new definition of Genetic Counseling: National Society of Genetic Counselors' Task Force report. J Genet Couns. 2006;15(2):77-83.
18. Ramalho AS, Silva RB. Community genetics: a new discipline and its application in Brazil. Cad Saude Publica. 2000;16(1):261-3.
19. Holland JC, Weiss TR. Psycho-oncology. New York: Oxford; 2010.
20. Hannum JSS, Miranda FJ, Brito LNO, Costa Neto SB, Cruz AD. Aconselhamento genético: análises e contribuições, a partir do modelo de aconselhamento psicológico. Psicologia Ciência e Profissão. 2015;35(3):797-808.

Capítulo **8**

# O avanço da psiconeuroimunologia do câncer sob o olhar da psico-oncologia

Giovana Zaparoli de Oliveira

## INTRODUÇÃO

A psico-oncologia desde seu princípio traz um olhar voltado para o cuidado com o indivíduo que recebeu um diagnóstico oncológico de maneira holística e humanizada, sendo o foco do cuidado não só a doença que está presente, mas toda a complexidade emocional e subjetiva que abarca o processo de adoecimento pelo câncer.[1] Essa visão holística do ser humano vem sendo investigada não só em estudos da psicologia, mas em diversas áreas da saúde, principalmente pela percepção de que o quadro de saúde emocional e físico do paciente durante o tratamento está diretamente relacionado com outros fatores que não somente o procedimento médico ali realizado, por exemplo, qualidade de vida, *distress*, história pregressa à doença, nutrição, entre outros.

De maneira concomitante, as pesquisas referentes ao suporte e reabilitação psicossocioemocional do paciente oncológico e a psiconeuroimunologia (PNI) do câncer vêm se desenvolvendo significativamente nas últimas décadas, possibilitando um tratamento oncológico integral, técnico-científico, ético e, principalmente, humanizado ao paciente oncológico e sua família.[1,2] Porém, no Brasil, muito pouco se fala sobre a correlação dessas duas grandes áreas de estudo e o quanto os fatores psicológicos estão diretamente ligados com todo o processo neuroendócrino e, consequentemente, imunológico, de forma a afetar diretamente todo o tratamento oncológico.

Inegavelmente, desde o momento do diagnóstico de uma neoplasia há uma carga de preocupações, medos, dúvidas, ansiedades, receios permeando a vida desse indivíduo, gerando uma grande diversidade de emoções e sentimentos que podem afetar a saúde emocional do paciente. Algumas respostas são normais e esperadas para esse momento, mas cada indivíduo, quando exposto a essas situações estressoras, usará seus mecanismos de enfrentamento para tentar retomar a homeostase perdida.[3,4]

Essas experiências individuais emocionais e multifatoriais desagradáveis que afetam a qualidade de vida dos pacientes oncológicos foram denominadas *distress*, que traz consequências significativas nos âmbitos psicológicos, sociais e espirituais. E provocam repercussões significativas no enfrentamento do diagnóstico e do tratamento, afetando uma faixa de 25 a 50% dos pacientes com câncer. Trata-se de um fator de risco potencial para a não adesão ao tratamento e pior qualidade de vida.[1,5]

Pesquisas como essas demonstram o quanto os avanços da psico-oncologia foram relevantes para a melhora da qualidade do serviço e tratamento dos pacientes. Ainda assim, é preciso validar o quanto as emoções são capazes de afetar fisiologicamente o processo de adoecimento, sendo os estudos em PNI capazes de padronizar e associar as funções psicossociais com as medidas biológicas para quantificar a gravidade e os prejuízos desencadeados pela saúde emocional desassistida no quadro clínico e prognóstico do paciente oncológico.[2]

## A PSICONEUROIMUNOLOGIA DO CÂNCER

A partir da década de 1970, Robert Ader inseriu o termo "psiconeuroimunologia"[6] em seus trabalhos. Foi um divisor de águas para as pesquisas que estavam sendo realizadas nessa linha, já que houve o reconhecimento de que os sistemas nervosos e imunológicos são partes de um sistema integrado e são inviáveis pesquisas sobre os processos imunorreguladores de maneira segmentada, por exemplo, com um sistema imunológico autônomo. A expressão, que hoje se tornou uma área de pesquisa, designava os estudos interdisciplinares que associavam os processos psicológicos às funções imunológicas, endócrinas e neurológicas.

Os estudos referentes à PNI buscam compreender o impacto dos fatores emocionais na disfunção do sistema neuroendócrino, associando, por exemplo, o estresse às taxas anormais de cortisol. Nos pacientes oncológicos é possível observar que há uma série de eventos físicos e emocionais que se repetem e que ativam os mecanismos de enfrentamento e estresse, incluindo o eixo hipotálamo-hipófise-adrenal (HPA), associado a consequências adversas na saúde. Esse movimento e a associação de taxas anormais de cortisol e estresse psicológico estão correlacionados também a efeitos na progressão do câncer e até ao aumento na mortalidade de pacientes oncológicos.[7]

Resumidamente, os estudos em PNI sugerem que as experiências estressoras constantes e o estresse psicológico estão diretamente associados às alterações imunes negativas em indivíduos, com ou sem câncer. Assim, níveis elevados de estresse estão relacionados quantitativa e funcionalmente a respostas imunes menos eficientes, como é o caso do comprometimento das células *natural killer* (NK), responsáveis pela defesa do sistema imune, conhecidas por sua capacidade de matar células infectadas e tumorais.[8]

Partindo desse princípio, os estudos da PNI validam que a função imunológica dos pacientes oncológicos já se apresenta disfuncional, inicialmente pelo próprio desenvolvimento tumoral, mas também relacionado aos tratamentos oncológicos, que, por si sós, já são imunossupressores, por exemplo, a quimioterapia e a radioterapia. Ainda assim, qualquer fator que possa favorecer a acentuação na desregulação do sistema imunológico pode fazer os pacientes ficarem ainda mais suscetíveis à infecção e progressão do câncer, bem como aumentar a probabilidade de recorrência e desenvolvimento de cânceres secundários.[9]

Um dos estudos pioneiros da PNI associados ao câncer, realizado no ano de 1998, buscava investigar de que forma os fatores emocionais influenciam os sistemas imunológicos de mulheres diagnosticadas com câncer de mama que seriam submetidas à cirurgia, sendo essa mastectomia parcial ou total. Para isso, os pesquisadores estudaram as pacientes antes de iniciarem a terapia adjuvante, realizando uma análise bioquímica que avaliava o funcionamento da célula NK, a maneira como elas desempenhavam o papel na vigilância imunológica contra tumores e células infectadas por vírus, de forma a reagir nos linfócitos T. Na pesquisa foi observado que as células NK apresentavam uma diminuição significativa quando associadas ao estresse, além de apresentarem uma redução da eficiência nas respostas com o medicamento interferon-gama, um dos mediadores da resposta imune. O estudo concluiu que o estresse tem respostas negativas para o sistema imune, podendo inibir as respostas imunológicas, que são fatores importantes para o prognóstico positivo do câncer.[8]

Além dos prejuízos causados pelas respostas menos eficientes do sistema imunológico, os estudos em PNI demonstram que o *distress* tem influência negativa também na qualidade de vida e no sofrimento dos pacientes em tratamento, como o que pode ser observado com a ação das citocinas pró-inflamatórias (IL-1-beta, IL-6, IL-8, TNF-alfa, IL-12p70 e IFN-gama) no aumento da produção de sintomas neuropsicológicos com a retroalimentação do estresse, ansiedade, fadiga, distúrbios do sono, humor deprimido e aumento da dor.[10]

Esses estudos fazem um contraponto ao que era pensado historicamente, já que há uma alteração da visão de que a imunidade era regulada pela exposição a patógenos, lesões físicas, processos fisiológicos, entre outros. Hoje é comprovado que os fatores psicossociais como estresses crônicos, depressão e apoio social ineficientes podem favorecer a supressão da imunidade celular e o aumento de inflamações inespecíficas.[11]

## A CORRELAÇÃO ENTRE A PSICONEUROIMUNOLOGIA E A PSICO-ONCOLOGIA

A psico-oncologia tem mostrado cada vez mais efetividade na prevenção, diminuição e melhora de sintomas emocionais, impactando positivamente tanto na qualidade de vida quanto na aderência ao tratamento e minimização dos efeitos colaterais causados pelas medicações oncológicas, sejam elas quimioterápicos, terapias-alvo, imunoterapias ou radioterapias.[1,12]

São inúmeras as técnicas, práticas e abordagens teóricas oriundas da psico-oncologia que buscam lidar com todo o processo de adoecimento e aspectos psicossociais atrelados aos tratamentos oncológicos e suas repercussões nos pacientes, sejam estes voltados aos sintomas como manejo de dor, insônia, *distress*, ansiedade, ou em momentos de mudanças no tratamento, como suporte emocional para a troca de protocolo, preparação para procedimentos, entre outros.[1,13]

Porém, apesar de a psico-oncologia trabalhar diretamente com o controle e a manutenção de fatores emocionais, para que o paciente tenha o tratamento com a melhor qualidade técnica e o menor sofrimento possível, pouco se fala sobre as tratativas que possibilitam também o aumento da imunidade e, consequentemente, melhores resultados relacionados ao sistema imune, já que as pesquisas comprovam que fatores sociais, neurocognitivos e comportamentais estão atrelados à maneira como o sistema imunológico funciona.[14]

As intervenções relacionadas à reabilitação psicossocial associadas à melhora da imunidade partem do princípio de que o sistema imune está intimamente ligado aos fatores sociais, neurocognitivos e comportamentais, bem como suporte e apoio social. De forma que, quando voltadas para a redução do estresse e o fortalecimento do quadro emocional, consequentemente irão beneficiar o sistema imune. As intervenções são inúmeras e podem ser usadas individualmente ou em conjunto, como a terapia cognitivo-comportamental, o *mindfulness*, as intervenções no estilo de vida, terapias complementares, entre outras.[14]

## CONSIDERAÇÕES FINAIS

Ao pensarmos no trabalho da psico-oncologia e no que é proposto pelas grandes instituições de pesquisa da área, como a National Comprehensive Cancer Network (NCCN),[15] desde o primeiro contato do paciente oncológico há a necessidade de triagem e avaliação psicossocial adequada, que seja capaz de avaliar o sofrimento psíquico, bem como o quadro emocional do paciente, e possibilitar que ele possa ter o suporte emocional necessário e adequado desde o princípio. Essa proposta favorece que os indivíduos em tratamento oncológico possam ser acolhidos desde o primeiro diagnóstico e ter tanto o suporte dos profissionais qualificados quanto uma psicoeducação referente à importância dos cuidados da saúde mental para esse momento que ele e a família estão vivendo.

A proposta de acompanhamento durante todo o processo de adoecimento do paciente possibilita justamente que esse indivíduo tenha espaço para pensar, sentir, expressar, ser acolhido e encontrar formas saudáveis de lidar com seu sofrimento e angústia. De forma que, direta ou indiretamente, estará cuidando do seu *distress*, encontrando formas de enfrentamento seguras para acolher seu sofrimento psíquico e inevitavelmente cuidando para que suas taxas de estresse não lhe ofereçam riscos quando se fala do processo de PNI do câncer.

Para além disso, é importante reforçar a necessidade de os profissionais da psico-oncologia estarem em constante aprimoramento, já que o conhecimento técnico-científico em oncologia é um divisor de águas no atendimento de pacientes oncológicos. É necessário entender o que é parte do tratamento médico e precisa ser cuidado de maneira diferenciada, por exemplo, um encaminhamento para outros profissionais.

Ademais, a psico-oncologia e a PNI do câncer andam de mãos dadas em prol da qualidade de vida e da saúde equilibrada para que os pacientes consigam receber um tratamento com o mínimo de sofrimento possível e que, se sofrido, sejam assistidos.

## REFERÊNCIAS


1. Caron FMM, Vilaça APO, Oliveira GZ. Psico-oncologia e o trabalho do psico-oncologista na assistência ao paciente oncológico. Rev SBC. 2022;22(61):12-6. Disponível em: https://sbcancerjournal.org.br/magazine/revista-61/. Acesso em: 30 mar. 2024.
2. Subnis UB, Starkweather AR, McCain NL, Brown RF. Psychosocial therapies for patients with cancer: a current review of interventions using psychoneuroimmunology-based outcome measures. Integr Cancer Ther. 2014 Mar;13(2):85-104.
3. Oliveira GZ. A criança com câncer na internação: manejos possíveis. In: Baptista CHV, Wosnes CJ, Fonseca RN. Psicologia hospitalar: da gestação à adolescência. São Paulo: B307 Livraria & Saúde; 2023. p.139-46.
4. Holland JC. Psycho-oncology: overview, obstacles and opportunities. Psycho-oncology. 2018;27(5):1364-76.
5. Ehlers SL, Davis K, Bluethmann SM, Quintiliani LM, Kendall J, Ratwani RM, et al. Screening for psychosocial distress among patients with cancer: implications for clinical practice, healthcare policy, and dissemination to enhance cancer survivorship. Translational Behavioral Medicine. 2019;9(2):282-91.
6. Ader R. On the development of psychoneuroimmunology. Eur J. Pharmacol. 2000;405(1-3):167-76.
7. Sephton SE, Sapolsky RM, Kraemer HC, Spiegel D. Diurnal cortisol rhythm as a predictor of breast cancer survival. J Natl Cancer Inst. 2000;92(12):994-1000.
8. Andersen BL, Farrar WB, Golden-Kreutz D, Kutz LA, MacCallum R, Courtney ME, et al. Stress and immune responses after surgical treatment for regional breast cancer. J Natl Cancer Inst. 1998;90(1):30-6.
9. Kiecolt-Glaser JK, Robles TF, Heffner KL, Loving TJ, Glaser R. Psycho-oncology and cancer: psychoneuroimmunology and cancer. Ann Oncol. 2002;13(4):165-9.
10. Lopez-Junior LC, Tuma MC, Amorim MHC. Psychoneuroimmunology and oncology nursing: a theoretical study. Rev Esc Enferm USP. 2021;55:e20210159. Disponível em: https://www.scielo.br/j/reeusp/a/wCVpmzsKqdZZNypZhKXHtsh/?lang=pt#. Acesso em: 31 mar. 2024.
11. Fagundes CP, Way B. Early-life stress and adult inflammation. Current Directions in Psychological Science. 2014;23(4):277-83.
12. Campos EMP, Rodrigues AL, Castanho, P. Intervenções psicológicas na psico-oncologia. Mudanças. 2021;29(1):41-7.
13. Vilaça APO, Campos EMP. Práticas clínicas em psico-oncologia. In: Rodrigues AL (org.). Psicologia da saúde: hospitalar – uma abordagem psicossomática. Barueri: Manole; 2020. p.90-9.
14. Shields GS, Spahr CM, Slavich GM. Psychosocial interventions and immune system function: a systematic review and meta-analysis of randomized clinical trials. JAMA Psychiatry. 2020;77(10):1031-43.
15. National Comprehensive Cancer Network. NCCN clinical practice guidelines in oncology: distress management (Versão 3.2012). 2012.

Capítulo 9

# Processo de ajustamento e preditores de *distress* em pacientes adultos: contribuições para a organização de serviços de psico-oncologia

Juciléia Rezende Souza

## INTRODUÇÃO

O psicólogo que atua em oncologia precisa organizar suas atividades para responder às demandas dos usuários, das equipes de saúde e dos gestores da instituição, e ter conhecimento sobre o processo de ajustamento dos pacientes pode contribuir para direcionar melhor a assistência.

Serviços de oncologia são dimensionados de acordo com a capacidade de atendimento médico, especialidade que funciona como porta de entrada para as demais áreas. Em relação à psicologia, a equipe é consideravelmente menor que a médica e não há indicação clara na literatura sobre como calcular o número de profissionais por serviço, o que implica a existência de mais pacientes do que a equipe tem capacidade de acompanhar. Mesmo que nem todos os pacientes necessitem de atendimento, em menor ou maior grau todos poderiam se beneficiar de alguma modalidade de intervenção psicossocial, afinal, mesmo quem lida adequadamente com o adoecimento não está imune a um nível significativo de *distress*.[1]

Para identificar pacientes com necessidade de suporte para manejar o nível de *distress*, a National Comprehensive Cancer Network (NCCN) orienta que sejam realizadas avaliações na consulta inicial (triagem) e em intervalos regulares ou quando ocorrerem mudanças significativas no quadro de saúde.[2] Em adição, proponho que a triagem psicológica pode ser incrementada com a avaliação de características que influenciam o processo de ajustamento, visando identificar também quem pode se beneficiar de assistência para prevenir níveis elevados de *distress*.

## PROCESSO DE AJUSTAMENTO E ADAPTAÇÃO PSICOLÓGICA

O processo de ajustamento envolve um conjunto de respostas que serão utilizadas para lidar com as mudanças provocadas pela doença, e o nível de adaptação é o resultado desse processo. Enquanto o processo de ajustamento é a relação dinâmica entre o indivíduo e as demandas do adoecimento, a adaptação é a mudança que ocorre em sua estrutura de personalidade, percepção, forma de interagir com o meio, comportamento e emoções.[3] Por ser um processo dinâmico, o nível de adaptação variará ao longo do tempo.

No modelo transacional de adaptação, considera-se que a forma como o indivíduo conseguirá se adaptar será determinada por atributos da situação, recursos pessoais, repertório de enfrentamento e a avaliação cognitiva que fizer do evento estressor. Quanto mais o câncer for compreendido como ameaça ou dano, mais intensa será a percepção de estresse, porém o nível de adaptação dependerá dos recursos de enfrentamento que utilizar.[3,4]

A presença de *distress* pode ocorrer em diferentes momentos e funciona como sinal de que há dificuldade para se adaptar. No entanto, algum nível de *distress* pode estar presente mesmo em pacientes que conseguem se ajustar de forma mais efetiva, relatar experiência positivas, ressignificar a vida, adotar comportamentos mais saudáveis, enriquecer sua vida emocional e/ou aprofundar relações interpessoais.[5]

O estado mental do paciente resulta do equilíbrio entre as demandas do contexto e os recursos que possui ou que poderá desenvolver. A própria intervenção psicológica é uma ferramenta que amplia a compreensão sobre os eventos estressores e ajuda no desenvolvimento de estratégias de enfrentamento. Assim, a avaliação do estado mental, isoladamente, não consegue representar a capacidade de ajustamento do paciente, a qual sofre influência de variáveis psicossociais como nível de afetividade negativa/*distress*, repertório de enfrentamento, rede de suporte social e percepção da doença.[3]

### Afetividade negativa/*distress*

A NCCN caracteriza o *distress* como uma experiência emocional desagradável e multifatorial, de natureza psicológica (cognitiva, comportamental e emocional), social e/ou espiritual, capaz de interferir na habilidade de enfrentar efetivamente o câncer, seus sintomas e tratamentos. Algum nível de estresse é habitualmente desencadeado pelo adoecimento, mas este pode se tornar mais intenso em alguns pacientes, gerar prejuízos de ordem biopsicossocial ou causar desordens psiquiátricas.[5]

Após o diagnóstico, pensamentos, sentimentos, comportamentos e mecanismos biofisiológicos mudarão continuamente para que o paciente tente lidar com o adoecimento e os tratamentos. Quando o paciente percebe as demandas como muito elevadas ou considera que seus recursos são insuficientes, ou os dois, tende a apresentar maior nível de *distress*. Quando considera que as demandas são brandas ou moderadas e que seus recursos de enfrentamento são suficientes, tende a experimentar níveis mais baixos de *distress*.[6]

A depressão, a ansiedade e o *distress* são as comorbidades psicológicas que mais afetam e incapacitam pacientes com câncer, sendo tanto um resultado da dificuldade para se adaptar como uma variável que contribui para dificultar o processo de ajustamento. A literatura aponta que a taxa de prevalência de *distress* moderado a elevado varia em torno de 30 a 50%,[6] a de depressão entre 8 e 24%,[7] a de transtorno ansioso entre 10 e 30%[8] e a de transtornos de ajustamento entre 25 e 30%.[9]

Essas elevadas taxas de prevalência indicam que a saúde mental dos pacientes oncológicos deveria ser tratada como questão de saúde pública, dado seu potencial para impactar na qualidade de vida do paciente, dificultar e aumentar os custos dos tratamentos. Elevados níveis de *distress* geram:

- Aumento na procura por atendimento de emergência.
- Dificuldade para tomar decisões terapêuticas.
- Atraso no início do tratamento.
- Sentimento de insatisfação e desilusão com o cuidado recebido.
- Problema de adesão.
- Aumento no estresse dos cuidadores/familiares.[3]

Mesmo assim, não raro, problemas psicossociais passam despercebidos pela equipe. Quando se depende de outros profissionais encaminharem o paciente para a psicologia, há maior chance de chegarem apenas depois de instalados quadros mais intensos de *distress* ou transtornos psiquiátricos. Estudos indicam que menos da metade dos pacientes com ansiedade e depressão são adequadamente identificados e tratados. No entanto, estima-se que 20% dos pacientes necessitem de tratamento psiquiátrico, 15% de tratamento psicológico e 25% precisariam de assistente social para lidar com questões financeiras e práticas.[3,9]

## Enfrentamento

Enfrentamento é um conjunto de esforços cognitivos e comportamentais para manejar exigências internas e/ou externas específicas, que ameaçam ou ultrapassam os recursos do indivíduo. As estratégias de enfrentamento podem ser divididas em duas funções centrais:

1. Estratégias focalizadas no problema, que visam alterar a situação e/ou mudar a avaliação a seu respeito, tornando-a menos ameaçadora.
2. Estratégias focalizadas na emoção, que seriam os esforços para regular reações emocionais e estados internos.[4]

Ao longo do tratamento, estratégias focalizadas no problema e na emoção precisarão ser utilizadas, e as respostas de enfrentamento irão se modificando de acordo com as situações estressoras vivenciadas. Em geral, estratégias focadas na emoção tendem a surgir logo após o diagnóstico e são gradualmente complementadas ou substituídas pelas focadas no problema.[3]

Quando o enfrentamento é disfuncional, o paciente apresenta maior dificuldade para realizar o tratamento e manter sua qualidade de vida, podendo, por exemplo, abandonar atividades antes valorizadas e apresentar mais sintomas psíquicos e físicos. Por outro lado, quando funcional, colabora para a adaptação psicológica e a realização do tratamento, ajudando a manter boas relações sociais e um nível satisfatório de qualidade de vida física e emocional.[3]

Quando ocorrerem mudanças no contexto de adoecimento e tratamento, uma estratégia antes utilizada com sucesso pode deixar de ser funcional. Estratégias ativas e centradas nos problemas podem funcionar para lidar com situações sobre as quais existe algum controle, mas podem ser prejudiciais se utilizadas em situações menos controláveis, momento no qual pode ser mais efetivo o uso de estratégias para regulação emocional. Por exemplo, um estudo apontou que estratégias para evitação e minimização da ameaça se mostram mais funcionais no momento do diagnóstico e em fases críticas, podendo ser prejudiciais quando o tratamento está em curso e não há necessidade de lidar com uma situação crítica específica.[10]

Em relação ao enfrentamento religioso, apesar das diferenças culturais, de forma geral, quando bem direcionadas, a religião e a espiritualidade auxiliam na ressignificação positiva da doença, proveem senso de significado para a vida, atuam como fonte de suporte social, estimulam comportamentos saudáveis e modificam positivamente a forma como o paciente lidará com o adoecimento.[3]

Em relação ao suporte social, comportamentos de busca e aceitação de apoio social são importantes estratégias para o processo de ajustamento,[3] porém dependem de haver fonte de apoio presente e funcional.

## Suporte social

Inevitavelmente, pacientes oncológicos terão necessidade de algum tipo de ajuda e precisarão recorrer a sua rede de suporte social. Dada sua importância, muitos estudos buscam avaliar o impacto positivo e negativo que o suporte social pode gerar ao longo do tratamento.

Suporte social é a percepção de ser cuidado, amado, estimado e pertencer a uma rede social com a qual se tem obrigações mútuas. Na área da saúde, o tipo de suporte costuma ser dividido em emocional e instrumental. Suporte emocional é a percepção sobre o apoio recebido para lidar com emoções, incluindo demonstrações de acolhimento, empatia, confiança, amor e carinho. Suporte instrumental é a percepção sobre a ajuda prática e operacional recebida.[11]

Redes adequadas de apoio social podem colaborar para a resolução de problemas, apresentar diferentes perspectivas e favorecer a ressignificação positiva do contexto, disponibilizar oportunidades de distração, prover espaço e acolher expressões emocionais, colaborar para a compreensão de informações e para a tomada de decisões. Talvez por isso se aponte que o bom funcionamento do suporte social contribui para melhorar o humor e o ajustamento emocional, diminuir o nível de *distress*, favorecer o crescimento pós-traumático e aumentar a sobrevida. Por outro lado, quando disfuncional, o suporte social é relacionado com aumento nas dificuldades biopsicossociais e no nível de *distress*.[3,12]

Por se tratar de percepção, sofre influência da diferença entre o que o paciente deseja e o que recebe, podendo ser influenciada por fatores como disponibilidade de suporte, reação da rede de suporte ao contexto, qualidade anterior das relações afetivas e também características, exigências e expectativas do próprio paciente.[3]

## Percepção da doença

Ao se esforçarem para dar sentido e entender o porquê e qual será o impacto do câncer, as pessoas desenvolvem percepções que refletirão em suas respostas de enfrentamento comportamentais, cognitivas e emocionais.[3] Ainda, como essa percepção tanto influencia quanto sofre influência do estado de humor, é comum que pessoas deprimidas e/ou ansiosas foquem mais em informações negativas e avaliem pior a doença e a si mesmas.[13]

O paciente constrói ativamente uma representação da doença. Quanto mais a considera como ameaça, maior o estresse percebido e o impacto afetivo. O conhecimento atual do paciente sobre a doença e suas experiências anteriores influenciam a percepção inicial, que irá se modificando conforme adquire novos conhecimentos e experiências. Essa percepção é formada a partir de como o paciente compreende:

- A causa.
- A duração.
- A possibilidade de amenizar, curar ou controlar.
- As consequências e o impacto biopsicossocial.
- A identidade (crença sobre a natureza da doença e dos sintomas).[14]

Percepções negativas da doença tendem a desencadear piora no estado de humor e a contribuir para anular ou dificultar o contato e a assimilação de informações, o que pode favorecer a manutenção de compreensões distorcidas e o uso de estratégias de enfrentamento pouco efetivas.[3] Por exemplo, alguns pacientes recusam cuidados paliativos e insistem que sejam realizados tratamentos supérfluos que, além de não contribuir, pioram sua qualidade de vida. Tal ação visa manter a percepção de ainda ter algum controle sobre a doença, de estar "fazendo algo".

A presença de estressores mais frequentes e intensos promove percepções mais negativas da doença, que passa a ser percebida como grave, de longa duração ou menos controlável.[13] Nesses casos, a frequência de pensamentos intrusivos tende a aumentar, pois tenta-se achar significado ou formular explicações e porquês, prejudicando a adaptação e elevando o nível de *distress*. Quando a doença ou seus sintomas são percebidos como controláveis/manejáveis, o paciente tende a apresentar melhor adaptação.[3]

A busca por significado gera resultados adaptativos se for possível encontrar sentido positivo e o paciente considerar que houve crescimento pessoal ou algum benefício.[14] A presença de fonte de apoio adequada, incluindo o próprio processo psicoterápico, pode ajudar a modificar percepções negativas e a reduzir pensamentos intrusivos.

### O papel dos preditores na avaliação psicológica

Triagem psicológica é diferente de psicodiagnóstico, tendo como foco verificar o estado atual do paciente e a presença de características que indiquem quem poderia se beneficiar de uma avaliação mais ampla, na qual se confirmaria ou não a necessidade de suporte especializado. Utilizar instrumentos tem possibilitado um rastreio mais ágil e efetivo, o que torna a equipe de psicologia mais independente de encaminhamentos.

Como o estado psíquico do paciente é dinâmico, quando se avalia apenas o nível ou a presença de *distress* ou de algum distúrbio psiquiátrico, não são identificados pacientes que não estão apresentando sofrimento no momento, mas que possuem características que podem dificultar o processo de ajustamento. Por essa razão, as triagens psicológicas podem ser incrementadas usando instrumentos como o Indicador de Risco Psicológico em Oncologia (IRPO),[15] construindo uma bateria de instrumentos que avaliam diferentes preditores, ou realizando entrevistas clínicas direcionadas. Esta última opção tem menor custo-efetividade, pois nos serviços não há profissionais de psicologia em número suficiente para entrevistar todos os pacientes e, posteriormente, acompanhar os que forem encaminhados.

Nesse sentido, o Quadro 1 foi construído para auxiliar nas triagens, permitindo a identificação de características que sinalizam maior risco de dificuldade para se adaptar.[3]

## CONSIDERAÇÕES FINAIS

Estudos para conhecer o que torna um paciente mais ou menos vulnerável psicologicamente são frequentes, mas tal conhecimento ainda é pouco utilizado na prática para os identificar e direcionar o atendimento de acordo com a característica verificada. A triagem psicológica possibilita estruturar o primeiro contato com os pacientes. Se for utilizada estratégia que dialogue com eles

**Quadro 1** Preditores de risco de má adaptação

| Preditor | Indicadores de risco |
|---|---|
| Afetividade negativa/*distress* | ▪ História prévia de depressão ou distúrbio psiquiátrico.<br>▪ Elevado *distress*, humor ansioso ou depressivo.<br>▪ Pensamentos intrusivos.<br>▪ Preocupação ansiosa e pessimismo.<br>▪ Sensação de desesperança.<br>▪ Elevada autocrítica. |
| Estratégias de enfrentamento | ▪ Uso mais frequente de estratégias focadas na emoção:<br>– negar<br>– se resignar<br>– ser passivo, escolher não tomar decisões<br>– ter explosões emocionais<br>– evitar expressar emoções<br>– ter pensamentos fantasiosos<br>– evitar o problema, pensamentos, situações e locais que gerem desconforto emocional<br>– evitar buscar e relutar em aceitar suporte social<br>– se isolar socialmente.<br>▪ Uso frequente de estratégias focadas nos problemas em contextos sobre os quais se tem pouco ou nenhum controle.<br>▪ Uso de enfrentamento religioso negativo, tal como blasfemar contra Deus, suplicar e demonstrar descontentamento espiritual. |
| Suporte social | ▪ Relação conjugal ou familiar conflitiva.<br>▪ Rede de suporte social restrita ou inexistente.<br>▪ Dificuldade de interação com a equipe.<br>▪ Morar sozinho.<br>▪ Convívio com provedores de cuidado que reduzem sua autonomia.<br>▪ Sensação de desamparo.<br>▪ Insatisfação com o suporte social. |
| Percepção da doença | ▪ Atribuir a doença ao destino ou se culpar.<br>▪ Representação emocional negativa.<br>▪ Preocupação com o estigma.<br>▪ Perceber a doença como uma ameaça.<br>▪ Expectativas não realistas.<br>▪ Percepção de ausência de controle. |

Fonte: Souza.[3]

a respeito do nível de sofrimento e suas características individuais, pode-se favorecer a compreensão sobre a atuação do psicólogo e aumentar a adesão, pois entenderão melhor um possível encaminhamento. Ainda, possibilita que outros profissionais consultem o registro da avaliação no prontuário e adaptem suas condutas para cada caso.

Se for implementar uma rotina de triagem, apresente os benefícios para a equipe e a oriente sobre as variáveis avaliadas. Estabeleça uma colaboração interdisciplinar e procure por instituições de apoio que possam ampliar a rede de suporte psicossocial. Por fim, quando possível, avalie os resultados obtidos e colabore para ampliar o conhecimento sobre a efetividade dos serviços de psico-oncologia.

## REFERÊNCIAS


1. Stanton AL, Revenson TA, Tennen H. Health psychology: psychological adjustment to chronic disease. Ann Rev Psychol. 2007;58:565-92.
2. National Comprehensive Cancer Network. NCCN clinical practice guidelines in oncology: distress management (V. 1.2024). 2024.
3. Souza JR. Indicador de risco psicológico em oncologia (IRPO): construção e validação de um instrumento de triagem para pacientes com câncer [tese]. Brasília: UnB; 2014. Disponível em: http://repositorio.unb.br/handle/10482/16804.
4. Lazarus RS, Folkman S. Stress, appraisal, and coping. New York: Springer; 1984.
5. National Comprehensive Cancer Network. NCCN clinical practice guidelines in oncology: distress management (Versão 3.2012). 2012.
6. National Comprehensive Cancer Network. Adjustment to cancer: anxiety and distress (PDQ). Estados Unidos da América. Nacional Cancer Institute. 2023. Disponível em: https://www.cancer.gov/about-cancer/coping/feelings/anxiety-distress-hp-pdq. Acesso em: 10 jan. 2024.
7. Krebber AM, Buffart LM, Kleijn G, Riepma IC, de Bree R, Leemans CR, et al. Prevalence of depression in cancer patients: a meta-analysis of diagnostic interviews and self-report instruments. Psychooncology. 2014;23(2):121-30. Disponível em: https://www.ncbi.nlm.nih.gov/pmc/articles/PMC4282549. Acesso em: 20 dez. 2023.
8. Faul LA, Jim HS, Williams C, Loftus L, Jacobsen PB. Relationship of stress management skill to psychological distress and quality of life in adults with cancer. Psycho-Oncology. 2010;19(1):-102-9.
9. Carlson LE, Bultz BD. Benefits of psychosocial oncology care: improved quality of life and medical cost offset. Health and Quality of Life and Medical Cost Offset. 2003;1(8). Disponível em: https://pubmed.ncbi.nlm.nih.gov/12756059/. Acessado em: 20 dez. 2023.
10. Llull DM, Zamier J, García F. Afrontamiento y calidad de vida: un estudio de pacientes con cáncer. Psico-USF. 2003;8(2):175-82.
11. Seidl EMF, Tróccoli BT. Desenvolvimento de escala para avaliação do suporte social em HIV/aids. Psicologia: Teoria e Pesquisa. 2006;22:317-26.
12. Schroevers MJ, Helgeson VS, Sanderman R, Ranchor AV. Type of social support matters for prediction of posttraumatic growth among cancer survivors. Psycho-Oncology. 2009;19(1):-46-53.
13. Sharpe LS, Curran L. Understanding the process of adjustment to illness. Soc Sci Med. 2006;62:1153-66.
14. Hoyt MA, Stanton AL. Adjustment to chronic illness. In: Baum A, Revenson TA, Singer (orgs.). Handbook of health psychology. New York: Psychology Press; 2012.
15. Souza JR, Seidl EMF, Barbosa D. Psychological risk indicator in oncology: development and evidence of validity. Revista Psicologia, Saúde & Doenças. 2023;24(2):511-23.

Capítulo **10**

# Instrumentos de rastreio e avaliação biopsicossocial em psico-oncologia

Isabella Barros Rabelo Gontijo Tumeh
Cristiane Decat Bergerot

## INTRODUÇÃO

Os aspectos psicossociais do cuidado do câncer, incluindo o *distress* emocional, a qualidade de vida, as estratégias de enfrentamento e o apoio social, desempenham um papel crucial na experiência geral e nos desfechos clínicos das pessoas que vivem com câncer. Para assistência centrada no paciente é essencial que os profissionais da saúde compreendam e abordem esses fatores biopsicossociais.

A avaliação biopsicossocial é fundamental para identificar e atender às necessidades dos pacientes. Os instrumentos biopsicossociais desempenham um papel estratégico nesse processo.

Neste capítulo, será abordada a avaliação biopsicossocial no cuidado do câncer, discutindo a importância dos instrumentos biopsicossociais, seus principais domínios avaliados e como utilizá-los na prática clínica. O objetivo é capacitar os profissionais de saúde para identificar e abordar as necessidades dos pacientes, melhorando seu bem-estar e a qualidade do cuidado.

## ARCABOUÇO TEÓRICO PARA QUESTIONÁRIOS BIOPSICOSSOCIAIS NO CONTEXTO DO CUIDADO AO CÂNCER E A SELEÇÃO DOS INSTRUMENTOS

Diversos arcabouços teóricos fornecem uma base conceitual para compreender os processos psicológicos e experiências de pacientes oncológicos, tais como o modelo biopsicossocial, a teoria do estresse e *coping*, o modelo de crença na saúde, a teoria do suporte social, a teoria da resiliência e a teoria psicodinâmica.

A avaliação biopsicossocial no contexto do tratamento oncológico requer uma consideração cuidadosa de vários fatores para garantir a seleção de instrumentos adequados que capturem adequadamente as necessidades biopsicossociais dos pacientes. Vários critérios devem ser levados em consideração ao escolher tais instrumentos para uso em ambientes oncológicos, tais como: a validade/confiabilidade, a relevância para a população oncológica, a amplitude da cobertura, a viabilidade/praticidade, a sensibilidade cultural, a integração com o fluxo de trabalho clínico, a flexibilidade e a personalização.

## SELEÇÃO DE DOMÍNIOS A SEREM AVALIADOS

A avaliação biopsicossocial abrange diversos domínios que são importantes para entender o bem-estar dos pacientes. Os seguintes domínios são comumente avaliados utilizando os respectivos instrumentos biopsicossociais:

- Sintomas emocionais: Escala Hospitalar de Ansiedade e Depressão (HADS)[1] e Termômetro de *Distress* (TD)[2] para identificar necessidades de suporte biopsicossocial.
- Qualidade de vida: Questionário de Avaliação Funcional do Câncer (FACT)[3] e Questionário de Qualidade de Vida da Organização Europeia de Pesquisa e Tratamento do Câncer (EORTC QLQ-C30)[4] para compreender e melhorar o bem-estar geral.
- Estratégias de enfrentamento: *Brief* COPE (Inventário de Enfrentamento COPE)[5] e Escala de Ajustamento Mental ao Câncer (Mini-MAC).[6] Ambos auxiliam na identificação dos padrões adaptativos e mal adaptativos.
- Apoio social: a Pesquisa de Apoio Social do Estudo de Resultados Médicos (MOS-SSS)[7] e a Escala Multidimensional de Percepção de Apoio Social (MSPSS)[8] avaliam a disponibilidade e adequação percebida das redes de apoio social.

## DIRETRIZES INTERNACIONAIS PARA AVALIAÇÃO BIOPSICOSSOCIAL

### *Distress*

O rastreio do *distress* tornou-se um componente essencial da assistência ao paciente com câncer, com o objetivo de identificar e abordar as necessidades biopsicossociais ao longo de sua jornada contra a doença. Essas diretrizes buscam estabelecer procedimentos padronizados, garantindo que os pacientes recebam suporte oportuno e apropriado para lidar com suas necessidades. Ao implementar práticas de triagem consistentes, os profissionais de saúde podem identificar melhor os pacientes com risco psicológico, propor um plano terapêutico direcionado para as reais necessidades do paciente e facilitar o acesso a serviços da psico-oncologia.[9,10]

Por *distress* entende-se um indicador do bem-estar. Inúmeras organizações adotaram esse indicador como o sexto sinal vital em oncologia, sendo inclusive defendido pela Sociedade Internacional de Psico-Oncologia (International Psycho-Oncology Society – IPOS), como um indicador de qualidade. O *distress* foi definido pelo National Comprehensive Cancer Center (NCCN) como uma experiência desagradável de natureza psicológica, social, espiritual e/ou física que pode interferir na capacidade de enfrentar efetivamente o câncer, seus sintomas e tratamentos. Manifestação em um *continuum*, variando desde sentimentos como vulnerabilidade, tristeza e medos até problemas que podem se tornar debilitantes, como depressão, ansiedade, pânico, isolamento social e crises existenciais e espirituais. É comum que pacientes enfrentem algum nível de *distress* ao longo de sua jornada. Cerca de 35 a 45% dos pacientes irão reportar *distress* moderado a alto. Os principais fatores de risco e períodos de vulnerabilidade[9] são descritos no Quadro 1.

**Quadro 1** Principais fatores de risco e períodos de vulnerabilidade psicossocial

| Características de pacientes com alto risco | Períodos de maior vulnerabilidade |
|---|---|
| ▪ Histórico de transtorno psiquiátrico ou transtorno por uso de substâncias.<br>▪ Histórico de depressão / tentativa de suicídio.<br>▪ Histórico de trauma e/ou abuso (físico, sexual, emocional, verbal).<br>▪ Comprometimento cognitivo.<br>▪ Questões sociais: conflitos familiares / cuidadores; suporte social inadequado, isolamento social, viver sozinho, problemas financeiros, acesso limitado aos cuidados médicos, crianças jovens ou dependentes, adolescentes e adultos mais jovens, questões de saúde sexual, preocupações com fertilidade, discriminação ou preconceito, uso atual de substâncias.<br>▪ Preocupações espirituais/religiosas.<br>▪ Sintomas mal controlados.<br>▪ Idade jovem.<br>▪ Tipo de câncer associado ao risco de depressão (p. ex., câncer de pâncreas, câncer de cabeça e pescoço).<br>▪ Diagnóstico de câncer com taxa de sobrevida inferior a 5 anos.<br>▪ Primeiro ano após o diagnóstico.<br>▪ Tratamento multimodal. | ▪ Diagnóstico:<br>– Sintoma suspeito.<br>– Investigação diagnóstica.<br>– Diagnóstico.<br>– Diagnóstico de câncer avançado.<br>– Risco genético/familiar de câncer.<br>▪ Tratamento:<br>– Espera pelo início do tratamento.<br>– Sintomas emocionais.<br>– Complicações relacionadas ao tratamento.<br>– Admissão/alta hospitalar.<br>– Mudanças de linha de tratamento.<br>– Progressão da doença durante o tratamento.<br>▪ Fim do tratamento:<br>– Seguimento médico, exames de controle.<br>– Transição para a sobrevivência.<br>– Recorrência/progressão da doença.<br>– Transição para cuidados de fim de vida.<br>– Luto e perda (p. ex., parente, amigo, animal de estimação). |

Fonte: elaborado pelas autoras.

É recomendado o uso de instrumentos de triagem validados para avaliar o *distress* em pacientes com câncer. Ferramentas comumente recomendadas incluem o TD, a HADS, entre outras. Esses instrumentos devem ser administrados regularmente nos períodos de maior vulnerabilidade durante a trajetória oncológica.[9]

É essencial estabelecer protocolos padronizados para a triagem de *distress*, proporcionar treinamento aos profissionais de saúde para conduzir triagens, interpretar resultados e iniciar intervenções apropriadas com base no nível de *distress* dos pacientes.[11] Estratégias para facilitar a implementação da triagem de *distress* incluem educação para profissionais de saúde, integração da triagem aos registros eletrônicos, envolvimento dos pacientes e avaliação contínua da qualidade.

Os programas de rastreio devem ser testados inicialmente em pequena escala com instrumentos já validados, escores estabelecidos e com o registro dos resultados no prontuário. Também é importante que os fluxos sejam desenhados, incluindo o plano de tratamento para os pacientes com *distress* moderado a alto.[9] O instrumento amplamente recomendado para essa avaliação é o TD, que foi validado no Brasil em 2009. Trata-se de um termômetro visual que mensura o nível de *distress*, acompanhado por uma lista de problemas contendo 35 itens que identificam as possíveis causas (Figura 1). Esse instrumento se destaca por sua sensibilidade, brevidade e acessibilidade, podendo ser autoaplicável ou administrado por profissionais de saúde que não sejam psicólogos, facilitando o fluxo da triagem. Caso a pontuação indicada seja moderada ou grave (escore $\geq$ 4), é recomendado encaminhar o paciente para um profissional de saúde mental. Adicionalmente, a avaliação pode ser complementada com o uso de outros instrumentos, como a HADS. A lista de problemas também orienta sobre a natureza do *distress* e a necessidade de encaminhamentos adicionais para oncologistas, enfermeiros, nutricionistas, fisioterapeutas, capelães ou assistentes sociais.[12]

## Ansiedade e depressão

A ansiedade é uma resposta emocional comum em pacientes oncológicos, desempenhando uma função adaptativa em situações desafiadoras. No entanto, pode se tornar problemática dependendo da extensão e dos recursos pessoais do paciente.[13] Cerca de 43% dos pacientes podem experimentar ansiedade em algum momento durante o tratamento, e é crucial monitorar esse aspecto desde o diagnóstico, pois pacientes que relatam ansiedade no início do tratamento têm maior probabilidade de continuar sofrendo desse quadro posteriormente.

Assim como a ansiedade, a depressão é uma preocupação significativa no contexto do câncer. Estima-se que até 25% dos pacientes oncológicos possam experimentar sintomas depressivos em algum momento durante o curso da doença. A depressão pode se manifestar de várias maneiras, desde sentimentos de tristeza persistente e desesperança até alterações no sono, no apetite e no interesse por atividades anteriormente desfrutadas.[13,14]

A escala HADS é amplamente empregada no Brasil. Composta por 14 itens, avalia ansiedade e depressão por meio de uma escala tipo Likert. Também, pode ser utilizada de forma unifatorial para avaliar o *distress*, utilizando o escore maior ou igual a 15. A HADS é recomendada devido a sua alta sensibilidade e especificidade, bem como a sua facilidade de aplicação e interpretação.[11,13,15] Contudo, de acordo com as diretrizes da Sociedade Americana de Oncologia Clínica (American Society of Clinical Oncology – ASCO), para o

Primeiramente, circule um número de 0 a 10 que melhor descreve a quantidade de *distress* que você tem experimentado na última semana, incluindo o dia de hoje.

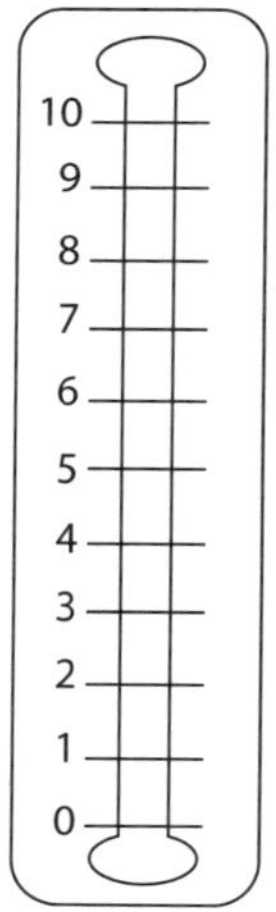


Indique a seguir se algum desses itens tem sido um problema para você na última semana, incluindo o dia de hoje. Certifique-se de assinalar **Sim (S)**, **Não (N)** ou **Não se aplica (Na)** em cada item.

**S N Na Problemas práticos**
( ) ( ) ( ) Cuidar de criança
( ) ( ) ( ) Cuidar da casa
( ) ( ) ( ) Plano de saúde/financeiro
( ) ( ) ( ) Transporte
( ) ( ) ( ) Trabalho/escola

**Problemas familiares**
( ) ( ) ( ) Filho
( ) ( ) ( ) Companheiro(a)

**Problemas emocionais**
( ) ( ) ( ) Depressão
( ) ( ) ( ) Medos
( ) ( ) ( ) Nervosismo
( ) ( ) ( ) Tristeza
( ) ( ) ( ) Preocupação
( ) ( ) ( ) Perda do interesse em atividades usuais

( ) ( ) ( ) **Envolvimento espiritual/ religioso**

**S N Na Problemas físicos**
( ) ( ) ( ) Aparência
( ) ( ) ( ) Tomar banho/se vestir
( ) ( ) ( ) Respiração
( ) ( ) ( ) Mudanças ao urinar
( ) ( ) ( ) Constipação
( ) ( ) ( ) Diarreia
( ) ( ) ( ) Alimentação
( ) ( ) ( ) Fadiga
( ) ( ) ( ) Sentindo-se inchado
( ) ( ) ( ) Febre
( ) ( ) ( ) Dar uma volta/circular
( ) ( ) ( ) Indigestão
( ) ( ) ( ) Memória/concentração
( ) ( ) ( ) Mucosite/afta
( ) ( ) ( ) Náusea
( ) ( ) ( ) Nariz seco/congestionado
( ) ( ) ( ) Dores
( ) ( ) ( ) Sexual
( ) ( ) ( ) Pele seca/coceira
( ) ( ) ( ) Dormir
( ) ( ) ( ) Mãos/pés formigando

Outros problemas: ______________________________

______________________________________________

______________________________________________

**Figura 1** Termômetro de *Distress* (versão 1.0 em português).
Fonte: adaptada de Decat et al., 2009.

manejo da ansiedade e depressão em pacientes com câncer recomenda-se o uso dos questionários GAD-7 (*Generalized Anxiety Disorder-7*) e PHQ-9 (*Patient Health Questionnaire-9*) como ferramentas de triagem e avaliação.[16] Ambas as escalas são validadas no Brasil.[17,18]

## TENDÊNCIA EMERGENTE NA AVALIAÇÃO BIOPSICOSSOCIAL: MEDO DA RECORRÊNCIA OU PROGRESSÃO DO CÂNCER

O medo da recorrência ou progressão do câncer é comum entre os pacientes diagnosticados, podendo persistir por longos períodos após o tratamento inicial. Cerca de 32 a 48% dos pacientes relatam sintomas moderados a altos desse medo. Caracteriza-se pela preocupação persistente de uma possível volta ou avanço da doença, afetando significativamente a qualidade de vida dos pacientes. Uma avaliação cuidadosa é essencial para prover suporte e intervenções específicas.[13,19]

A avaliação do medo da recorrência/progressão do câncer frequentemente envolve o uso de escalas padronizadas, como a *Fear of Cancer Recurrence Scale* (FCR4/7; escala reduzida com 4 itens e escala completa com 7 itens) e a *Fear of Cancer Recurrence Inventory - Short Form* (FCRI-SF) (Figuras 2 e 3). Esses instrumentos permitem uma avaliação quantitativa da intensidade e frequência do medo, bem como de seu impacto na vida diária do paciente. Ambas as escalas foram validadas no Brasil.[19]

O medo da recorrência/progressão do câncer deve ser avaliado considerando fatores demográficos e clínicos. Além da intensidade do medo, é crucial analisar como ele impacta a vida diária e a qualidade de vida do paciente. Identificar recursos de suporte psicossocial, como aconselhamento, grupos de apoio e programas de reabilitação, e garantir acesso a esses recursos é fundamental para oferecer um suporte abrangente aos pacientes.

**_Fear of Cancer Recurrence Inventory – Short Form_ (FCRI-SF)**

A maioria das pessoas diagnosticadas com câncer se preocupa, em graus variados, com a possibilidade de recorrência do câncer. Por **recorrência**, queremos dizer a possibilidade de o câncer retornar ou progredir no mesmo local ou em outra parte do corpo. Este questionário visa compreender melhor o nível de preocupação com a **recorrência** do câncer. Por favor, leia cada afirmação e indique até que ponto ela se aplica a você DURANTE O ÚLTIMO MÊS, circulando o número apropriado.

| | Nem um pouco | Um pouco | Às vezes | Muito | O tempo todo |
|---|---|---|---|---|---|
| | 0 | 1 | 2 | 3 | 4 |
| Q1: Estou preocupado ou ansioso com a possibilidade de recorrência do câncer | ☐ | ☐ | ☐ | ☐ | ☐ |
| Q2: Tenho medo da recorrência do câncer | ☐ | ☐ | ☐ | ☐ | ☐ |
| Q3: Acredito que seja normal ficar preocupado ou ansioso com a possibilidade de recorrência do câncer | ☐ | ☐ | ☐ | ☐ | ☐ |
| Q4: Quando penso na possibilidade de recorrência do câncer, isso desencadeia outros pensamentos ou imagens desagradáveis (como a morte, o sofrimento, as consequências para minha família) | ☐ | ☐ | ☐ | ☐ | ☐ |
| Q5: Eu acredito que estou curado e que o câncer não vai voltar | ☐ | ☐ | ☐ | ☐ | ☐ |
| | **Nenhum risco** | **Pouco risco** | **Médio risco** | **Muito risco** | **Alto risco** |
| | 0 | 1 | 2 | 3 | 4 |
| Q6: Na sua opinião, você corre o risco de ter uma recorrência do câncer? | ☐ | ☐ | ☐ | ☐ | ☐ |
| | **Nunca** | **Algumas vezes no mês** | **Algumas vezes na semana** | **Algumas vezes no dia** | **Muitas vezes no dia** |
| | 0 | 1 | 2 | 3 | 4 |
| Q7: Com que frequência você pensa na possibilidade de recorrência do câncer? | ☐ | ☐ | ☐ | ☐ | ☐ |
| | **Não penso sobre isso** | **Poucos segundos** | **Poucos minutos** | **Poucas horas** | **Muitas horas** |
| | 0 | 1 | 2 | 3 | 4 |
| Q8: Quanto tempo por dia você passa pensando na possibilidade de recorrência do câncer? | ☐ | ☐ | ☐ | ☐ | ☐ |
| | **Não penso sobre isso** | **Poucas semanas** | **Poucos meses** | **Poucos anos** | **Muitos anos** |
| | 0 | 1 | 2 | 3 | 4 |
| Q9: Há quanto tempo você pensa na possibilidade de recorrência do câncer? | ☐ | ☐ | ☐ | ☐ | ☐ |

**Figura 2** Formulário Abreviado do Inventário de Recorrência do Câncer de 9 itens (FARC-SF).
Fonte: adaptada de Bergerot et al., 2023.

***Fear of Cancer Recurrence Scale*** **(FCR 4/7)**

Por favor, responda às perguntas a seguir marcando a opção que mais se aplica para cada questão.

| | Nem um pouco | Um pouco | Às vezes | Muito | O tempo todo |
|---|---|---|---|---|---|
| | 1 | 2 | 3 | 4 | 5 |
| Q1: Tenho medo de que meu câncer volte a aparecer | □ | □ | □ | □ | □ |
| Q2: Estou preocupado ou ansioso com a possibilidade de recorrência do câncer | □ | □ | □ | □ | □ |
| Q3: Com que frequência você se preocupa com a possibilidade de ter câncer novamente? | □ | □ | □ | □ | □ |
| Q4: Tenho fortes oscilações de sentimentos sobre o câncer voltando | □ | □ | □ | □ | □ |
| Q5: Eu penso sobre o câncer retornando quando eu não quero | □ | □ | □ | □ | □ |
| Q6: Eu me examino para ver se tenho algum sinal físico do câncer | □ | □ | □ | □ | □ |

| | Nem um pouco | | | | | | | | | Muito |
|---|---|---|---|---|---|---|---|---|---|---|---|
| | 0 | 1 | 2 | 3 | 4 | 5 | 6 | 7 | 8 | 9 | 10 |
| Q7: Até que ponto a preocupação de ter novamente o câncer aparece nos seus pensamentos ou interfere nas suas atividades? | | | | | | | | | | | |

**Figura 3** Escala do Medo da Recorrência do Câncer de 4 e 7 itens (EMRC 4/7).
Fonte: adaptada de Bergerot et al., 2023.

## DIREÇÕES FUTURAS

À medida que a avaliação biopsicossocial continua a evoluir no campo da oncologia, várias direções promissoras para pesquisa e prática emergem. Essas direções visam aprimorar a eficácia e a relevância dos instrumentos psicossociais na captura das experiências multifacetadas dos pacientes e no aprimoramento de seu bem-estar geral.[11,20] É necessário integrar a tecnologia, desenvolver instrumentos de avaliação sob medida, proporcionar avaliação longitudinal, criar abordagens de avaliação multimodal e conectar a pesquisa com a prática.

## CONSIDERAÇÕES FINAIS

A avaliação biopsicossocial é crucial no cuidado do câncer, utilizando instrumentos para obter informações sobre o bem-estar dos pacientes e personalizar intervenções e apoio. A avaliação dos domínios psicológicos, qualidade de vida, enfrentamento e suporte social permite uma compreensão holística do impacto do câncer.

Considerações práticas, incluindo a abordagem de barreiras de alfabetização e idioma, a integração de resultados relatados pelos pacientes na prática clínica e o treinamento de profissionais de saúde na administração e interpretação de questionários, são essenciais para garantir a implementação eficaz de ferramentas de avaliação psicossocial. Olhando para o futuro, os avanços contínuos na avaliação psicossocial prometem melhorar o cuidado e os resultados para os pacientes em ambientes oncológicos. Futuras pesquisas devem continuar a explorar tendências e inovações emergentes, identificar áreas para um maior refinamento dos questionários psicossociais e avaliar o impacto da avaliação psicossocial abrangente nos resultados centrados no paciente.

Em última análise, ao adotar os princípios da avaliação psicossocial e integrar questionários psicossociais na prática oncológica de rotina, os profissionais de saúde podem melhorar o apoio ao bem-estar psicossocial dos pacientes ao longo da jornada do câncer, contribuindo assim para uma melhoria na qualidade do cuidado e na satisfação dessas pessoas.

## REFERÊNCIAS

1. Zigmond AS, Snaith RP. The hospital anxiety and depression scale. Acta Psychiatr Scand. 1983;67(6):361-70.
2. Decat CS, Laros JA, Araujo TCCF de. Termômetro de distress: validação de um instrumento breve para avaliação diagnóstica de pacientes oncológicos. Psico-USF. 2009;14(3):253-60.
3. FACIT.org. Functional Assessment of Chronic Illness Therapy (FACIT): general. Disponível em: https://www.facit.org/measures/fact-g. Acesso em: 29 mar. 2024.
4. Paiva CE, Carneseca EC, Barroso EM, de Camargos MG, Alfano AC, Rugno FC, et al. Further evaluation of the EORTC QLQ-C30 psychometric properties in a large Brazilian cancer patient cohort as a function of their educational status. Support Care Cancer. 2014;22(8):2151-6.
5. Pais Ribeiro J, Rodrigues A. Questões acerca do coping: a propósito do estudo de adaptação do Brief Cope. Psicologia, Saúde & Doenças. 2004;5:3-15.
6. Gandini R de C, Martins M do CF, Pedrosa ECM. Mini-mac: escala de ajustamento mental para o câncer – estrutura fatorial. Psicol Estud. 2008;13(1):169-77.
7. Griep RH, Chor D, Faerstein E, Werneck GL, Lopes CS. Validade de constructo de escala de apoio social do Medical Outcomes Study adaptada para o português no Estudo Pró-Saúde. Cad Saúde Pública. 2005;21(3):703-14.
8. Gabardo-Martins L, Maria D, Ferreira MC, Valentini F. Propriedades psicométricas da escala multidimensional de suporte social percebido. Temas Psicol. 2017;25(4):1873-83. Disponível

em: http://pepsic.bvsalud.org/scielo.php?script=sci_arttext&pid=S1413- 389X2017000400018&lng=pt. Acesso em: 3 abr. 2024.

9. Riba MB, Donovan KA, Ahmed K, et al. NCCN Guidelines® Insights: Distress Management, Version 2.2023. J Natl Compr Canc Netw. 2023 May;21(5):450-7.
10. Bergerot CD, Pal SK. Shining a light on the psychological burden of cancer. Nat Med. 2022;28(4):637-8.
11. Carlson LE, Bultz BD. Cancer distress screening: needs, models, and methods. J Psychosom Res. 2003;55(5):403-9.
12. Decat CS, Laros JA, Araujo TCCF de. Termômetro de distress: validação de um instrumento breve para avaliação diagnóstica de pacientes oncológicos. Psico-USF. 2009;14(3):253-60.
13. Grassi L, Caruso R, Riba MB, Lloyd Williams M, Kissane D, Rodin G, et al.; ESMO Guidelines Committee: anxiety and depression in adult cancer patients: ESMO clinical practice guideline. ESMO Open. 2023;8(2):101155.
14. Boyes AW, Girgis A, D'Este CA, Zucca AC, Lecathelinais C, Carey ML. Prevalence and predictors of the short-term trajectory of anxiety and depression in the first year after a cancer diagnosis: a population-based longitudinal study. J Clin Oncol. 2013;31(21):2724-9.
15. Jacobsen PB, Donovan KA, Trask PC, Fleishman SB, Zabora J, Baker F, et al. Screening for psychologic distress in ambulatory cancer patients. Cancer. 2005;103(7):1494-502.
16. Andersen BL, Lacchetti C, Ashing K, Berek JS, Berman BS, Bolte S, et al. Management of anxiety and depression in adult survivors of cancer: ASCO guideline update. J Clin Oncol. 2023;41(18):3426-53.
17. Moreno AL, Araújo De Sousa D, Frota Lisbôa Pereira de Souza AM, Gus Manfro G, Abrahão Salum G, Koller SH, et al. Factor structure, reliability, and item parameters of the Brazilian-Portuguese version of the GAD-7 Questionnaire. Temas em Psicologia. 2016;24(1):367-76.
18. Santos IS, Tavares BF, Munhoz TN, Almeida LSP de, Silva NTB da, Tams BD, et al. Sensibilidade e especificidade do Patient Health Questionnaire-9 (PHQ-9) entre adultos da população geral. Cad Saúde Pública. 2013;29(8):1533-43.
19. Bergerot CD, Ferreira LN, Molina LNM, Pagung LB, Pedersen BDS, de Andrade TG, et al. Fear of cancer recurrence among Brazilian patients with cancer: translation and cultural adaptation of FCR4/7 and FCRI-SF measures. J Psychosom Res. 2023;165:111125.
20. Tumeh IBRG, Bergerot CD, Lee D, Philip EJ, Freitas-Júnior R. mHealth program for patients with advanced cancer receiving treatment in a public health hospital in Brazil. Psychooncology. 2023;32(1):125 32.

Capítulo **11**

# Aplicação das terapias cognitivo-comportamentais para redução de alterações cognitivas causadas pela quimioterapia e pela terapia endócrina

Fabiana Marthes Molli Caron

## INTRODUÇÃO

O tratamento do câncer na atualidade impacta positivamente a vida de pacientes devido às altas taxas de cura conseguidas com tratamentos cada vez mais personalizados e eficazes. Entretanto, existem alguns efeitos adversos, como as alterações cognitivas causadas pelo tratamento com quimioterapias e terapias endócrinas, que podem piorar muito sua qualidade de vida.

Estudos recentes afirmam que a quimioterapia e as terapias endócrinas podem levar a alterações cognitivas nos pacientes, e essas alterações, apesar de menos estudadas, têm recebido crescente atenção devido à repercussão que seus efeitos causam na vida daqueles que recebem e sobrevivem ao tratamento para o câncer. Esses estudos ainda demonstram a associação entre quimioterapia e perda cognitiva, que podem persistir entre 17 e 34% dos pacientes em longo prazo, e apontam que 75% dos pacientes apresentam prejuízo da função cognitiva após terem sido submetidos a tratamento com drogas antineoplásicas e endócrinas.[1,2]

## AS FUNÇÕES COGNITIVAS

As funções cognitivas são compostas por memória, raciocínio, atenção, aprendizado, imaginação, linguagem, cálculo e habilidades visuoespaciais, sendo fundamentais na relação do indivíduo consigo mesmo e com o meio em que vive.[3] Alterações cognitivas como a memória, capacidade de concentração, processamento da informação e outros parâmetros, que são afetadas por esses tratamentos, podem apresentar déficits que perduram por 20 ou mais anos após finalizado o tratamento. Isso enfatiza que o risco do desenvolvimento dessas alterações também é considerado multifatorial, incluindo psicológico/emocional, genético, sociodemográfico e estilo de vida.

O prejuízo cognitivo tem consequências diretas na vida do paciente, interferindo nas atividades de vida diária relacionadas à capacidade do indivíduo em executar, de forma independente, as atividades consideradas essenciais à sua sobrevivência e, consequentemente, na manutenção de suas relações sociais. Prejudica, também, seu estado emocional e o desempenho profissional, causando grandes impactos em sua qualidade de vida.[3,4]

## TERAPIA COGNITIVO-COMPORTAMENTAL

O termo terapia cognitivo-comportamental (TCC) é usado frequentemente para descrever psicoterapias baseadas no modelo cognitivo. Também é utilizado para um conjunto de técnicas nas quais há a combinação de uma abordagem cognitiva e de um conjunto de procedimentos comportamentais.[5]

A TCC é um modelo de tratamento terapêutico estruturado e de curta duração criado por Aaron Beck por volta da década de 1960. Ela parte da perspectiva de que o pensamento influencia o sentimento, que, por sua vez, influencia os comportamentos. Ademais, a modificação desses pensamentos, denominados disfuncionais, pode possibilitar a consequente modificação do comportamento do cliente, utilizando tanto técnicas cognitivas quanto comportamentais.[6]

Essa abordagem baseia-se na aliança terapêutica sólida, na formulação em desenvolvimento constante dos problemas dos pacientes e no avanço individual de cada um deles. Enfatiza, ainda, a colaboração e a participação ativa do paciente, bem como a valorização do presente, e objetiva ensiná-lo a ser seu próprio terapeuta.

## A PSICO-ONCOLOGIA E A APLICAÇÃO DA TERAPIA COGNITIVO--COMPORTAMENTAL EM PACIENTES ONCOLÓGICOS

Focadas no tratamento do câncer, as técnicas da TCC podem auxiliar na maximização do potencial de autocuidado, facilitando ao paciente tornar-se corresponsável por seu tratamento junto à equipe de saúde, bem como preparando-o para emitir respostas mais adaptadas a sua nova condição de saúde, seja esta temporária, durante as sessões de quimioterapia, radioterapia e/ou cirurgia, seja permanente, decorrente de consequências do tratamento.[7]

A TCC, no tratamento de pacientes oncológicos, demonstrou resultados favoráveis, tanto individualmente quanto em grupo. Identificou-se que essa abordagem auxiliou no manejo do estresse e das alterações cognitivas relatadas, na melhora em relação ao enfrentamento da doença e na percepção de apoio social. Entre os recursos citados, existe a psicoeducação, a reestruturação cognitiva, o enfrentamento e as técnicas de relaxamento como os mais utilizados concomitantemente no tratamento de pacientes oncológicos.[8]

As alterações cognitivas persistentes afetam negativamente o funcionamento diário e a qualidade de vida. Os pacientes podem evitar situações sociais devido a problemas em encontrar palavras ou acompanhar conversas, que dificultam interações e relacionamentos sociais. O funcionamento ocupacional pode ser afetado, com alguns pacientes tirando licenças prolongadas, aposentando-se mais cedo e tendo preocupações financeiras crescentes. Essas alterações também se associam à diminuição da autoconfiança e do cumprimento de papéis e ao maior esforço cognitivo necessário para completar tarefas diárias.[9]

Dentro desse contexto, várias técnicas cognitivas e comportamentais se mostram possíveis, como a reabilitação cognitiva, a psicoeducação e o *Memory Attention Adaptation Training* – MAAT (Treinamento de Adaptação de Memória e Atenção).

## REABILITAÇÃO COGNITIVA

A reabilitação cognitiva consiste em um conjunto de técnicas que tem como foco a redução dos déficits causados por transtornos neurológicos. Assim, o paciente consegue, gradativamente, construir autonomia e independência funcional. É uma técnica de intervenção não farmacológica que tem como objetivo:

- Diminuir as dificuldades cognitivas, o que dependerá de cada paciente e de cada quadro.
- Melhorar ou amenizar as alterações de comportamento que os pacientes possam apresentar em virtude das alterações causadas pela quimioterapia e pela terapia endócrina.

- Retardar e suprimir o declínio funcional.
- Melhorar a autoestima e a qualidade de vida do paciente.

Tendo isso como foco, para que a reabilitação realmente funcione, é preciso ativar as funções cognitivas preservadas, de modo a permitir que elas compensem as comprometidas, graças à plasticidade cognitiva, que é responsável por executar o papel de adaptação em meio às circunstâncias de um determinado local ou experiência.[10,11]

## PSICOEDUCAÇÃO

A técnica da psicoeducação é usada ensinando ao paciente sobre o funcionamento cognitivo, levando em consideração os três princípios fundamentais da TCC:

1. A atividade cognitiva influencia o comportamento.
2. A atividade cognitiva pode ser monitorada e alterada.
3. O comportamento desejado pode ser influenciado mediante a mudança cognitiva.

Tendo isso como base, o psico-oncologista, junto com o paciente, elabora exercícios e técnicas para monitoramento das atividades cognitivas, permitindo que o paciente seja capaz de lidar com os problemas mesmo quando não está em terapia.[12] Com a psicoeducação, o paciente é encorajado a continuar utilizando o que foi aprendido em terapia mesmo após o término desta, possibilitando a prevenção de recaídas.

## *MEMORY ATTENTION ADAPTATION TRAINING*

Os pacientes podem se beneficiar com o MAAT para fazer uso mais eficaz das capacidades cognitivas existentes, aprendendo a aplicar de forma mais assertiva essas habilidades no desempenho de suas tarefas diárias e rotineiras e melhorando as percepções de autoeficácia de memória (a crença de que se têm as habilidades ou recursos para atender às demandas), conseguindo, assim, uma redução do sofrimento. Esse treinamento cognitivo envolve uma gama de tarefas, entre elas tarefas repetitivas, para, hipoteticamente, melhorar a rede neural a fim de contornar danos de regiões cerebrais.[13]

O MAAT é uma técnica efetiva da TCC desenvolvida para ajudar pacientes de câncer a desenvolver habilidades adaptativas para melhorar o desempenho cognitivo diário e o enfrentamento emocional, mostrando ser um tratamento eficaz das alterações cognitivas relacionadas ao tratamento com quimioterapia e terapia endócrina. Pode ser realizado também por meio de tecnologia de videoconferência, para melhorar o acesso dos pacientes. Seu uso e aplicabilidade no Brasil com pacientes oncológicos que apresentam alterações cognitivas relacionadas ao tratamento com quimioterapia e terapia endócrina ainda não é conhecido.

## CONSIDERAÇÕES FINAIS

Pacientes com câncer podem experimentar alterações e declínios cognitivos que afetam negativamente a qualidade de vida e o funcionamento diário. As técnicas da TCC citadas aqui para reduzir ou controlar esses déficits parecem promissoras, com base nas evidências disponíveis.

A aplicabilidade da TCC em pacientes oncológicos se mostra efetiva, como também as intervenções e manejos clínicos feitos com esses pacientes. A literatura aponta a TCC como uma abordagem que alcança o tratamento de diversos aspectos da saúde mental de pacientes oncológicos, incluindo alterações cognitivas relacionadas ao tratamento com quimioterapia e terapia endócrina, além de fornecer ferramentas que auxiliam no tratamento de sintomas relacionados à depressão e à ansiedade, na melhora na autoeficácia e resiliência, além do desenvolvimento de habilidades, para que os pacientes possam lidar melhor com o enfrentamento e a resolução de problemas diante do adoecimento por câncer.[14]

## REFERÊNCIAS

1. Ahles TA, Saykin AJ. Candidate mechanisms for chemotherapy-induced cognitive changes. Nat Rev Cancer. 2017;7(3):192-201.
2. Tannock IF, Ahles TA, Ganz PA, Van Dam FS. Cognitive impairment associated with chemotherapy for cancer: report of a workshop. J Clin Oncol. 2014;22(11):2233-9.

3. Wieneke MH, Dienst ER. Neuropsychological assessment of cognitive functioning following chemotherapy for breast cancer. Psychooncology. 1995;4:61-6.
4. Weis J, Poppelreuter M, Bartsch HH. Cognitive deficits as long-term side-effects of adjuvant therapy in breast cancer patients: "subjective" complaints and "objective" neuropsychological test results. Psychooncology. 2009;18(7):775-82.
5. Knapp P, Beck AT. Fundamentos, modelos conceituais, aplicações e pesquisa da terapia cognitiva. Rev Bras Psiquiatr. 2008;30(2):54-64.
6. Beck JS. Introdução à terapia cognitivo-comportamental. In: Beck JS. Terapia cognitivo-comportamental. 2.ed. Porto Alegre: Artmed; 2014. p.21-32.
7. Vilaça APO. A psico-oncologia à luz da terapia cognitivo-comportamental: modelo cognitivo funcional para paciente portador de câncer [dissertação]. São Paulo: Universidade de São Paulo; 2018.
8. Ferreira Ítalo S, Araújo A dos S, Cajé RO, Lopes AP. Aplicações da terapia cognitivo-comportamental em pacientes oncológicos: uma revisão integrativa. RSD. 2021;10(5): e33410514941. Disponível em: https://rsdjournal.org/index.php/rsd/article/view/14941 Acesso em: 31 mar. 2024.
9. Fernandes HA, Richard NM, Edelstein K. Cognitive rehabilitation for cancer-related cognitive dysfunction: a systematic review. Support Care Cancer. 2019;27:3253-79.
10. Dos Santos M, Hardy-Léger I, Rigal O, Licaj I, Dauchy S, Levy C, et al. Cognitive rehabilitation program to improve cognition of cancer patients treated with chemotherapy: a 3-arm randomized trial. Cancer. 2020;126(24):5328-36.
11. Abuhamad M. Manual e guia de orientações em reabilitação cognitiva. Ribeirão Preto: Book Toy; 2021.
12. Younis M, Bachok N, Azizah O. Effectiveness of psycho-education intervention programme on coping strategies among Jordanian women diagnosed with breast cancer: a randomised controlled trial. Breast Cancer: Targets and Therapy. 2021; p.285-97.
13. Kucherer S, Ferguson RJ. Cognitive behavioral therapy for cancer-related cognitive dysfunction. Current Opinion in Supportive and Palliative Care. 2017;11(1):46-51.
14. Battistello CZ, Leal-Conceição E. Fenômenos psicológicos envolvidos em pacientes hospitalares oncológicos adultos de longa permanência. Brazilian Journal of Development. 2022;8(2):13426-36.

Capítulo **12**

# Técnicas de relaxamento e *mindfulness* para diminuição dos agentes estressores que envolvem o tratamento do câncer

Anali Póvoas Orico Vilaça
Elisa Maria Parahyba Campos Rodrigues

## INTRODUÇÃO

A assistência psicológica ao paciente oncológico envolve diversas técnicas e intervenções específicas, que podem consistir em atividades de psicoeducação, atendimento em sala de espera, rastreio para sintomas psicológicos como depressão, ansiedade e *distress*, encaminhamento para psicoterapia, grupos de apoio em temáticas do adoecimento, do tratamento ou ainda, de seus efeitos colaterais e de suas consequências, entre outros. As técnicas de relaxamento e as terapias baseadas em *mindfulness* são amplamente utilizadas para manejo da ansiedade e do *distress*, controle da dor, da insônia, da fadiga, entre outros sintomas recorrentes no tratamento oncológico.[1-3]

Desde o primeiro manual de psico-oncologia organizado por Jimmie Holland, o livro *Handbook of psycho-oncology*,[1] em 1989, as técnicas de relaxamento são tidas como parte integrante das práticas em benefício do paciente oncológico. O livro foi um marco importante para a divulgação das pesquisas e atuações em psico-oncologia em seus diversos focos de atuação: a assistência psicológica e social do paciente oncológico, do familiar do paciente, bem como da equipe de saúde. Referência na área de psico-oncologia para profissionais de todo o mundo, hoje o livro está em sua quarta edição, intitulado *Psycho-oncology*, e tem como foco, nas práticas integrativas em saúde, as técnicas de *mindfulness*, que buscam o equilíbrio e a regulação emocional dos usuários.[4]

No Brasil, as práticas integrativas e complementares em saúde (PICS) passaram a ser incluídas na prevenção e cuidado à saúde, assim como no tratamento de doenças, dentre elas o câncer. O avanço nas pesquisas científicas das PICS fortalece cada vez mais a aplicabilidade no cuidado ao paciente oncológico, sua família e a equipe de saúde, objetivando uma melhor qualidade de vida e controle dos sintomas físicos e psicológicos. Como foco em uma abordagem humanizada, integral e interdisciplinar, as PICS abrangem 29 técnicas disponibilizadas pelo Sistema Único de Saúde (SUS), que buscam uma visão direcionada para o autocuidado. Dentre elas, podemos citar as técnicas de relaxamento e *mindfulness*.[5]

Atualmente, os pacientes oncológicos contam com diversas técnicas de relaxamento e técnicas baseadas em *mindfulness*, que podem ser guiadas por profissionais treinados, assim como pelos próprios pacientes depois que eles adquirem o domínio e a prática. Além disso, existem diversos aplicativos para celular e dispositivos móveis que oferecem essas técnicas *online*, o que tem aumentado o alcance e a prática entre a população, principalmente depois da pandemia de covid-19.

## TÉCNICAS DE RELAXAMENTO

As técnicas de relaxamento ganharam notoriedade no cuidado à saúde a partir dos estudos de Schultz, na Alemanha, no início dos anos 1900, e de Jacobson, nos EUA, na década de 1930.[6] As referidas técnicas buscam, por meio de exercícios progressivos, a regulação das emoções e das sensações. No âmbito do adoecimento oncológico, os pacientes podem fazer uso das técnicas em diversos momentos para lidar com o aumento da ansiedade, o medo, o *distress* e a preocupação excessiva com pensamentos ruminantes. As técnicas podem ser utilizadas de forma preventiva ou ativa durante os exames e tratamentos, por exemplo, na sala de espera e durante as sessões de radioterapia e quimioterapia, antes de consultas decisivas para notícias de diagnóstico e prognóstico do câncer, durante e na espera dos resultados dos exames de controle da doença, entre outros.

O treinamento autógeno de Schultz, influenciado pelo método de ioga hindu, busca o relaxamento muscular por meio da autoindução de metáforas em que a pessoa associa – repetida e progressivamente – partes de seu corpo à sensação de peso e calor. O exercício, inicialmente guiado por um profissional, tem várias etapas até atingir o potencial máximo de relaxamento. Iniciando pelos braços e depois as pernas, um a um, o paciente imagina os membros aumentando, gradativamente, de peso e depois se associa a sensação de calor, com o terapeuta guiando o paciente a sentir os membros cada vez mais mornos.

A concentração na imaginação e na sensação de peso gradual e progressiva das diferentes partes do corpo, associada, por fim, ao calor, tem um efeito relaxante do corpo e da mente, buscando o autocontrole.[6]

O relaxamento progressivo muscular, de Jacobson, objetiva, por meio da contração e descontração dos principais grupos musculares, região por região, membro por membro, progressivamente, o relaxamento integral do corpo e da mente. Jacobson buscou, pela distinção entre os músculos tensionados e relaxados, lenta e gradualmente, o relaxamento muscular de forma integral para atingir o reequilíbrio das emoções e sensações que o paciente está vivenciando. Inicia-se com uma regulação por meio da respiração, pedindo que o paciente se concentre em sua respiração, no ato de inspirar e expirar, de maneira cada vez mais calma e tranquila. Depois, progressivamente, o paciente deve concentrar-se no ato de contração e relaxamento do músculo de diferentes partes do corpo. O número de grupos musculares deve aumentar gradualmente até que o paciente tenha a habilidade de se concentrar no exercício.[6]

As técnicas devem ser realizadas com frequência para que o paciente tenha domínio do exercício e faça uso delas em situações estressoras, que causem ansiedade ou em momentos de descontrole emocional. O paciente pode ensinar sua rede de apoio e cuidadores a auxiliá-lo em momentos de intenso sofrimento, podendo guiá-lo por meio da meditação.

Em pesquisa desenvolvida por ocasião de seu mestrado, Vilaça[7] aplicou a técnica de relaxamento progressivo muscular em duas pacientes oncológicas, uma em fase diagnóstica e a outra em tratamento. A técnica de relaxamento foi inicialmente treinada em consultório, sendo guiada pela psico-oncologista, para depois ser realizada diariamente pelas pacientes e sempre que elas achassem necessário. Junto com outras técnicas psicológicas envolvidas no programa de assistência psicológica, as pacientes apresentaram redução do nível de *distress*, avaliado por meio do instrumento Termômetro de *Distress*, e dos níveis de ansiedade e depressão, medidos com base na Escala Hospitalar de Ansiedade e Depressão, além de uma conscientização do papel ativo que poderiam ter no controle e manejo desses sintomas.[7]

## *MINDFULNESS*

Mais moderna do que as técnicas de relaxamento anteriormente citadas, a técnica de *mindfulness* ganhou notoriedade a partir do trabalho de Jon Kabat-Zinn no final da década de 1970. Com base na filosofia budista, o termo foi utilizado para descrever a capacidade de prestar atenção, com propósito, sem julgamentos, no aqui e agora.[3] É estar presente, aceitar-se e compreender-se no momento atual. Com disciplina e prática, a técnica objetiva que a pessoa se torne propositalmente consciente do momento presente e aprenda a lidar com seus pensamentos, sentimentos e sensações de jeito que eles vierem à mente, sem julgamentos e com aceitação.[3,8,9]

Além do conceito amplamente utilizado nas práticas clínicas da medicina e da psicologia, Kabat-Zinn, em seus estudos e pesquisas na Universidade de Massachusetts, desenvolveu a clínica de *mindfulness-based stress reduction* (MBSR) – redução de estresse baseado em *mindfulness*, em 1979.[8] O programa de 8 semanas, realizado em grupo, tem por objetivo ensinar aos participantes os fundamentos da conexão mente-corpo e conscientizá-los de que suas interpretações do mundo e de si podem causar sofrimento, assim como as preocupações com os arrependimentos do passado e as angústias com o futuro podem trazer sintomas e transtornos de depressão e ansiedade. Busca-se, dessa forma, ter a atenção plena e intencional no presente.[3]

As técnicas de *mindfulness* vêm sendo cada vez mais utilizadas na psico-oncologia. Diversas pesquisas apontam os benefícios da técnica no manejo do *distress*, dos sintomas de ansiedade e depressão, da fadiga, da dor e do medo relacionado às incertezas do tratamento, à recidiva e à morte.[3,9-11] Muitas são as técnicas que foram adaptadas da MBSR e do conceito de *mindfulness* proposto por Kabat-Zinn, e que são utilizadas clinicamente e em pesquisas científicas com pacientes oncológicos.[10-13]

Ao lado da MBSR, pode-se citar mais duas intervenções com protocolos estruturados e que foram amplamente pesquisadas na área da psico-oncologia:

- *Mindfulness-based cognitive therapy* (MBCT) – terapia cognitiva baseada em *mindfulness*.
- *Mindfulness-based cancer recovery* (MBCR) – intervenção na recuperação de câncer baseada em *mindfulness*.

Ambas têm como base a estrutura de intervenção da MBSR, e foram adaptadas para terem contornos específicos a fim de atender a seus objetivos. Mantendo o foco em auxiliar os participantes a se conectarem consigo mesmos, a reconhecer e aceitar as sensações e pensamentos que surgem no momento presente, sem julgamento, a MBCT incluiu no processo técnicas específicas da terapia cognitiva para atingir o manejo de sintomas psicológicos e transtornos psiquiátricos, por exemplo, a identificação e a ressignificação de pensamentos automáticos, técnicas voltadas para a resolução de problemas, entre outras.[11]

Especificamente no cuidado ao paciente oncológico, pode-se destacar a intervenção em *mindfulness-based cancer recovery* (MBCR), também uma adaptação do MBSR, desenvolvida por Linda Carlson e Michael Speca no Tom Baker Cancer Center, na Universidade de Calgary, Canadá. O MBCR tem como foco as experiências, os questionamentos e as formas de enfrentamento ligados ao adoecimento de câncer e seus tratamentos, buscando treinar pacientes oncológicos e as pessoas que com eles se relacionam – familiares ou cuidadores – para desenvolver e aumentar a capacidade de aceitação e melhoria no enfrentamento focado nas emoções.[14]

Independentemente da técnica escolhida, é importante salientar a necessidade de preparo e capacitação adequada do profissional que irá aplicá-la. O treino adequado permite que o profissional tenha manejo clínico para favorecer o melhor ambiente possível para a prática, saiba guiar o exercício de forma técnica, consiga identificar as intercorrências que possam surgir durante o exercício, bem como intervir e acolher as demandas do paciente. Cillessen et al.,[10] em revisão sistemática sobre diferentes técnicas de *mindfulness* em pacientes oncológicos e sobreviventes, apontam que não identificaram diferenças na eficácia entre as intervenções de MBSR e MBCT. Entretanto, observaram que estudos que apresentaram a aplicação de técnicas com variação no tempo, duração e conteúdo das intervenções baseadas em *mindfulness* tiveram resultados menores em comparação com aquelas que aderiram aos protocolos do programa original.

## TÉCNICAS *MINDFULNESS* OFERECIDAS DE FORMA REMOTA

Em pesquisa de revisão integrativa[12] com o objetivo de avaliar os efeitos das intervenções baseadas em *mindfulness* em pacientes oncológicos pela internet, Souza et al. tiveram como resultado a identificação de melhora de sintomas de ansiedade, de depressão, no humor, na qualidade do sono, na qualidade de vida, na redução do estresse, da fadiga e de melhores sentimentos relacionados à espiritualidade. Foram incluídos 8 ensaios clínicos, compostos por 714 pacientes oncológicos. Um desses ensaios foi conduzido por Linda Carlson et al., em 2019, com foco em pacientes adultos (com câncer de mama e colorretal) submetidos a sessões de quimioterapia. O programa oferecia 12 sessões de MBCR, de forma síncrona e guiadas por instrutor.

Dos demais ensaios, os mais recentes foram de Subnis et al. (2020), que realizaram quatro semanas de *Mindfulness-Based Cancer Survivorship – Journey*, por meio de aplicativo, em pacientes que já haviam concluído o tratamento de câncer. Com esse mesmo público, Russell (2018) e Messer (2019) e seus colaboradores ofertaram 6 semanas de programa *online* de grupo de *mindfulness*, por meio de *site* na internet, e Nissen (2019) aplicou 8 semanas de MBCT *online*. Os autores sinalizaram a importância do amplo acesso a diversos pacientes, em diferentes localidades com a possibilidade da assistência complementar ao tratamento oncológico, seja de forma síncrona ou assíncrona, por meio das intervenções em *mindfulness* guiadas, alcançando resultados favoráveis no controle de diversas variáveis que afetam esses pacientes.[12]

Eva et al.[13] realizaram uma pesquisa em que aplicaram técnica de MBTC em pacientes pós-tratamento de câncer que apresentavam sintomas de ansiedade e depressão, de forma remota, pela internet. Os resultados apontaram melhora significativa nas duas variáveis, imediatamente após as intervenções, e os efeitos positivos permaneceram, com os sintomas ansiosos, mas não com os sintomas depressivos, nos 6 meses seguintes. Corroborando diversos outros estudos, as técnicas de relaxamento e *mindfulness* apresentam resposta satisfatória em pacientes que necessitam de regulação para pensamentos e sensações decorrentes de transtornos ansiosos.

As possibilidades são inúmeras quando se trata de relaxamento e *mindfulness* oferecidos a distância. Diversas foram as propostas de assistência *online* por ocasião da pandemia de covid-19 que, devido a sua alta aceitação e praticidade, permaneceram depois que o isolamento social terminou. Além dos muitos aplicativos de celulares que oferecem meditação, relaxamento e *mindfulness*, *sites* dos criadores das técnicas citadas neste capítulo oferecem cursos de capacitação para profissionais da área e serviços de assinatura via aplicativo para usuários, popularizando ainda mais a prática.

Jon Kabat-Zinn desenvolveu o JKZ Meditations App, que disponibiliza meditações guiadas com textos de dois livros seus, *Mindfulness* para iniciantes e *Mindfulness* para alívio de dor crônica, bem como sessões de meditação *online* ao vivo com o autor.[8] O *site Mindfulness-Based Cancer Recovery* disponibiliza cursos de capacitação para profissionais e um programa *online* para pacientes com câncer, chamado eMindful.[15] O Instituto Beck, do renomado psiquiatra Aaron Beck, conhecido como pai da terapia cognitivo-comportamental, oferece para profissionais de saúde mental, de forma remota, o curso *Integrating Mindfulness into CBT*.[16]

Como esses exemplos, muitos outros podem ser acessados pela internet e nos aplicativos de celulares, tanto para profissionais de saúde como para os pacientes e demais pessoas interessadas nas técnicas.

## CONSIDERAÇÕES FINAIS

A forma como cada paciente enfrenta o adoecimento é única, e, assim como o câncer é entendido em sua complexidade, o enfrentamento do adoecimento e dos tratamentos também. Dessa forma, é importante lembrar que a assistência psicossocial deve igualmente ser realizada de maneira individualizada e personalizada, dependendo de cada caso, com cada paciente, e respeitando o modo como cada um lida com esse momento tão particular.

As técnicas de relaxamento e *mindfulness*, no contexto do adoecimento oncológico, devem ser realizadas junto com as demais técnicas do psico-oncologista, respeitando o caso e a particularidade do paciente. Nem todos os pacientes se beneficiam de imediato dessas técnicas, nem todos os pacientes acreditam que elas possam ajudar, e tanto o paciente como sua escolha de tratamento e técnicas devem ser respeitados. O treino e o uso frequente das técnicas de relaxamento e *mindfulness* têm benefícios significativos no cuidado mente-corpo, no enfrentamento ao adoecimento de câncer, na compreensão do momento e dos sentimentos que estão sendo vivenciados pelo paciente, bem como no manejo de diversas variáveis que prejudicam sua qualidade de vida.

Outro ponto relevante é o treino adequado do profissional que vai guiar o paciente em sua experiência com o relaxamento e o *mindfulness*. Os psico-oncologistas que fazem uso dessas técnicas devem ser capacitados para ajudar o paciente a buscar o equilíbrio, a reestruturação da desorganização dos pensamentos e do descontrole fisiológico. Alguns pacientes podem não se sentir à vontade com a técnica, por isso o profissional deve ter manejo para preparar o paciente para uma melhor experiência, para identificar quando o paciente está acelerando mais do que relaxando, e interromper de maneira equilibrada o processo. Deve, ainda, ter capacidade de acolher as demandas que surjam dessa experiência.

As técnicas de relaxamento e *mindfulness* utilizadas em conjunto com outras intervenções psicológicas auxiliam no controle das reações emocionais e psicológicas no processo de enfrentamento do câncer.

## REFERÊNCIAS


1. Holland JC, Rowland, JH. Handbook of psycho-oncology: psychological care of the patient with cancer. Oxford University Press; 1989.
2. Souza DMX de, Greve LN de OS, Pinto MJ de S, Demarzo M, Hortense P. Efeitos de programas baseados em mindfulness oferecidos pela internet para pacientes com câncer: revisão integrativa de ensaios clínicos randomizados. RSD. 2022;11(1):e42311125110. Disponível em: https://rsdjournal.org/index.php/rsd/article/view/25110/22030. Acesso em: 31 mar. 2024.
3. Carlson LE. Mindfulness meditation and yoga for cancer patients. In: Holland JC, Breitbart WS, Butoow PN, Jacobsen PB, Loscalzo MJ, Mccorkle RM (orgs.). Psycho-oncology. 3.ed. New York: Oxford University Press; 2015. p.492-6.
4. Carlson LE. Mindfulness-based interventions. In: Breitbart W, Butow P, Jacobsen P, Lam W, Lazenby M, Loscalzo M (eds.). Psycho-oncology. 4.ed. New York: Oxford University Press; 2021. p.429-37.
5. Brasil. Ministério da Saúde. Práticas integrativas e complementares em saúde (PICS). 2023 Disponível em: https://www.gov.br/saude/pt-br/composicao/saps/pics. Acesso em: 2 maio 2024.
6. Rodrigues EMPC, Vilaça APO, Pinho CMS. Técnicas de relaxamento e visualização na prática da psicologia hospitalar. In: Sousa AS, Castro DRB, Arrais RH (orgs.). Psicologia hospitalar: debates contemporâneos. 2.ed. Curitiba: CRV; 2021. p.165-74.
7. Vilaça APO. A psico-oncologia à luz da terapia cognitivo-comportamental: um modelo cognitivo funcional para paciente portador de câncer [dissertação]. São Paulo: Instituto de Psicologia, Universidade de São Paulo; 2018. Disponível em: https://www.teses.usp.br/teses/disponiveis/47/47133/tde-17122018-171253/pt-br.php. Acesso em: 2 maio 2024.
8. Kabat-Zinn J. Home page. Disponível em: https://jonkabat-zinn.com/. Acesso em: 2 maio 2024.
9. Mouzinho L, Costa N, Alves T, Silva S, Lima L. Contribuições do mindfulness às condições médicas: uma revisão de literatura. Psicol Saúde Doenças. 2018;19(2).
10. Cillessen L, Johannsen M, Speckens AEM, Zachariae R. Mindfulness-based interventions for psychological and physical health outcomes in cancer patients and survivors: a systematic review and meta-analysis of randomized controlled trials. Psycho-Oncology. 2019;28(12):2257-69. Disponível em: https://onlinelibrary.wiley.com/doi/full/10.1002/pon.5214. Acesso em: 2 maio 2024.
11. Chayadi E, Baes N, Kiropoulos L. The effects of mindfulness-based interventions on symptoms of depression, anxiety, and cancer-related fatigue in oncology patients: a systematic review and meta-analysis. PLoS One. 2022;17(7). Disponível em: https://pubmed.ncbi.nlm.nih.gov/35834503/. Acesso em: 2 maio 2024.
12. de Souza DMX, Greve LNDOS, de Souza Pinto MJ, Demarzo M, Hortense P. Efeitos de programas baseados em mindfulness oferecidos pela internet para pacientes com câncer: revisão integrativa de ensaios clínicos randomizados. Research, Society and Development. 2022;11(1). Disponível em: https://rsdjournal.org/index.php/rsd/article/view/25110. Acesso em: 2 maio 2024.

13. Nissen ER, O'Connor M, Kaldo V, Højris I, Borre M, Zachariae R, et al. Internet-delivered mindfulness-based cognitive therapy for anxiety and depression in cancer survivors: a randomized controlled trial. Psychooncology. 2020;29(1):68-75. Disponível em: https://pubmed.ncbi.nlm.nih.gov/31600414/. Acesso em: 2 maio 2024.
14. Carlson LE, Zelinski E, Toivonen K, Flynn M. Mindfulness-based cancer recovery: an adaptation of MBSR for people with cancer and their caregivers. In: Ivtzan I (ed.). Handbook of mindfulness-based programmes: mindfulness interventions from education to health and therapy. London: Routledge; 2019. p.160-72.
15. Mindfulness-based cancer recovery. Disponível em: https://www.mindfulcancerrecovery.com/. Acesso em: 2 maio 2024.
16. Beck Institute. Cognitive behavior therapy. US; c2024. Disponível em: https://beckinstitute.org/. Acesso em: 2 maio 2024.

Capítulo **13**

# Grupos terapêuticos e de apoio em oncologia para desenvolvimento de enfrentamento e melhora da qualidade de vida

Jade Silveira da Rosa
Mônica Echeverria de Oliveira

## INTRODUÇÃO

Atualmente, a doença oncológica é considerada um dos problemas mais complexos enfrentados no sistema de saúde pública mundial devido a sua importância epidemiológica, social e econômica. Especificamente no Brasil, a estimativa para cada ano do triênio 2023-2025 é de que ocorram 704 mil novos casos de câncer, ressaltando a magnitude desse diagnóstico no país.[1] Na maioria das vezes, a descoberta do diagnóstico oncológico vem acompanhada de uma representação social negativa e ameaçadora, compreendida como sinônimo de sofrimento.[2]

Mesmo diante do desenvolvimento tecnológico e terapêutico ocorrido nos últimos anos, o diagnóstico de câncer segue sendo acompanhado de uma carga emocional intensa, além de fantasias decorrentes dos medos do paciente e de sua família, relacionados ao tratamento e/ou à evolução da doença. O diagnóstico traz à tona a percepção de finitude, configurando-se em uma morte simbólica de um lado do paciente que deixa de ser sadio, exigindo a reorganização de vários âmbitos da vida para dar conta dessa nova etapa, na qual tratamentos e incertezas serão experienciados.[3]

No Brasil, a psico-oncologia é definida como uma área de interface entre a oncologia e a psicologia, que objetiva compreender os aspectos envolvidos no processo saúde-doença, de forma a contemplar a influência das variáveis psicossociais sobre a prevenção, o adoecimento e a reabilitação do paciente com câncer. Somado ao cuidado integral da díade paciente-família, a psico-oncologia tem como premissa o desenvolvimento constante dos profissionais da saúde em prol da melhor assistência a essas pessoas.[4,5]

Considerando as diversas possibilidades de atuação do psico-oncologista, este capítulo tem como proposta descrever a abordagem de intervenção no contexto de grupos e destacar os benefícios dessa modalidade para os pacientes e seus familiares, de forma a ampliar a discussão de um tema pouco abordado na literatura brasileira. Além de aspectos teórico-técnicos, essenciais para uma intervenção consistente e assertiva, será contemplada a prática clínica e hospitalar.

## INTERVENÇÃO COM GRUPOS EM PSICO-ONCOLOGIA

Ao considerar que os fatores psíquicos influenciam tanto para minimizar quanto para agravar o processo de enfrentamento, os efeitos colaterais do tratamento, a qualidade de vida e o próprio desenvolvimento da doença oncológica, os profissionais precisam desenvolver intervenções que possam ir ao encontro das necessidades dos pacientes e famílias. Assim, tem-se a possibilidade de atenuar sintomas de ansiedade e sofrimentos que podem dificultar a adaptação ao contexto. Os grupos, por esse viés, são uma intervenção que pode favorecer esses objetivos terapêuticos.[6]

No que tange à conceitualização sobre grupos, estes podem ser considerados dispositivos de trabalho, sendo constituídos por pessoas que, da mesma maneira que têm características distintas, estão engajadas em um mesmo objetivo. Não se trata apenas de um somatório de indivíduos, mas de algo novo que se constrói a partir disso, ou seja, uma entidade dinâmica, com um funcionamento específico.[7,8]

Evidencia-se, na prática clínica e hospitalar, que o diagnóstico de câncer é apreendido pelos pacientes e seus familiares como uma doença desconhecida e avassaladora, que rompe com as percepções de vida e de futuro até então estabelecidas. Como recurso para apropriação do diagnóstico, engajamento no tratamento e integração da nova realidade à vida das pessoas, por meio do grupo os indivíduos assumem uma posição mais ativa e de protagonismo de seu próprio cuidado. Ainda, ao mesmo tempo que os pacientes e seus familiares apresentam aspectos subjetivos que os diferenciam uns dos outros, vivendo de maneira singular o seu processo de adoecimento ou ainda o acompanhamento direto dele, experienciam, de modo geral, sentimentos semelhantes de angústias, de temores e dores – sendo estas de diversas ordens: física, emocional, social e espiritual.

Em relação à experiência com grupos de pacientes oncológicos no nível ambulatorial, de grupo de enlutados, de grupo de adolescentes internados em unidade de oncologia pediátrica e de grupo de familiares de pacientes internados, tanto na pediatria quanto na internação de adultos, são explicitadas semelhanças e particularidades de cada espaço. O impacto do diagnóstico, as demandas do tratamento e as mudanças significativas na rotina de vida e na dinâmica familiar são aspectos que geram adaptações e intenso sofrimento psíquico devido às inúmeras perdas, simbólicas e concretas, impostas pelo processo de adoecimento.

Também, é necessário considerar as especificidades de cada etapa do ciclo vital individual e familiar, como a infância, a adolescência, a adultez e a velhice, bem como transições de etapas vivenciadas pela família, aspectos estes que vão perpassar a experiência. Para que, de fato, o grupo se constitua em um espaço de trocas significativas quanto ao momento vivenciado, essas diferentes realidades precisam ser contempladas.

Em função de o grupo ser uma experiência do coletivo, isto é, pautada na relação mútua entre os membros, as mudanças construídas e produzidas nesse espaço ganham solidez e são disseminadas para as vidas individuais de cada paciente. Sabe-se que a formação de grupos com pessoas que experienciam situações ameaçadoras à vida tem um potencial terapêutico reconhecido. Aliado ao suporte social e aos benefícios emocionais, a redução de custos em saúde proporciona o auxílio a um maior número de pessoas.[9] Ainda, por meio da potencialidade existente no compartilhamento de experiências entre pessoas que vivenciam o câncer, constroem-se sentimentos de segurança e de confiança, culminando no autoconhecimento e no crescimento emocional.[6,10]

À medida que o sujeito divide situações que, de alguma forma, elenca como importantes de serem compartilhadas, ele também se conecta consigo mesmo, com suas emoções e com seu protagonismo diante do diagnóstico e do tratamento. Mesmo que algumas pessoas possam ter dificuldade ou mesmo não se sintam confortáveis para interagir com o grupo, sobretudo por estarem diante de desconhecidos, elas podem se beneficiar da escuta das experiências de vida dos outros e aprender com os relatos.[11]

De todo modo, existem situações em que, a partir de uma avaliação cuidadosa do psico-oncologista, constata-se não haver indicação para essa abordagem de cuidado, o que pode estar associado à personalidade e ao modo de funcionamento do indivíduo, ou a seus mecanismos de enfrentamento. Além disso, pode ser que essas pessoas não estejam em um momento favorável para se inserir no grupo, podendo ser um gatilho para estresse intenso e mobilizador de mais sofrimento. Nesses casos, faz-se necessário o encaminhamento adequado do paciente e/ou familiar para atendimento focado em suas demandas individuais.

À medida que se percebe que essa intervenção pode contribuir para o cuidado, são perceptíveis as mudanças na vida de todos os membros, visto que o processo grupal pode criar alternativas para a (re)construção da imagem de si mesmo, podendo aumentar, inclusive, a autoestima, além de auxiliar na reinserção social.[10] Ademais, os grupos se configuram em um grande facilitador para psicoeducação, orientação e esclarecimentos a respeito da doença.[12,13]

Conforme verificado na prática clínica, compartilhar os desafios diários, como os impactos físicos do tratamento quimioterápico ou radioterápico, e os sentimentos atrelados a eles, como as perspectivas ou mesmo a falta delas, faz com que se crie um espaço de pertencimento, de voz e de escuta. Por mais que somente aquele paciente ou familiar saiba a dimensão e a intensidade do que vive, perceber que outras pessoas também lidam com desafios semelhantes em alguma medida proporciona a diminuição do sentimento de solidão.

Em um grupo realizado com adolescentes internados, coordenado pela psicóloga e pela educadora física da instituição de saúde, perceberam-se conflitos inerentes à etapa do desenvolvimento na qual se encontravam. As mudanças na imagem corporal, o distanciamento da escola, dos grupos de amigos, da vida social como um todo, são questões que geram intenso sofrimento psíquico. O grupo passou a representar um momento importante de troca de experiências, de elaboração dos lutos decorrentes do adoecimento, das mudanças e das restrições impostas pelas demandas do tratamento, além de proporcionar a construção de novos vínculos entre os próprios pacientes.

Para o paciente oncológico, sentir-se parte de um grupo diminui o isolamento social, auxiliando no fortalecimento de recursos internos de enfrentamento. Outros membros também podem compartilhar alternativas para lidar com os diferentes momentos do tratamento, aumentando o escopo de estratégias de enfrentamento entre as pessoas e as possibilidades de viver com a maior qualidade possível.[14,15]

Em uma pesquisa que teve por objetivo evidenciar a importância do grupo de apoio como modalidade de intervenção no processo de reabilitação psicossocial de mulheres que vivenciam o câncer de mama, os autores constataram que as participantes compartilharam sentimentos e questionamentos e receberam suporte socioafetivo de outras mulheres e de profissionais. Dessa forma, o grupo contribuiu para o desenvolvimento de habilidades para enfrentamento de situações difíceis. No caso, existia mais de um coordenador, abarcando diferentes profissionais da equipe multidisciplinar.[16]

A experiência com grupo de mulheres com câncer de mama corrobora os achados, sendo este coordenado pela psicologia e pela enfermagem, por vezes com a participação de outros profissionais que compõem a equipe multiprofissional, conforme as demandas do grupo. Dentre os aspectos proeminentes trazidos pelas próprias pacientes, citam-se as mudanças na imagem corporal, na autoestima e na sexualidade. Nesse contexto, o grupo representou um facilitador potente de elaboração do adoecimento e ressignificação da vida.

É importante considerar os objetivos da construção de cada grupo terapêutico. Isso pressupõe que, em alguns contextos, a participação dos pacientes junto a seus familiares pode favorecer a assimilação das informações. Contudo, em outros, considerando o funcionamento de proteção mútua, pode haver a inibição da comunicação. Nesses casos, pode ser necessária a organização de um grupo específico para os familiares.[10]

Na prática com grupos de familiares de pacientes crianças e adolescentes internados em uma unidade de oncologia pediátrica, coordenados pela psicologia, enfermagem e recreação, são notórios os benefícios na redução da ansiedade e no fortalecimento de mecanismos adaptativos de enfrentamento diante dos aspectos primitivos que emergem com a intensidade da hospitalização. Dentre os pontos amplamente trabalhados, destacam-se a ansiedade relacionada ao novo e ao desconhecido, a familiarização e a apropriação das demandas do tratamento, as mudanças na rotina e na dinâmica familiar. Outros aspectos, abordados principalmente com familiares de adolescentes, são as dificuldades de manejo das questões emocionais, da autonomia e da comunicação das notícias médicas, tendo em vista as características próprias dessa fase do desenvolvimento.

Segundo alguns autores, existe um aumento do trabalho com grupos terapêuticos nos serviços e instituições da rede de atenção à saúde. Por apresentar resultados positivos no acompanhamento de pessoas com diversas patologias, é considerado uma intervenção de grande relevância, inclusive para o planejamento de outras intervenções clínicas. Porém, para que esses avanços sejam possíveis, tornam-se imprescindíveis a participação e a mobilização dos profissionais de saúde para a construção de novos espaços e estratégias.[17]

## HABILIDADES DO PSICO-ONCOLOGISTA

O psico-oncologista precisa atentar a alguns critérios ao pensar sobre possíveis participantes de grupos terapêuticos, tais como o momento do ciclo vital, a personalidade e o funcionamento de cada paciente, bem como seu diagnóstico, além de, primordialmente, considerar o desejo do paciente. Esses, entre outros aspectos, podem favorecer a adesão dos participantes e contribuir para a realização dos objetivos elencados.[8]

Além disso, o profissional precisa ter habilidades de planejamento, disponibilidade interna para acolher e flexibilidade para lidar com situações que venham a prejudicar a coesão ou o funcionamento colaborativo do grupo. Ao considerar a importância da capacitação, deve exercer uma função agregadora. Precisa mostrar habilidade para o auxílio na participação, na expressão das experiências dos participantes e no acionamento dos recursos saudáveis existentes, sem julgamentos ou juízo de valor.[18]

No cenário da psico-oncologia existem diversas possibilidades de utilização da intervenção em grupos, tais como:

- Presencial em sala de espera, prévio a consultas ambulatoriais.
- Presencial em salas de grupos ambulatoriais.
- Na internação, com pacientes hospitalizados e/ou familiares.
- De maneira virtual, por meio de aplicativos e considerando o cuidado ético necessário.

Além disso, são inúmeras as construções possíveis de grupos específicos com os pacientes, podendo-se incluir os familiares ou propor espaços distintos. Cabe ao profissional a perspicácia de avaliar qual delas contempla as demandas do público-alvo.

A prática clínica em psico-oncologia é fundamental para a assistência ao paciente oncológico e aos demais envolvidos, como familiares, pessoas próximas e equipe de saúde. A escuta e a elaboração das questões pessoais em face do adoecimento e do papel que a doença passa a ter em sua vida permitem ao paciente tornar-se cada vez mais consciente de suas atitudes. Busca-se uma participação mais ativa em seu próprio tratamento, em sua própria saúde, bem como oferecer ferramentas para que tenha melhor qualidade de vida, independentemente do diagnóstico.[19]

## CONSIDERAÇÕES FINAIS

As possibilidades de intervenção em grupo na psico-oncologia são inúmeras. Independentemente da abordagem teórica do profissional psico-oncologista, o grupo configura-se em um espaço que permite o conhecimento, o entendimento e a elaboração do processo de adoecimento vivenciado desde o diagnóstico de câncer, perpassando as diversas fases e auxiliando os pacientes e seus familiares a se tornarem protagonistas desse processo e, em suma, de sua própria história de vida.

Para que a intervenção em grupo seja efetiva, é necessário que os profissionais que assumem o papel de coordenadores desse espaço estejam instrumentalizados com os aspectos técnicos, práticos e subjetivos, que perpassam a experiência de adoecimento de cada paciente e familiar. Nesse contexto, deve-se atentar para as competências e habilidades do psico-oncologista em prol da construção de um espaço de cuidado seguro, que integre a melhor assistência.

Além dos estudos e pesquisas que reforçam as potencialidades das intervenções grupais, percebe-se, na prática clínica e hospitalar, a potência desse espaço, permitindo que a trajetória do adoecimento e dos tratamentos realizados seja compartilhada, de modo a tecer novos caminhos de cuidado e novos sentidos de vida.

## REFERÊNCIAS

1. Instituto Nacional de Câncer (INCA). Estimativa 2023: incidência de câncer no Brasil. Rio de Janeiro: Instituto Nacional de Câncer; 2022. Disponível em: https://www.inca.gov.br/publicacoes/livros/estimativa-2023-incidencia-de-cancer-no-brasil. Acesso em: 28 mar. 2024.
2. Sengul MC, Kays V, Sen CA, Kaya K. Association between suicidal ideation and behavior, and depression, anxiety, and perceived social support in cancer patients. Medical Sci Monitor. 2014;20:329-36.
3. Bifulco V, Faleiros DA. Psico-oncologia. In: Bifulco VA, Fernandes Jr. HJ, Barboza AB (orgs.). Câncer: uma visão multiprofissional. Barueri: Minha Editora; 2014. p.441-66.
4. Carvalho VA, Franco MH, Kovács MJ, Liberato RP, Macieira RC, Veit MT, et al. Temas em psico-oncologia. São Paulo: Summus; 2008.
5. Gimenes MG. Definição, foco de estudo e intervenção. In: Carvalho MM (org.). Introdução à psico-oncologia. Campinas: Psy; 1994. p.35-56.
6. Figueiredo MA, Loreiro SA, Tavares GR. Intervenções grupais com pacientes oncológicos: uma alternativa para o crescimento humano. In: Carbonari K, Seabra CR (orgs.). Psico-oncologia: assistência humanizada e qualidade de vida. São Paulo: Comenius; 2013. p.183-97.

7. Batista AL, Kernkraut AM, Areal LF, Zukauskas MM. Possibilidades de atuação com o profissional de oncologia. In: Kernkraut AM, Fagundes Netto MVF (eds.). Psicologia na oncologia. Rio de Janeiro: Atheneu; 2019. p.103-8.
8. Zimerman DE. Fundamentos básicos das grupoterapias. Porto Alegre: Artes Médicas; 2000.
9. Guerra MP, Lima L. Intervenção psicológica em grupos em contextos de saúde. Lisboa: Climepsi; 2005.
10. Bechelli LC, Santos MA. Transferência e psicoterapia de grupo. Rev Latino-Am Enferm. 2006;14(1):110-7.
11. Peluso ÉP, Baruzzi M, Blay SL. A experiência de usuários do serviço público em psicoterapia de grupo: estudo qualitativo. Rev Saude Publica. 2001;35(4):341-8.
12. Martins AR, Ouro TA, Nerii M. Compartilhando vivências: contribuição de um grupo de apoio para mulheres com câncer de mama. Rev SBPH. 2015;18(1):131-51.
13. Pinheiro CO, Silva RM, Mamede MV, Fernandes AC. Participação em grupo de apoio: experiência de mulheres com câncer de mama. Rev Latino-Am Enferm. 2008;16(4):733-8.
14. Neme CM. Mulheres de peito aberto: experiências grupoterápicas com mulheres com câncer de mama. In: Angerami VA, Gaspar KC (orgs). O câncer diante da psicologia: uma visão interdisciplinar. São Paulo: Casa do Psicólogo; 2016. p.233-52.
15. Scorsolini-Comin F, Santos MA, Souza LV. Vivências e discursos de mulheres mastectomizadas: negociações e desafios do câncer de mama. Estudos de Psicologia (Natal). 2009;14:41-50.
16. Santos MA, Prado MAS, Panobianco MS, Almeida AM. Grupo de apoio a mulheres mastectomizadas: cuidando das dimensões subjetivas do adoecer. Revista da SPAGESP. 2012;12(2):27-33.
17. Benevides DS, Pinto AGA, Cavalcante CM, Jorge MSB. Cuidado em saúde mental por meio de grupos terapêuticos de um hospital-dia: perspectivas dos trabalhadores de saúde. Interface-Comunicação, Saúde, Educação. 2010;14:127-38.
18. Redondo PA. A ansiedade em familiares cuidadores de doentes oncológicos: programa de intervenção cognitiva-comportamental [tese]. Lisboa: Universidade de Lisboa; 2009.
19. Campos EP, Vilaça AO. Práticas clínicas em psico-oncologia. In: Campos EP, Vilaça AO, Magalhães BS, Oliveira WL. Psicologia da saúde: hospitalar. Barueri: Manole; 2020.

Capítulo 14

# A arteterapia como instrumento de trabalho do psicólogo no contexto oncológico

Ana Paula Bonilha Piccoli

## INTRODUÇÃO

O câncer corresponde a um grupo de doenças cuja proliferação descontrolada de células anormais pode ocorrer em qualquer parte do organismo. A pessoa que recebe o diagnóstico de câncer é afetada em sua totalidade por uma difícil realidade. O tratamento é doloroso, invasivo, pode causar sequelas físicas e emocionais, transformando a vida de uma pessoa e de sua família de forma repentina. Um mundo novo e hostil se impõe, exigindo enfrentamentos desde o diagnóstico até o estabelecimento da rotina de um tratamento longo e doloroso, o que afeta a saúde mental e a qualidade de vida do paciente. A pessoa se vê numa emergente necessidade de desenvolver novas formas de enfrentamento a esse novo cotidiano.[1]

Conviver com uma doença crônica é enfrentar situações estressantes desde o momento do diagnóstico até a convivência diária no decorrer do tratamento. Sendo um tratamento de longo prazo, provoca alterações no dia a dia e no estar no mundo. São percebidas implicações biopsicossociais e espirituais advindas da doença, assim como suas complexas demandas terapêuticas. No atendimento ao paciente oncológico, os recursos expressivos podem ser benéficos na medida em que propiciam um espaço não verbal de expressão e possibilidades de elaboração psíquica do processo do adoecer.[2]

A utilização da arte estabelece uma linguagem não verbal, visual e permite a aplicação numa abordagem de intervenção tanto diagnóstica como terapêutica. Portanto, pode ser utilizada como importante recurso no tratamento do paciente oncológico. São esses os assuntos tratados no presente capítulo.

## A ARTE COMO INTERLOCUTORA DE EMOÇÕES

O que é arte? Certamente uma gama enorme de ideias e imagens invade nossa mente ao buscar respostas a essa pergunta: obras de arte, quadros, esculturas, música, dança, grafite, artesanato, enfim, inúmeros caminhos que nossas memórias e/ou vivências com arte suscitam. Arte é manifestação. Arte é linguagem. Arte é potencial criativo. Arte somos nós.

Para além daquilo que compreendemos sobre arte, ela pode ser vista como importante recurso promotor da manifestação de conteúdos internos e emoções dos mais diversos contextos da alma humana, sejam eles voltados à relação de um indivíduo com sua família, com seus amigos, sua comunidade, sua saúde, eventualmente com sua doença e consigo mesmo.

A médica psiquiatra paraibana Nise da Silveira (2015)[3] utilizou a arte como terapêutica em saúde mental e considera o processo criador uma potente expressão e restauração de sentimentos. Segundo ela, a relação com imagens internas exerce seu potencial ao ordenar a realidade do indivíduo, promovendo o autoconhecimento e o aprofundamento das questões do mundo interno.

A expressão de sentimentos, emoções, estados do ser, passa pelo simbólico, pela significação, e a arte carrega como potencial um recurso que permite manifestar a atividade psicológica. Carl Gustav Jung[4] fala sobre a relação entre a psicologia e a obra de arte; para o autor, "essa relação baseia-se no fato de a arte, em sua manifestação, ser uma atividade psicológica e, como tal, pode e deve ser submetida a considerações de cunho psicológico" (p.42).[4]

A arte representa um novo caminho de interpretação-síntese da experiência pessoal, sendo a expressão resultante de atividades conscientes e inconscientes do mundo objetivo. O ato de criar e o produto da criação são porta-vozes do indivíduo quando de sua tentativa de resolução do choque entre a realidade objetiva e a maneira de compreendê-la. Segundo Liomar Quinto de Andrade, "[...] a obra de arte é a concretização simbólica da vida psíquica, uma forma encontrada pelo homem de atinar com as sensações e percepções frente à realidade que o impressiona e gera sensações conflituosas" (p.33).[5]

Podemos pensar, então, que o campo das artes ultrapassa os muros das galerias de arte e serve à área da saúde e da saúde mental como possibilidade de expressão da psique, a partir do processo de criação artística. A criatividade que dá forma, cor e expressão aos sentimentos é capaz de atribuir novos significados a situações vivenciadas pelo indivíduo e que não encontraram canal de expressão quando ocorreram, reduzindo-se, desse modo, a distância entre conteúdos inconscientes e a consciência.[6]

Na oncologia, utilizar a arteterapia amplia espaço e abre oportunidade para que o paciente oncológico expresse seus temores, dores, incertezas, emoções e tantos outros sentimentos presentes. Ao paciente abre-se a oportunidade de desenhar, pintar, modelar, colar. Ao ativar seu potencial criativo, estará também manifestando sentimentos e emoções, talvez muitos deles ainda inconscientes, num momento importante e desafiador de sua vida: o tratamento de um câncer. Psicólogos, psiquiatras e terapeutas fazem uso da arteterapia, utilizando-se de técnicas e teorias de sua prática clínica e somando saberes a respeito das várias formas de arte.[7] O trabalho terapêutico se desenvolve na medida em que novas formas de expressão são possíveis, transformando realidades internas e ampliando possibilidades de bem-estar.

Podem ser beneficiados pela arteterapia no contexto da oncologia crianças, adolescentes e adultos, seja em trabalhos grupais ou individuais, em terapias focais, breves e de longa duração.[5] As práticas psicoterápicas em sua maioria envolvem essencialmente a palavra falada, e favorecer a expressão dos sentimentos e das emoções por meio da arte pode facilitar ao paciente, durante o tratamento de um câncer, a elaboração de sua situação e o enfrentamento dos desafios impostos pelo tratamento.

## A ARTETERAPIA COMO MÉTODO

A arteterapia foi sistematizada como campo do conhecimento no ano de 1941, nos EUA, pela psicóloga, educadora e artista plástica Margareth Naumburg.[7,8] Na Europa, ganhou simpatizantes e adeptos, como a artista e arte-educadora Edith Kramer; na década de 1950, Françoise Dolto atuou junto a crianças; na década de 1970, Janie Rhyne a trouxe para a *Gestalt*-terapia; nos anos 1970, Natalie Rogers aplicou à arte a concepção da teoria centrada na pessoa.[7]

No Brasil, os trabalhos com arte tiveram dois principais interlocutores: Osório César (1925), no Juqueri, no município paulista de Franco da Rocha, e Nise da Silveira, no Rio de Janeiro (1946), que desenvolveu terapêuticas por meio da arte junto a pacientes esquizofrênicos.[9]

A intenção de trabalhar a arte nos contextos clínicos, especificamente na oncologia, é promover um caminho de expressão do paciente de seus conteúdos, medos, angústias e promover também o acesso desse paciente a aspectos saudáveis nele, ao que ele tem de melhor. A arteterapia pode ser um importante recurso para o desenvolvimento de novos repertórios e estratégias de enfrentamento pelo paciente.[1]

O processo do fazer artístico tem em si o potencial de construção de uma relação facilitadora de expansão e de ampliação da consciência, do conhecer a si mesmo para, então, propiciar mudanças. As intervenções em arteterapia são do tipo não verbal, corroboram o confronto com conteúdos intrapsíquicos que fazem parte de processos pré-verbais, portanto se trata de processos psíquicos primários.[10] Quando se dança, se desenha ou se pinta, às palavras somam-se novas expressões.

## ARTETERAPIA NA ONCOLOGIA

O câncer é o principal problema de saúde pública no mundo e uma das principais causas de morte. É uma das maiores barreiras para o aumento da expectativa de vida em todo o mundo. São esperados 704 mil casos novos de câncer no Brasil para cada ano do triênio 2023-2025, com destaque para as regiões Sul e Sudeste, que concentram cerca de 70% da incidência.[11]

O adoecimento por câncer faz a vida de uma pessoa e de sua família se transformar rápida e bruscamente: de uma hora para outra, essa pessoa se encontra no ambulatório ou no hospital, um ambiente muitas vezes desconhecido, sendo submetida a exames invasivos, por vezes passando por cirurgias e sentindo dor. Um mundo diferente se impõe a ela desde o diagnóstico até a rotina de exames e tratamentos dolorosos. Isso a faz perceber necessidade de desenvolver novas formas de enfrentamento a uma nova – e difícil – realidade imposta. Sendo o tratamento de longo prazo, provoca alterações no dia a dia e no estar no mundo de uma pessoa quando diagnosticada. São percebidas implicações biopsicossociais e espirituais advindas da doença, assim como suas complexas demandas terapêuticas, que são condições quase inevitáveis da inclusão da família e da equipe multiprofissional no tratamento.

No atendimento ao paciente oncológico, recursos expressivos podem ser benéficos na medida em que propiciam adesão ao tratamento, auxiliando o paciente na elaboração psíquica do processo do adoecer.[2] A arteterapia aplicada no contexto da oncologia apresenta amplas possibilidades de trabalho, adequando-se a realidades e contextos diferentes, além de permitir a fundamentação e a aplicação de vários enfoques teóricos.

## APRESENTAÇÃO DA SITUAÇÃO CLÍNICA

Em 2016, foi realizado pela autora do capítulo um estudo[12] com o objetivo geral de verificar quais os efeitos da arteterapia na expressão de vivências emocionais de crianças em tratamento de leucemia. Os efeitos estudados foram os sentimentos vivenciados pelas crianças com leucemia. Realizou-se uma pesquisa de campo e os resultados foram tratados qualitativamente, sob o enfoque da psicologia junguiana. Foram elaboradas 5 sessões de arteterapia e, posteriormente, realizada análise simbólica das produções das crianças, por meio da qual foi possível compreender as vivências emocionais das crianças estudadas.

Os participantes foram 4 crianças diagnosticadas com leucemia linfoide aguda, entre 5 e 8 anos de idade, de ambos os sexos, atendidas num ambulatório de especialidades de uma cidade do interior de São Paulo. Foram adotados como critérios de inclusão: crianças com idade entre 5 e 8 anos de idade e crianças em tratamento oncológico há pelo menos um mês. Como critérios de exclusão: crianças com outros tipos de câncer e fora da faixa etária definida como inclusão.

Os instrumentos utilizados foram: questionário sociodemográfico, roteiro de anamnese e material técnico para realização das vivências, tais como lápis de cor, giz de cera, cola escolar, tintas, argila, entre outros. O termo de consentimento livre e esclarecido (TCLE) foi assinado pelos responsáveis das crianças, que aceitaram participar assegurando sigilo, privacidade, proteção da imagem e de uso exclusivo das produções para fins acadêmicos e científicos. A pesquisa foi aprovada pelo Comitê de Ética da PUC-SP e registrada na Plataforma Brasil.

As sessões não foram exclusivamente verbais, tiveram duração de 1 hora e 30 minutos e envolveram o uso de recursos artísticos, além de parâmetros operacionais da arteterapia. As diferentes modalidades expressivas mediaram a comunicação da subjetividade da criança e serviram de veículo para comunicar a subjetividade, materializando seus símbolos.

As sessões foram estruturadas conforme apresentado no Quadro 1.

**Quadro 1** Descrição das sessões de arteterapia

| Sessão | Objetivo | Expressão artística | Materiais |
|---|---|---|---|
| 1 | Estabelecer vínculo e contrato inicial. | Desenho: solicitado fazer um desenho livre. | Folhas de papel, sulfite tamanho A4, lápis de cor, giz de cera, régua escolar. |
| 2 | Colocar num campo estruturado a situação em que a criança se encontra hoje – estado emocional atual. | Colagem: solicitado fazer uma colagem de imagens num pedaço de madeira em forma de círculo. | Cola escolar de cor branca, madeira cortada na forma de um círculo fechado (25 cm de diâmetro), papéis coloridos de tamanhos e formas diversas, imagens recortadas de revistas. |
| 3 | Expressão e aprofundamento nas questões que surgiram nas duas primeiras sessões. Trazer o conflito, o problema, a dor, o problema do "aqui--agora". | Modelagem: solicitado modelar uma peça na argila. | Massa plástica com argila modelável atóxica de cor branca, borrifador com água, palitos de madeira de tamanhos e formas diversas. |
| 4 | Elaborar a expressão. Com que recursos lida com o problema. Recursos possíveis e as potenciais estratégias de enfrentamento do tratamento. | Pintura com guache: solicitado elaborar uma pintura em tela. | Tela de pintura tamanho 10 × 15 cm, tinta guache e pincéis. |
| 5 | Avaliar sua jornada. Um momento de integrar as produções dos símbolos, integrar, ainda, os significados simbólicos surgidos durante os encontros. | Exposição das produções: solicitado que fossem contempladas todas as produções. | Todas as produções realizadas. |

Fonte: Piccoli.[12]

Para análise das produções, foram realizadas associações simbólicas relacionadas às imagens, tendo como base teórica a psicologia junguiana. Um dos aspectos discutidos nessa pesquisa foi que as atividades expressivas favoreceram a expressão de emoções e sentimentos das crianças a respeito de seu processo de adoecimento e ainda de outros aspectos que envolveram seu desenvolvimento emocional.

A arteterapia, como técnica expressiva, permite que se faça uso da palavra falada e da expressão plástica. Sua comunicação se torna fluida, a criatividade é potencializada. Cada sessão foi transcrita na íntegra e as produções foram fotografadas. Para compor a análise simbólica foram levantados indicadores a partir de cada produção, conforme apresentado no Quadro 2.

**Quadro 2** Aspectos da produção e pontos focais identificados para realização da análise simbólica

| História e produção |
|---|
| Tema e estilo da história: contexto da criação: reações e associações do analisado. |
| Houve correções na história? |
| Expressão de emoções durante a execução – sentimentos, estados de ânimo. |
| Primeira impressão causada pela produção: associações, empatia, intuição, sentimentos transmitidos por ela. |
| Reações da criança diante dos materiais disponíveis. |
| Número de objetos na produção. |
| Quantidade de cores utilizadas. |
| Quais cores foram escolhidas. |
| Cor predominante. |
| Ausência de cores. |
| Forma. |
| Uso do espaço: fluxo de energia, direção de movimento. |
| Posicionamento. |
| Houve correções na produção? |
| Algum elemento "estranho" apareceu na produção? |
| Ausência de algum elemento? |
| Algum elemento central? |

Fonte: Piccoli.[12]

O fazer arte e o pensar sobre a produção parecem ter proporcionado conexão com canais das emoções das crianças participantes. A "integração entre o contato sensório e a arte reconecta o sujeito com as lembranças de sua história de vida na perspectiva do símbolo vivificado" (p.47).[13]

## CONSIDERAÇÕES FINAIS

Este estudo revelou que a arteterapia facilitou a expressão das vivências emocionais das crianças com leucemia, participantes da pesquisa. Observou-se, ainda, que a arteterapia se valeu como caminho para promoção da atividade psicológica e que se mostrou viável numa abordagem de intervenção diagnóstica e terapêutica.

O paciente oncológico passa por implicações psicológicas do tratamento, que envolvem perdas, limitações, sensação de abandono, tristeza, raiva, medo, sofrimento. Disponibilizar esse recurso não verbal durante o tratamento abre espaço para que os sentimentos vivenciados sejam expressos e compreendidos. Por meio da arteterapia é possível que sejam expressos símbolos que revelam percepções do paciente sobre o tratamento, sobre as mudanças na rotina, as angústias que surgem nessa trajetória.

As sessões de arteterapia, elaboradas para o estudo apresentado neste capítulo, tiveram como objetivo emergir o conflito, o problema do "aqui-agora", a doença e o tratamento, vivenciados pela criança. Foram elaboradas considerando o contexto de atendimento individual para crianças, o que pode restringir sua aplicação em grupos caso não sejam adaptadas. Diante disso, novos estudos podem ser feitos com o objetivo de adaptar a técnica para outras populações e/ou aprimorá-las. A arteterapia pode ser um importante recurso aliado ao trabalho clínico do psico-oncologista.

## REFERÊNCIAS


1. Cabanilla Cando JE, Quisirumbay Hidalgo CD. Pintura técnica de arteterapia impacto en la regulación emocional de pacientes oncológicos de cuidados paliativos [tese]. Guayaquil: Facultad de Ciencias Médicas, Universidad de Guayaquil; 2020.
2. Del Río Diéguez M, López Pérez R. Arteterapia en oncología. Metas de Enfermería. 2019;22(5): 27-32.
3. Silveira NM. Imagens do inconsciente. Petrópolis: Vozes; 2015.
4. Jung CG. O espírito na arte e na ciência. 7.ed. Petrópolis: Vozes; 2012.
5. Andrade LQ. Terapias expressivas: arteterapia, arte-educação – terapia artística. São Paulo: Vetor; 2000.
6. Arcuri IG, Dibo M. Arteterapia e mandalas: uma abordagem junguiana. São Paulo: Vetor; 2010.
7. Vasconcelos EA, Giglio JS. Arte na psicoterapia: imagens simbólicas em psico-oncologia. São Paulo: Vetor; 2006.
8. Maciel C, Carneiro C (orgs.). Diálogos criativos entre a arteterapia e a psicologia junguiana. Rio de Janeiro: Wak; 2018.
9. Arcuri IG (org.). Arteterapia: um novo campo do conhecimento. São Paulo: Vetor; 2007.
10. Valladares ACA, Carvalho AMP. A arteterapia e o desenvolvimento do comportamento no contexto da hospitalização. Rev Esc Enferm USP. 2006;40(3):350-5.
11. Instituto Nacional do Câncer (INCA). Estimativa 2023 incidência de câncer no Brasil. Rio de Janeiro: INCA; 2022. Disponível em https://www.inca.gov.br/sites/ufu.sti.inca.local/files//media/document//estimativa-2023.pdf. Acesso em: 2 maio 2024.
12. Piccoli APB. Crianças com leucemia: estudo das condições emocionais pela arteterapia numa abordagem junguiana [tese]. São Paulo: Pontifícia Universidade Católica de São Paulo; 2016. Disponível em: https://tede2.pucsp.br/handle/handle/19545. Acesso em: 2 maio 2024.
13. Baptista AL. Articulações arteterapêuticas entre a arte sensorial, a psicologia junguiana e a análise psico-orgânica. Estudos em Arteterapia: Diferentes Olhares sobre a Arte. 2009;1(1):41-66.

14. Esquembre Menor C, Pérez Revert, MS. Arteterapia y oncología pediátrica: "Imágenes de la incertidumbre, una manera de convivir con la enfermedad". In: Menor CE, Revert, MSP. I Congreso Internacional de Intervención Psicosocial, Arte Social y Arteterapia. Murcia: Universidade de Murcia; 2020. Disponível em: https://digitum.um.es/digitum/bitstream/10201/90042/1/Arteterapia%20y%20oncolog%c3%ada%20pedi%c3%a1trica%2c%20Im%c3%a1genes%20de%20la%20incertidumbre....pdf. Acesso em: 2 maio 2024.

Capítulo **15**

# Prevenção em oncologia no Sistema Único de Saúde

Flavia Roberta de Araújo Alves

## INTRODUÇÃO

O câncer é uma das principais causas de morbidade e mortalidade no Brasil. Atualmente vem se configurando como um desafio às políticas públicas, considerando as taxas de sobrevivência com doença controlada ou com a cura para alguns tipos de cânceres. No entanto, o estigma da doença, o medo do sofrimento e fatores psicossociais ainda promovem o distanciamento do diagnóstico precoce, evidenciando lacunas em ações preventivas no âmbito da oncologia.

Segundo o Instituto Nacional do Câncer (INCA), foram estimados 704 mil novos casos de câncer no Brasil para cada ano do triênio 2023-2025. Para a região Nordeste, o câncer de mama feminina é o mais incidente, apresentando valores semelhantes à taxa do país (40/100 mil mulheres), seguido do câncer do colo do útero, enquanto para os homens o câncer de próstata se apresenta como a segunda causa de óbito por câncer na população masculina.[1]

Diante desse panorama, o Sistema Único de Saúde (SUS), mais especificamente o campo da atenção primária, ganha notoriedade, uma vez que ações de promoção, prevenção e detecção precoce do câncer devem ser vistas como prioritárias à atenção terciária. Toda ação de saúde deve incluir a prevenção e a detecção precoces de algumas doenças crônicas, como o câncer, por exemplo. Dessa forma se torna possível a implementação de estratégias integradas de prevenção do câncer, incluindo programas de vacinação contra o papilomavírus humano (HPV), rastreamento para cânceres como o de mama e colo do útero, além de várias campanhas de conscientização sobre outros fatores associados ao desenvolvimento do adoecimento oncológico.

No contexto que envolve a prevenção em saúde e o câncer, o trabalho da equipe multidisciplinar vem fortalecer o cuidado integral, sendo importante agregar a atuação do psico-oncologista, dada a necessidade de reconhecer o bem-estar psicológico dos indivíduos. Isso inclui educar a população sobre a importância da saúde mental na prevenção do câncer, além de oferecer suporte psicológico a pessoas em risco.

Considerando o exposto, o capítulo contextualizará o cenário da atenção em oncologia no SUS, incluindo a importância das campanhas preventivas, bem como os desafios da assistência oncológica e o papel do psico-oncologista na prevenção em saúde. Com o intuito de aproximar os profissionais de saúde de uma atenção necessária e urgente, a escrita tomará como base experiências vivenciadas na atenção primária de um município do interior do Rio Grande do Norte (RN). Estejamos comprometidos e preparados não apenas para curar adoecimentos, mas para cuidar das dores e transformar vidas.

## ATENÇÃO ONCOLÓGICA NO SUS

Para compreender o cenário da atenção oncológica no SUS, é necessário identificar alguns elementos que o norteiam, enquanto dispositivo que integra prevenção, diagnóstico precoce, promoção da saúde e programas específicos de rastreamento oncológico. Dentre alguns dispositivos, registra-se a conscientização da população sobre fatores de risco e hábitos saudáveis, inserida na promoção da saúde e na educação preventiva, bem como programa de rastreamento, por meio do acesso gratuito aos exames como mamografia e papanicolau, que favorecem o diagnóstico precoce do câncer de mama e do colo de útero, respectivamente.

Embora a Atenção Oncológica já esteja presente no SUS há alguns anos, apenas em 1991, por meio do Instituto Nacional de Câncer, atual Instituto Nacional de Câncer José Alencar Gomes da Silva (INCA), do Ministério da Saúde, é que se iniciou a discussão sobre o controle do câncer no SUS (da prevenção aos cuidados paliativos, incluindo a detecção e o diagnóstico das neoplasias malignas e o tratamento e recuperação dos doentes).[2]

No entanto, a notoriedade aconteceu a partir da Portaria n. 874/2013, que instituiu a Política Nacional para a Prevenção e Controle do Câncer na Rede de Atenção à Saúde das Pessoas com Doenças Crônicas no âmbito do SUS, tendo como objetivo a redução da mortalidade e da incapacidade causadas por essa doença e ainda a possibilidade de diminuir a incidência de alguns tipos de câncer, bem como de contribuir para a melhoria da qualidade de vida dos usuários com câncer, por meio de ações de promoção, prevenção, detecção precoce e tratamento.[3]

A legitimação das políticas em oncologia parece ainda não estar fortalecida junto à prática dos profissionais de saúde que atuam na atenção primária, uma vez que atividades de prevenção são desenvolvidas em períodos específicos das campanhas preventivas, não contemplando uma assistência que tenha como foco orientações cotidianas voltadas à prevenção de doenças e estímulos de hábitos de vida saudáveis.

Muitas vezes, o usuário com câncer "rompe" temporariamente o elo com os profissionais da atenção primária, uma vez que o acompanhamento passa a ser nas unidades especializadas em oncologia até a conclusão do tratamento. Torna-se importante registrar que o usuário com câncer segue com outras necessidades de atendimento em saúde, devendo continuar assistido pela equipe multidisciplinar da Unidade Básica de Saúde (UBS), assim como o seu sistema familiar, que, em meio às implicações do adoecer oncológico, necessita de cuidado preventivo, a fim de evitar novos adoecimentos e agravos.

No contexto do SUS, a prevenção em saúde e o câncer compõem um dos pilares fundamentais para promover saúde e bem-estar à população. Reconhecer que a prevenção vai além da detecção precoce e do tratamento oncológico, envolvendo a preocupação com outros adoecimentos que, transmissíveis ou não, provocam sofrimento ao usuário, deve ser uma prática constante entre os profissionais de saúde que atuam na atenção primária.

Uma das premissas fundamentais do SUS é a busca pela equidade no acesso à saúde, e inclui a promoção de estilos de vida saudáveis, a redução de fatores de risco e a conscientização da população sobre a importância da prevenção do câncer por meio de campanhas educativas, bem como programas de vacinação contra o HPV e o rastreamento para cânceres de mama e colo do útero. As estratégias de prevenção em saúde e câncer buscam ser acessíveis a toda a população, independentemente de sua localização geográfica ou condição socioeconômica, e, nesse âmbito, a prevenção é um dos pilares fundamentais para promover saúde e bem-estar à população.

## O PSICO-ONCOLOGISTA COMO FACILITADOR DAS AÇÕES PREVENTIVAS

Atualmente a forma de controlar as doenças neoplásicas tem passado por inúmeras transformações, por exemplo, na prevenção do desenvolvimento do câncer, no diagnóstico precoce e na vivência do usuário durante e após o tratamento, sendo importante a atuação do psico-oncologista. Esse profissional deve planejar ações no sentido de maximizar a melhoria das condições do paciente com o intuito de prevenir, eliminar e diminuir os aspectos que possam contribuir para piorar sua qualidade de vida, sendo a atenção primária essencial nessas ações.[4] Dessa forma, a psico-oncologia desempenha um papel vital no contexto da saúde, especialmente na prevenção do câncer, contribuindo significativamente para o sucesso das estratégias de prevenção em oncologia no Brasil.[4]

O psico-oncologista inserido na rede de atenção primária pode desenvolver suas atividades em grupos educativos/terapêuticos destinados aos usuários oncológicos e seus familiares que estejam em tratamento ou em seguimento, assim como atuar de maneira psicoeducativa, desenvolver junto à equipe da UBS o projeto terapêutico singular do paciente e a visita domiciliar. A atuação no contexto da educação permanente também se apresenta como possibilidade para o psico-oncologista, que a partir da disseminação de conhecimento poderá facilitar a ampliação de ações preventivas, fortalecendo a atuação de maneira interdisciplinar.

Importante ressaltar que, para além da prevenção do câncer, medidas preventivas devem ser ampliadas para manutenção de hábitos saudáveis e suporte emocional durante o tratamento do paciente, bem como de atenção ao familiar, ofertando assistência especializada, seja no nível ambulatorial, grupal ou domiciliar. Dessa forma, a escuta ativa do psico-oncologista ao paciente e sua família pode colaborar para melhor enfrentamento do processo oncológico, bem como para rastrear possíveis quadros de sofrimento psíquico.

No entanto, para aprimorar a abordagem preventiva em saúde, especialmente na psico-oncologia, é crucial investir na capacitação de profissionais de saúde, promover a conscientização sobre a importância do suporte psicológico, integrar serviços psicológicos em unidades de saúde e expandir o acesso a terapias de suporte emocional para pacientes e familiares.

## A EXPERIÊNCIA DO FAZER PSICO-ONCOLOGIA NO SUS

Considerando ser papel do psico-oncologista atuar de maneira psicoterapêutica, psicoeducativa, agregando ainda aspecto formativo junto aos profissionais de saúde da atenção primária, a autora do capítulo registrará suas experiências utilizando intervenções preventivas em prol da oncologia no SUS, descritas a seguir.

Atuando com o intuito de disseminar o conhecimento dos dois maiores cânceres que acometem as mulheres, a autora, em conjunto com a enfermeira oncológica de um município do Rio Grande do Norte, desenvolveu o Projeto Março e Outubro Itinerante, buscando ampliar o público de usuárias para além das UBS. O projeto acontece por meio de roda de conversa, que agrega pranchas integrativas e técnicas de *brainstorming* como recursos utilizados, possibilitando que mulheres partilhem medos construídos anteriormente, assumindo outros posicionamentos perante a vida.

Ressalta-se que a referida ação tem alcançado mulheres que apresentavam limitações para buscar consulta especializada, mesmo apresentando histórico de antecedentes familiares para os referidos cânceres. O dado reforça a importância de ampliar os espaços para discussões de temáticas preventivas que envolvem o bem-estar biopsicossocial.

No tocante a desenvolver ações que viabilizem o fortalecimento da oncologia junto à gestão, é preciso registrar que o psico-oncologista é qualificado para estabelecer diálogos que permitem a estruturação de novas ações no SUS. Na experiência em questão, a interação entre profissional e gestão resultou na compreensão do diagnóstico precoce como demanda urgente da AP, tendo sido recentemente implantado o Centro de Referência em Oncologia (CRO), serviço que compõe a Linha de Cuidado à Saúde da Mulher, direcionada à detecção e ao diagnóstico precoce dos cânceres de mama e do colo do útero.

Atuando de maneira psicoeducativa, a autora idealizou o Fórum Regional de Combate ao Câncer de Cabeça e Pescoço – alusivo à campanha Julho Verde. O referido fórum permite que profissionais da atenção primária e serviços especializados em odontologia (da região) conheçam os sinais e sintomas que envolvem os tipos de câncer de cabeça e pescoço (CCP), colaborando para a identificação do adoecimento e o encaminhamento precoce ao serviço de oncologia.

O fórum vem sendo realizado em parceria com os profissionais do serviço de CCP de instituição especializada e se configura como intervenção positiva, uma vez que, desde sua primeira edição, dentistas vêm diagnosticando lesões oncológicas precocemente, além de a equipe multidisciplinar trabalhar com o estímulo ao desenvolvimento da integralidade e hábitos saudáveis.

As ações preventivas descritas apresentaram-se exitosas e relevantes para a fomentação da prática preventiva do SUS, no entanto é necessário ampliarmos as intervenções para além de fatores direcionados à oncologia, buscando propagar de maneira mais contínua e eficaz as práticas preventivas no fazer saúde.

## DESAFIOS DAS AÇÕES DE PREVENÇÃO NA ONCOLOGIA NO SUS

Apesar dos avanços nas terapêuticas oncológicas, questões culturais, medos, preconceitos e experiências anteriores relacionados ao câncer, bem como a lacuna na inter-relação entre profissionais de saúde e gestores dos diversos níveis de atenção, ainda distanciam o usuário do diagnóstico precoce, tornando mais desafiador o processo de reabilitação e cura do paciente.

A experiência em questão já evidencia entre os profissionais de saúde a disseminação das campanhas Março Lilás (câncer do colo do útero) e Outubro Rosa (câncer de mama), bem como a rotina dos exames para os referidos cânceres, dado ainda incipiente quando se refere às ações preventivas relacionadas ao CCP (Julho Verde) e ainda bem distante quanto a abordar a saúde do homem, que também é trabalhada por meio da Campanha Novembro Azul (câncer de próstata).

O desenvolvimento da linha de cuidado por parte dos profissionais pode ser uma ferramenta potente para fortalecer o papel de cada profissional em face das ações preventivas, reduzindo dificuldades existentes na própria equipe de saúde, a exemplo dos dentistas, que ainda encontram lacunas frente ao reconhecimento do seu papel no diagnóstico do câncer de boca.

A Política Nacional de Atenção à Saúde do Homem (PNAISH/2009) e a vacinação do HPV, implementada de forma gratuita no SUS desde 2014, ainda se apresentam como estratégias de prevenção não fortalecidas junto aos usuários.[5] Os estudos realizados por Oliveira et al. (2020), Lobão et al. (2018) e Silva et al. (2021) demonstraram que os pais não têm conhecimento suficiente sobre o vírus HPV, a eficácia da vacina, os efeitos colaterais, e afirmam que a vacinação pode interferir no comportamento sexual das adolescentes.[5]

A transição de cuidado (TC) para a rede de atenção primária e domiciliar pode ser mais um fator desafiador para a prevenção em oncologia no SUS, uma vez que não há um planejamento interprofissional estruturado para a realização das orientações e da TC hospitalar para o domiciliar, mas sim um processo segmentado e de organização individual de cada profissional.[6] O dado apresentado pode ser identificado quando o usuário com câncer em pequenas intercorrências não busca assistência na atenção primária ou, ainda, quando, em seguimento do tratamento, inexiste um planejamento de cuidado especializado. Dessa forma, a atenção primária à saúde (APS) tem um papel importante na oferta de cuidados para os pacientes oncológicos e, em geral, está mais próxima das pessoas que os serviços especializados.[7]

Ações preventivas em saúde serão possíveis quando os gestores do SUS colocarem a oncologia como prioridade nos espaços da atenção primária. O ensino específico dos profissionais da APS, associada à educação popular da comunidade, bem como à realização de pesquisas que efetivem a prevenção do câncer, pode ser o caminho em prol de uma vida saudável e com qualidade para além do adoecimento oncológico.

## CONSIDERAÇÕES FINAIS

O avanço das terapêuticas oncológicas permite um tratamento com bons resultados, viabilizando, na maioria das vezes, que o percurso do paciente aconteça com qualidade de vida, em especial se o câncer for diagnosticado em seu estágio inicial. Ações preventivas no âmbito do SUS encontram na atenção primária um terreno fértil para que as práticas em saúde aconteçam de maneira integrada, fortalecendo a atuação dos profissionais de saúde para o desenvolvimento das linhas de cuidado em oncologia, bem como melhorando os índices de detecção precoce e, consequentemente, possibilitando um prognóstico favorável à vida.

No entanto, quando fazemos um paralelo com a realidade da prática oncológica na atenção primária, na grande maioria das vezes não identificamos um psico-oncologista ou, ainda, demais profissionais da equipe multidisciplinar que tenham conhecimento e habilidades técnicas para o desenvolvimento de ações preventivas que ultrapassem o âmbito das campanhas voltadas para os cânceres mais recorrentes. Isso se dá em virtude da ausência de investimentos financeiros para ações de prevenção e diagnóstico precoce do câncer, da dificuldade da população em romper com o modelo hospitalocêntrico de cuidado, bem como das lacunas na formação dos profissionais de saúde inseridos no contexto da atenção primária. Esses são alguns fatores que desafiam a consolidação da oncologia no SUS.

Dessa forma, é importante a criação de dispositivos que ampliem a parceria interprofissional nos serviços de saúde, proporcionando a promoção do cuidado integral e diminuindo as dificuldades no itinerário desde o diagnóstico até o tratamento do câncer, mediante a organização dos fluxos assistenciais e o fortalecimento das ações na rede de atenção oncológica.

Que sejamos profissionais comprometidos com a assistência oncológica no SUS, buscando desenvolver um cuidado guiado pela universalidade, integralidade e disponibilidade para assistir os usuários em todas as fases do ciclo vital da vida.

## REFERÊNCIAS

1. Santos MO. Estimativa de incidência de câncer no Brasil, 2023-2025. Revista Brasileira de Cancerologia. 2023;69(1):e-213700. Disponível em: https://rbc.inca.gov.br/index.php/revista/article/view/3700. Acesso em: 15 jan. 2024.
2. Gadelha MIP. Assistência oncológica e os 30 anos do Sistema Único de Saúde. Revista Brasileira de Cancerologia. 2018;64(2):237-45. Disponível em: https://rbc.inca.gov.br/index.php/revista/article/view/83/2970. Acesso em: 15 jan. 2024.
3. Brasil. Ministério da saúde. Portaria n. 874, de 16 de maio de 2013. Institui a Política Nacional para a Prevenção e Controle do Câncer na Rede de Atenção à Saúde das Pessoas com Doenças Crônicas no âmbito do Sistema Único de Saúde (SUS). Diário Oficial da União, Brasília, 16 de maio de 2013. Disponível em: https://bvsms.saude.gov.br/bvs/saudelegis/gm/2013/prt0874_16_05_2013.html. Acesso em: 20 jan. 2024.
4. Lopes TT, Cavalli LO. Acompanhamento do paciente oncológico na Estratégia da Saúde da Família: uma revisão na literatura. Research, Society and Development. 2022;11(5). Disponível em. https://rsdjournal.org/index.php/rsd/article/view/27690. Acesso em: 28 mar. 2024.
5. Silva JFG, Silva KS, Barbosa DFR, Nascimento Filho EN, Almeida DM, Nascimento JT, et al. Prostate cancer with emphasis on preventative health of man. Braz J Dev. 2020:6(10):74532-48.
6. Silva S, Meller Sangoi KC, Rodrigues FCP, Meneghete MC, Guimarães CA. Desafios da equipe interprofissional na transição do cuidado hospitalar para o domicílio de pacientes oncológicos. Nursing São Paulo. 2023:26(306).

Capítulo **16**

# Câncer feminino e câncer masculino: existem diferenças nas intervenções do psico-oncologista?

Sarah Fichera
Carolina Ribeiro Seabra

## INTRODUÇÃO

Sabe-se que o câncer é um grande conjunto de doenças malignas com diversas características genéticas, bioquímicas, imunológicas e biológicas[1] que acomete homens e mulheres na atualidade. Por sua complexidade, desde a prevenção, no diagnóstico, no tratamento e depois, entende-se que é necessária uma abordagem completa, específica e que englobe todas as particularidades de cada etapa vivenciada pela unidade de cuidado (paciente e família/rede de apoio).

Nesse sentido, a psico-oncologia vem com a proposta de abarcar todas essas minúcias e detalhes da assistência à saúde psicossocial que o câncer exige. Como área de atuação é um ramo da oncologia que estuda os alicerces psicológicos que podem influenciar no adoecimento do câncer.[2,3] Abrange os aspectos envolvidos no adoecer de câncer, trabalhando, principalmente, com os temas correlacionados com a situação atual e possíveis mudanças ou adaptações enfrentadas por quem está ou foi acometido pela doença, bem como aspectos que envolvem a promoção e a prevenção em saúde. Além disso, o saber psico-oncológico vai contribuir para a elaboração e a execução de políticas públicas para garantir o acesso igualitário de todos aqueles que necessitam da atenção à saúde em oncologia.[4]

Possibilita, ainda, a ampliação do conhecimento e do olhar sobre esse processo de adoecer, levando em consideração todo o contexto, observando o entorno e as particularidades individuais de cada indivíduo (e sua família) que adoece.

A atenção que se tem com o sujeito e o olhar acolhedor e de suporte da equipe como um todo faz o sujeito se perceber como um todo e não só a parte sua que foi modificada. O autoconhecimento é importante para que o ser humano consiga se comunicar e expressar de forma clara seus sentimentos e emoções, modificar comportamentos e assim conseguir ter qualidade de vida e manejo do *distress* durante todo o cuidado oncológico.[4,5]

O objetivo deste capítulo é realizar uma análise comparativa da abordagem profissional, a partir das características dos gêneros, com foco nas experiências profissionais articuladas às construções teóricas da literatura científica.

## GÊNERO E CÂNCER

O diagnóstico de câncer, em geral, apresenta-se para a unidade de cuidado como um momento de crise, potencializando reações psicossociais e comportamentais, visto que nele estão envolvidos preconceitos, perdas, valores pessoais e sociais. Papéis preestabelecidos e imposições sociais podem influenciar na forma como homens e mulheres devem se comportar diante da dor física e psíquica, bem como da doença.

Diante disso, sabe-se que a adoção de estratégias de enfrentamento funcionais têm relação direta com a adaptação psicossocial. Como o tratamento impõe modificações da dinâmica psicossocial do indivíduo, muitas vezes este fica impossibilitado de cumprir tarefas estabelecidas até o momento, podendo, assim, desencadear conflitos emocionais e reações psíquicas associadas a crenças e padrões de comportamento, que inibem a participação ativa do paciente em seu tratamento. Gianini[6] descreve e analisa as influências do gênero nas formas de enfrentamento culturalmente compartilhadas da doença a partir do processo de enfrentamento no homem que vivencia o câncer da próstata e na mulher que experiencia o câncer de mama. Trata-se de um estudo qualitativo que utiliza como instrumento uma entrevista semiestruturada.

Os fatores psicossociais e, especificamente, questões de gênero são determinantes na escolha das estratégias de enfrentamento. Ademais, as estratégias de enfrentamento utilizadas pelos homens estão ligadas a fatores situacionais, concentrando-se na avaliação das possibilidades e na decisão por uma conduta. As mulheres apresentaram como principal estratégia de enfrentamento o suporte social, tanto na busca de informações e no apoio formal quanto na busca do suporte emocional.[6]

Contudo, percebe-se a definição de gênero (masculino, feminino) diversa da definição de sexo (hétero, homo, transexual, entre outros). Além de termos como base a definição diferencial entre ambos defendida por Boris,[7] buscamos outros autores e a definição do dicionário gramatical e do dicionário de etimologia.

Cunha[8] afirma que sexo seria a conformação particular que distingue o macho da fêmea nos animais e nos vegetais, enquanto gênero seria o conjunto de espécies com caracteres comuns. Com isso, percebe-se que a diferença entre os sexos se refere aos aspectos fisiológicos do homem e da mulher, e a concepção de gênero que engloba o ser humano em todos os aspectos existenciais que o perpassa.

As feministas americanas foram as primeiras a utilizar o termo "gênero" com o intuito de destacar o caráter social baseado no sexo, rejeitando o termo relacionado à diferença sexual e evidenciando o aspecto relacional entre homens e mulheres.[9] Dessa forma as feministas negaram sua essência feminina e se tornaram "imitações imperfeitas daqueles que as dominavam, perdendo sua identidade, alienando-se e, ingenuamente, entregando suas conquistas ao imperialismo *machista*".[10]

Com isso, durante muito tempo as mulheres eram quem os homens queriam que elas fossem. A mulher não nascia mulher, ela passou a se tornar mulher com o passar dos séculos,[11] diferenciando-se dos homens, que eram, ou ainda são, "um tipo humano absoluto",[11] poderoso, ou seja, masculino. Em contrapartida, segundo Boris[10] o homem também não nasce homem, ele se torna homem. Para isso, o autor afirma que, "Se a masculinidade pode ser ensinada e construída, não há dúvida de que ela pode ser transformada, já que o que se construiu pode, então, ser 'demolido' ou '*desconstruído*', para ser, novamente, construído".[10]

Heilborn[12] afirma que o gênero não apenas engloba aspectos biológicos dos seres humanos como insere e significa atributos culturais inerentes a cada um dos sexos. Percebe-se, então, que a noção de gênero se diferencia da noção de sexo, pois não se limita à prática sexual, incluindo a investigação dos comportamentos, das atitudes, dos valores, das relações, dos conceitos, dos estereótipos, dos preconceitos, que são construídos socialmente, historicamente, politicamente, culturalmente e ideologicamente.[10]

Nesse sentido, apontam-se aqui todos esses aspectos que englobam o ser humano (mulher e homem), que é constituído e entrelaçado pela cultura e sociedade na qual está inserido, e não só pelas diferenças fisiológicas entre ambos. A relevância desse aspecto poderá ser verificada no relato de dois casos específicos de intervenção psico-oncológica.

Embasando e tomando como aspecto norteador o que foi dito anteriormente, Osterne[9] afirma que a categoria gênero não se refere somente à mulher e ao homem no aspecto biológico, mas para "designar a dimensão inerente de uma escolha cultural e de conteúdo relacional, que rejeite o caráter fixo e permanente da oposição binária entre masculino e feminino".[9]

Percebemos assim a categoria gênero a partir de homens e mulheres em relação entre si e com os aspectos relacionais, sociais e culturais que os constituem, englobando, com isso, toda a sua complexidade e a peculiaridade de um ser mundano e singular (único).

Nesse contexto, os fatores biológicos desvinculados da sexualidade tornam-se vazios, pois devem se inserir nas relações sociais[9] e culturais. Dessa forma, percebe-se que os papéis desempenhados por ambos também os constituem como pessoas, sendo esse mais um aspecto considerado na categoria gênero. Para Boris,[9] "As diferenças sexuais constituem uma teia cultural que fundamenta as relações humanas e que modela de forma inexorável tanto homens quanto mulheres numa fôrma bem definida".

Após o diagnóstico do câncer de mama é comum que as mulheres iniciem um longo relacionamento com a área biomédica e sejam expostas a tratamentos que transformam seus corpos. Foi realizada uma pesquisa[13] investigando o impacto dos discursos, das práticas e das relações entre profissional de saúde-paciente, observando-se que as relações ainda são pautadas no modelo biomédico, a reforçar a hierarquia do profissional sob o paciente, que subordina este último em virtude de categorias como gênero e classe social. Tal dado aponta que ainda é necessário identificar as lacunas existentes entre a prática e a teoria no que concerne às relações de saber horizontal e humanizado.

Com isso, as mudanças de papéis e identidades que vêm ocorrendo em homens e mulheres ao longo dos tempos devem ser consideradas, já que podem influenciar na maneira como estes se relacionam com o mundo que os permeia e na forma como essa nova configuração os afeta. Existem diferenças culturais entre homens e mulheres, já que todos têm sua história de vida. Isso reflete na maneira como pode ser realizada a abordagem de tratamento e na forma como a unidade de cuidado adere ao tratamento.

Com o objetivo de preconizar a adesão (ou aderência) ao tratamento, as intervenções em psico-oncologia podem ser individuais e coletivas, com diferentes objetivos, sempre pautadas no manejo do *distress* e na qualidade de vida.

## INTERVENÇÕES EM PSICO-ONCOLOGIA

As intervenções podem ser realizadas por meio de atendimentos individuais, seja no consultório ou na clínica, na sala de infusão, no domicílio ou durante a hospitalização. Compreendem a psicoeducação, por meio do grupo de apoio para clientes ou familiares, e atividades de socialização, por exemplo. Neste capítulo serão apontados recortes de casos clínicos de atendimentos realizados pelas autoras, resguardando o sigilo e a ética na apresentação das informações.*

De acordo com a prática clínica, percebe-se que os homens aderem melhor às atividades individuais e àquelas que permitem que um acompanhante esteja presente, como eventos de psicoeducação ou interação social. Já as mulheres aderem, de forma geral, às atividades e propostas ofertadas com maior pluralidade de tipos (p. ex., grupos terapêuticos e de apoio, socialização, psicoterapia, mobilização em campanhas de prevenção, entre outras), apesar de o atendimento individual proporcionar maior disponibilidade de tempo para melhor aprofundamento das questões que o cliente deseja trabalhar.

Para ilustrar, relata-se aqui o caso de Afonso, 47 anos, câncer de intestino metastático, padrasto de dois jovens adultos e casado há 20 anos com Ana, 45 anos. Moram perto do seu trabalho e os dois enteados também residem na casa. O tratamento de Afonso durou 2 anos e 4 meses, sendo os 2 últimos meses em casa.

Afonso foi conquistado pelas conversas informais na sala de infusão e que depois seguiram para o consultório, onde construiu seu espaço de fala e escuta. Ele era assíduo e demonstrava bastante interesse em compreender o significado do adoecimento nessa etapa de sua vida. Havia tido depressão 5 anos antes e estava em processo de separação. O adoecimento fez ele e Ana reverem a relação, e ele afirmava que esse tempo atual estava sendo o melhor de sua vida. Tinha a presença dos filhos, pais e irmãos.

A psicoterapia funciona levando em consideração algumas noções-pilares:

- O homem visto como um ser mundano, com seus "múltiplos contornos".[14]
- A busca pela fala autêntica/primária.[15-17]
- Ênfase no "aqui e agora" para trabalhar a partir dos fenômenos emergentes, não havendo direcionamento de temas por parte do profissional.

---

* A preservação do sigilo e a ética dos casos protegem nomes, idades e fatores reais que possam identificar quaisquer informações privadas.

No referido caso, lidar com a mãe foi a parte mais delicada, porque ele não podia compartilhar com ela os avanços da doença e, por consequência, sua organização de vida para a terminalidade. Escolheu permanecer em casa quando a médica explicou o afunilamento de possibilidades terapêuticas de cuidado. Sentiu-se realizado por ter visto a nora grávida e por ter participado dos primeiros 6 meses de vida do neto. Pôde aprender a falar sobre seus sentimentos e a ressignificar sua relação com a esposa. Escreveu vários textos sobre seus sentimentos e pensamentos, além de cartas para os filhos, enteados, a esposa e o neto.

O recurso de elaboração de sentimentos por meio da fala e da escuta ecoou para o papel quando Afonso utilizou o recurso da escrita para comunicar o que desejava e o que sentia pelas pessoas. Concluiu que o ato de escrever o ajudava a organizar seus desejos "sem ser interrompido pelo olhar, lágrimas ou fala das pessoas" que amava.

Foram realizados atendimentos domiciliares, por solicitação dele e da esposa, para conseguir esclarecer e comunicar que não desejava mais ter intervenções quando sua "hora chegasse". A partir da intervenção médica e psicológica, ele pôde se sentir visto, acolhido e respeitado. Os familiares também relataram ter observado isso.

Corroborando esse cenário, Perdicaris e Silva[5] afirmam que a intenção primária da comunicação entre os profissionais da saúde e a unidade de cuidado deixa explícito que não estão sozinhos durante essa jornada.

O segundo recorte de caso consiste em um grupo de apoio destinado a pacientes durante e após o tratamento. O grupo de mulheres com clientes de um serviço privado de Fortaleza-Ceará teve início em 2011 e até hoje continua ativo, evidenciando que o trabalho foi além dos limites institucionais.

O processo do grupo em cada sessão foi realizado de acordo com os temas emergentes, com as necessidades de cada participante durante a sessão e levando em conta a espontaneidade da fala de cada participante. Conforme Rogers,[18] "quando faço qualquer coisa espontânea, ela é altamente eficaz". Os participantes têm total liberdade para tratar dos assuntos que mais acharem convenientes, dispondo do espaço do grupo para compartilhar suas vivências.

Ao longo de 4 anos, o grupo assumiu uma forma própria, realizando, além dos encontros quinzenais, outras atividades pessoais, como viagens, encontros pessoais, aulas em conjunto, entre outros. Com o passar do tempo, perceberam o crescimento individual, grupal e o fortalecimento de vínculos. Houve perdas de membros do grupo e chegada de novas mulheres. Mudanças de cidade, de realidade e desafios familiares. O cliente na psicoterapia de grupo é entendido como aquele que está inserido em um contexto sociocultural, enquanto ser mundano.[19] Considera-se aqui a importância de não separar o ser humano de sua realidade histórica e social.

Dessa forma, a visão de humano que utilizamos para conduzir o trabalho de grupo é voltada para uma natureza que é fruto da relação dialética entre homem e o ambiente sociocultural no qual está inserido. É importante destacar, de forma breve, que esse sujeito mundano apresenta não apenas uma tendência construtiva e positiva (tendência atualizada), mas também uma tendência à destrutividade, tendo em vista que a natureza humana é, por essência, ambígua.

A possibilidade de se encontrarem por um motivo não saudável, que foi o adoecer de câncer, e de poder ressignificar essa experiência e trabalhar as questões da vida, torna essas mulheres mais "forte e capazes" (relato de paciente) para enfrentar as adversidades que a vida oferece, sem ser exclusivo do adoecimento.

A fala, a escrita, o trabalho individual e grupal e o incentivo ao fortalecimento de vínculos são intervenções eficazes, como podemos perceber. Porém, é preciso estar atento ao ritmo do próprio grupo e a sua dinâmica relacional.

Respeitamos o movimento do grupo por meio das atitudes facilitadoras definidas por Rogers: aceitação incondicional, da compreensão empática e da congruência.[18] Dessa forma, percebemos que o grupo se sentiu à vontade para aprofundar seus conteúdos mais relevantes para o trabalho terapêutico.

Podemos extrair dos exemplos acima citados as particularidades e as diferentes formas de atuação da psico-oncologia. Poder realizar essa pesquisa ampliou nossa visão a respeito dessa área, lembrando que o cuidado será realizado para uma pessoa saudável que tem um câncer. "Ela não é o câncer e nem o câncer é a pessoa. Durante todo o processo, nosso foco é a qualidade de vida."[20]

## CONSIDERAÇÕES FINAIS

Quanto maior a capacidade de desenvolver e acionar os recursos psicológicos para lidar com o sofrimento, mais funcional e saudável para o indivíduo, mesmo estando acometido com alguma doença, já que sabemos que o modo como ele lida com seus conflitos pode refletir diretamente na maneira como lida com esse momento.[21]

A assistência psicológica pode ser percebida como um espaço propício para a expressão emocional como estratégia para lidar com aspectos não compreendidos, negativos, desagradáveis, traumáticos ou estressores, sendo também um forte aliado do sistema imunológico no combate das doenças, de forma geral.

O gênero feminino aparentemente está mais disponível a transparecer seu sofrimento e a expressar e falar sobre suas fragilidades e medos do que o gênero masculino. Uma suposição teórica está relacionada ao fato de a mulher ser considerada o "sexo frágil" perante o "poder" masculino, que deve manter a postura forte diante das situações, tal como é tradicionalmente exigido culturalmente. Existem inúmeras hipóteses para entendimento dessas diferenças que possivelmente não foram contempladas neste capítulo, deixando a lacuna para futuros estudos – principalmente empíricos – que possam abranger adequadamente toda a complexidade que envolve a abrangência de diferenças dos gêneros.

O modo como o sujeito, seja feminino ou masculino, lida com as adversidades da vida reflete na forma como enfrenta esse processo de adoecer. A diferenciação de abordagens de acordo com o gênero pode proporcionar mais aprofundamento e eficácia de intervenções de acordo com as vulnerabilidades e necessidades desta ou daquela população para ampliar a visão e para a criação novas estratégias de manejo psicossocial na oncologia.

Compreender o sujeito em sua totalidade pode contribuir para a eficácia do tratamento, bem como para a elaboração de estratégias de compreensão e manutenção de seu bem-estar, já que se leva em consideração o entorno do sujeito, sua realidade, sua história, contexto, o aspecto econômico, o cultural e sua singularidade.

## REFERÊNCIAS


1. Caponero R. Biologia celular [sem data]. Disponível em: http://www.moodle.cmv.org.br/2012/pluginfile.php/3071/mod_resource/content/2/unidade_1/moldura_aula01.html. Acesso em: 10 maio 2014.
2. Carvalho MM. Psico-oncologia: história, características e desafios. Psicol USP. 2002;13(1):151-66. Disponível em: https://doi.org/10.1590/S0103-65642002000100008. Acesso em: 22 mar. 2024.
3. Aguiar M. Psico-oncologia: assistência humanizada e qualidade de vida. In: Aguiar M (org.). Psico-oncologia: caminhos de cuidado. São Paulo: Summus; 2019. p.15-24.

4. Riba MB, Donovan KA, Ahmed K, Darlow, Susan D, et al. Clinical practice guidelines in oncology (NCCN Guidelines®) Distress Management Version 1.2024. J Natl Compr Canc Netw. 2023;21(5):450-7.
5. Perdicaris AA, Silva MJ. A comunicação essencial em oncologia. In: Carvalho VA (org.). Temas em psico-oncologia. São Paulo: Summus; 2008. p.403-13.
6. Gianini MMS. Câncer e gênero: enfrentamento da doença [dissertação de mestrado em Psicologia Clínica]. São Paulo: PUC-SP; 2004.
7. Boris GD. O homem e a mulher vêm se transformando ao longo do tempo e manifestam-se diferentemente conforme o contexto em que vivem. Revista do Instituto Humanista Unisinos. 2007. Disponível em: https://www.ihuonline.unisinos.br/artigo/711-georges-daniel-janja-bloc-boris. Acesso em: 22 mai. 2024.
8. Cunha AG. Dicionário etimológico nova fronteira da língua portuguesa. 2.ed. Rio de Janeiro: Nova Fronteira; 2001.
9. Osterne MSF. Família, pobreza e gênero: o lugar da dominação masculina. Fortaleza: EDUECE; 2001.
10. Boris GD. Fala de homens: a construção da subjetividade masculina. São Paulo: Annablume; 2002.
11. Beauvoir S. O segundo sexo. Milliet S (trad.). Rio de Janeiro: Nova Fronteira; 1980.
12. Heilborn ML. Usos e abusos da categoria de gênero. In: Holanda HB (org.) Y nosotras latinoamericanas? Estudos sobre gênero e raça. São Paulo: Fundação Memorial Latino-Americana; 1992. p.39-44.
13. Aguayo E. Itinerários do câncer de mama: relações de gênero no campo biomédico do Equador. Encruzilhada – Revista Crítica de Ciências Sociais. 2021;21(3). Disponível em: https://recyt.fecyt.es/index.php/encrucijadas/article/view/86376. Acesso em: 22 mar. 2024.
14. Merleau-Ponty M. Fenomenologia da percepção. São Paulo: Martins Fontes; 1994.
15. Carvalho MR, Sardinha A. Bases de evidências para a conceitualização cognitiva e a prática em terapia cognitivo-comportamental. In: Neufeld CB, Falcone, EMO, Rangé BP (org.). Procognitiva: Programa de Atualização em Terapia Cognitivo-Comportamental: ciclo 5. Porto Alegre: Artmed Panamericana; 2019. p.9-41.
16. Wright JH, Brown GK, Thase ME, Basco MR. Aprendendo a terapia cognitivo-comportamental: um guia ilustrado. Porto Alegre: Grupo A; 2018.
17. Amatuzzi MM. O resgate da fala autêntica. São Paulo: Papirus; 1989.
18. Rogers CR. Grupos de encontro. São Paulo: Martins Fontes; 2002.
19. Moreira V. De Carl Rogers a Merleau-Ponty: a pessoa mundana em psicoterapia. São Paulo: Annablume; 2007.
20. Aguiar M. Campos de atuação em psico-oncologia [sem data]. Disponível em: http://www.moodle.cmv.org.br/2012/pluginfile.php/3104/mod_resource/content/5/unidade%202/moldura_aula01.html. Acesso em: 4 abr. 2014.
21. Neme CM, Lipp ME. Estresse psicológico e enfrentamento em mulheres com e sem câncer. Psicologia: Teoria e Pesquisa. 2010;26(3).

Capítulo **17**

# Os desafios do psico-oncologista para a manutenção da saúde mental de pacientes ostomizados

Mércia de Andrade Scarton

## INTRODUÇÃO

O trabalho da psico-oncologia tem conquistado um espaço cada vez maior, tendo sua importância reconhecida a partir dos acompanhamentos realizados junto aos pacientes e familiares e referendada pelas pesquisas científicas realizadas na área. Tais estudos possibilitam ampliar cada vez mais esse campo de atuação, permitindo que, na atualidade, o psico-oncologista possa trabalhar em diferentes frentes, tais como hospitais, clínicas e consultórios particulares.[1] Esse campo do conhecimento é fundamental, uma vez que visa, em última análise, à promoção e manutenção da qualidade de vida de quem adoece, bem como de seus familiares.

Neste capítulo serão propostas reflexões com base em um caso clínico, cujo atendimento foi realizado em caráter social. Por meio do recorte de algumas questões trabalhadas em terapia, será realizada uma interlocução entre teoria e prática, a fim de fomentar o debate sobre o papel do psico-oncologista, com foco em alguns dos desafios enfrentados nesse campo de atuação.

Existem diferenças importantes entre os atendimentos realizados via rede privada ou pública de saúde. O relato trazido neste capítulo versa acerca de um paciente que enfrentou muitas dificuldades com a morosidade do Sistema Único de Saúde (SUS), notadamente para ser diagnosticado. Tal dificuldade levou a família a levantar recursos financeiros para a realização de alguns procedimentos na rede particular, como forma de diminuir o tempo de espera para a realização do diagnóstico e início do tratamento.

Segundo o Ministério da Saúde,[2] a efetividade do tratamento tende a ser maior quanto mais cedo for realizado o diagnóstico. Para tanto, estabelece diretrizes para que sejam realizados os procedimentos de rastreio e de diagnóstico precoce. Ambos são recomendados para as neoplasias de cólon e reto. O caso relatado a seguir, no entanto, deixa claro que tais recomendações não foram seguidas, o que contribuiu para o sofrimento de ordem psicológica e física a que o paciente e seus familiares foram submetidos.

## QUANDO O CÂNCER COLORRETAL OCASIONA UM ESTOMA

Descobrir-se com uma doença oncológica pode trazer impactos diversos para o paciente e seus familiares, nos mais diversos âmbitos: social, emocional, familiar, espiritual, psiquiátrico e psicológico.[3] Tais aspectos podem ser trabalhados pelo psico-oncologista junto a seu paciente, sempre auxiliando na manutenção de sua qualidade de vida ao longo do tratamento e também após sua finalização.

À medida que os estudos na área avançaram, a figura do psico-oncologista passou a ter relevância junto às equipes interdisciplinares. Atualmente, é consenso que aspectos psicológicos estão relacionados à aderência ao tratamento e a melhor enfrentamento da doença, podendo tais questões estar relacionadas à sobrevida.[4] Surge daí a importância de que a equipe esteja atenta aos aspectos psicológicos que permeiam o processo de adoecimento.

Descobrir-se portador de uma doença séria é um momento cercado de medo, dúvidas, sentimento de angústia e desânimo. No caso de uma neoplasia, soma-se a esse quadro o fato de, por muitos anos, o câncer ter sido tratado como um tabu e relacionado inevitavelmente à morte. Esse tabu persiste ainda na atualidade em algumas famílias, e isso faz com que surjam muitas dificuldades em falar sobre o tema, compartilhar inseguranças e trocar experiências com outras pessoas, pois se trata de um "assunto proibido".[4]

De acordo com o Ministério da Saúde,[5] "A estomia (ou ostomia) é um procedimento cirúrgico que consiste na exteriorização de parte do sistema respiratório, digestório e urinário, criando uma abertura artificial (orifício) entre órgãos internos e o meio externo". A depender do tipo e estadiamento da neoplasia, esse tipo de cirurgia pode ser indicado, podendo ter caráter irreversível. Paulo, paciente cujo caso virá a seguir, realizou uma colostomia, ou seja, uma estomia na região do cólon. Por ser definitiva, essa cirurgia pode resultar em mudanças físicas impactantes, e isso aumenta a chance de emergir uma realidade nova e desafiadora com a qual o paciente terá de conviver.[4]

O Ministério da Saúde[6] prevê para cada ano do triênio 2023-2025 a incidência de 704 mil novos casos de câncer no Brasil. Dentre esses casos, cerca de 6,5% serão de cólon e reto, o que representa mais de 45 mil novos casos. Não existem, porém, dados oficiais a respeito de qual porcentagem de casos dentro desse universo de pacientes estaria suscetível à estomia.

O atendimento a pacientes com câncer torna-se desafiador, pois reúne variáveis diversas que podem contribuir para o adoecimento mental. Há de se salientar que, não raramente, quadros de depressão ou ansiedade nessa população acabam sendo subdiagnosticados, pois se acredita que sintomas associados a tais quadros sejam oriundos do próprio processo de adoecimento, sendo, assim, considerados "naturais". Nesses casos, infelizmente, o paciente sequer chega a ser encaminhado para atendimento psicológico.

## CASO CLÍNICO

Paulo (nome fictício), aos 42 anos, recebeu o diagnóstico de adenocarcinoma de cólon 6 meses antes de iniciar a terapia. Apresentava sintomas como mal-estar, dores abdominais, desconfortos estomacais e melena. Em consulta de rotina, não recebeu indicação para nenhum exame específico e, assim, ficou mais tranquilo, acreditando que seu quadro era "um mal-estar passageiro".

Entre oscilações de períodos de melhora, passaram-se 14 meses. Quando a descoberta desse tipo de câncer é corretamente realizada, há tempo suficiente para que a detecção seja feita ainda nos estágios iniciais, uma vez que se trata de uma doença de progressão silenciosa. O "surgimento da neoplasia maligna depende da evolução de uma lesão pré-cancerosa no decorrer de 7 a 10 anos."[7]

A família de Paulo pagou uma consulta particular com a intenção de realizar uma investigação mais cuidadosa, por meio de exames específicos, para se certificar de que tudo estava bem. Até esse momento, não faziam ideia de que poderia se tratar de uma doença grave. Nesse contexto, foi realizado o diagnóstico de Paulo.

Paulo foi, então, encaminhado com urgência para tratamento via SUS. De porte de um relatório médico detalhado, bem como dos resultados dos exames realizados, deu entrada no hospital, onde viria a realizar o tratamento em caráter urgente. Devido à gravidade, foi chamado para início do tratamento relativamente rápido, em cerca de 3 semanas.

Paulo e sua família precisaram de um tempo para assimilar a notícia antes de pensar a respeito dos passos seguintes. Contudo, enquanto a família se mobilizou na busca de uma solução para o pronto início do tratamento, Paulo pareceu "paralisado, sem saber o que fazer e a cada dia mais quieto e sem vontade de fazer as coisas", segundo palavras de sua esposa. Iniciado o tratamento, buscaram ajuda psicológica para Paulo, devido à preocupação com seus sintomas (tristeza, desânimo e apatia).

Não é raro que o próprio paciente não busque a terapia, seja por achar que não precisa, seja por não ter condições psicológicas de procurar auxílio devido a uma desestabilização emocional proveniente de sua condição. Nesses casos, pode ocorrer de um familiar entrar em contato com o psico-oncologista a fim de buscar atendimento para o ente querido.

O primeiro contato foi realizado pela esposa de Paulo, em busca de informações sobre a psicoterapia. Como a família não tinha condições de arcar com os custos de uma psicoterapia, Paulo foi atendido por valor simbólico e acompanhado por um ano. Paulo realizou químio e radioterapia e recebeu indicação cirúrgica para realização de uma colostomia. Tudo isso o deixou bastante debilitado física e psicologicamente. Segundo relato da esposa, a condição psicológica de Paulo piorou após a indicação da colostomia.

Paulo, a princípio, disse que não achava que seria necessário esse tipo de acompanhamento: "qualquer um numa situação dessa estaria triste", disse ele. Como nunca havia feito terapia, foi explicado a ele como esse processo poderia auxiliá-lo, deixando claro que sua vontade seria soberana, a despeito da insistência de seus familiares. Paulo decidiu seguir com o tratamento, dizendo "vale tudo para sair disso".

Simonetti[8] ressalta ser um grande desafio para a equipe quando o paciente não aceita atendimento. Em tais casos, é preciso lidar com dúvidas e angústias dos familiares, do próprio paciente e, não raramente, com a dificuldade de alguns profissionais em manejar todas essas variáveis. Uma vez que o paciente esteja em plenas faculdades mentais, tem o direito de aceitar ou não os tratamentos, cabendo à equipe apenas explicar sobre os malefícios resultantes dessa escolha e respeitar sua decisão.

Paulo compartilhou suas crenças com relação aos problemas que o uso da bolsa coletora traria para si. Sentiu sua autoimagem prejudicada e verbalizou que se preocupava em como faria as atividades cotidianas. Disse ele: "Como vou jogar futebol sem camisa? Não vou mais poder tomar banho na quadra, não vou poder mais namorar com minha esposa". Com relação a sua sexualidade, não sentia abertura para abordar esse tema com seu médico e tocou nesse assunto poucas vezes ao longo da terapia, pois dizia não se sentir confortável em falar sobre.

Iniciada a quimioterapia, outras questões vieram à tona, e Paulo começou a duvidar do sucesso do tratamento. Passou a ter sonhos com a temática da morte. Não conversava com sua esposa, pois ela interpretava os medos de Paulo como se ele estivesse se entregando à doença. Suas falas sugeriam que a esposa estaria muito abalada, cansada com a rotina de acompanhante, mas que não havia ainda cogitado a busca por atendimento psicológico para si mesma.

Paulo foi aconselhado a realizar uma consulta com um médico psiquiatra, pois, além de sintomas relacionados à depressão, vinha apresentando muita dificuldade para dormir, passando noites em claro, o que o fazia passar os dias com muita sonolência e dificuldade de concentração. Foi medicado e passou a realizar acompanhamento com o especialista.

Era evidente o aumento nos níveis de ansiedade e angústia da família, notadamente da esposa, que passou a solicitar conversar com a psicóloga nos minutos finais dos atendimentos de Paulo. Nessas ocasiões ela chorava muito, sem conseguir explicar o que sentia. Quando o paciente tinha alguma crise ou era hospitalizado, a esposa ligava muito angustiada, sem saber como proceder.

Os cuidadores estão constantemente sob risco de adoecimento, pois podem ficar sobrecarregados emocional e fisicamente.[9] Notando uma piora no quadro da esposa de Paulo, foi conversado sobre a importância de que ela própria também realizasse um acompanhamento terapêutico, a fim de ter um espaço de escuta e acolhimento para si diante de todas as dificuldades e renúncias que vinha fazendo nos últimos tempos para acompanhar o marido em seus compromissos médicos.

Os familiares[9] comumente assumem papéis novos diante do adoecimento de um parente próximo, o que pode ocasionar diversos efeitos psicológicos, tais como mudança de rotina, aumento de despesas, dentre diversos outros aspectos que vêm à tona nessas situações. A esposa buscou, dessa forma, psicoterapia para si.

## TRABALHO PSICOTERAPÊUTICO E ALGUNS DESAFIOS: CAMINHOS POSSÍVEIS

No que se refere ao trabalho do psico-oncologista, a partir do caso apresentado podem ser notados alguns desafios importantes com os quais o profissional que atua nessa área deve lidar, conforme visto a seguir.

## Dificuldades descritas pelos pacientes para realizar o diagnóstico via SUS

Pacientes sem acesso a planos de saúde relatam comumente dificuldades para a realização de diagnóstico médico e/ou tratamentos de químio e radioterapia. Tendo em vista que o diagnóstico precoce é considerado um grande aliado, que aumenta as chances de sucesso do tratamento,[10] torna-se profundamente angustiante a demora para iniciar o tratamento.

Paulo, a despeito de também ter passado pelas dificuldades ocasionadas pela demora, conseguiu "encurtar" seu tempo de espera na fila do SUS, pois conseguiu pagar por consultas e exames particulares. Porém, infelizmente essa possibilidade não é uma realidade para a maior parte dos brasileiros, uma vez que não possuem recursos financeiros para isso.

Para muitas pessoas essa espera pode ser fatal, e o diagnóstico não chega a tempo para que se obtenha sucesso no tratamento. O desafio do psico-oncologista não se restringe ao cuidado dos pacientes que aguardam nas longas filas do SUS. Para além disso, cabe a esse profissional acolher também as famílias que enfrentam tal condição.

## Como conciliar e diferenciar demandas do próprio paciente x família?

Paulo, em princípio, não concordava com a necessidade da terapia. Não raramente, esse é um desafio ético com o qual o psico-oncologista se depara e no qual seu manejo técnico e sensibilidade são a base para o início e o fortalecimento de uma relação terapêutica saudável. Conforme dito anteriormente, cabe ao psico-oncologista respeitar a decisão do paciente, muitas vezes à revelia da concordância da família. Sempre que estiver em pleno gozo de suas faculdades mentais, caberá ao próprio paciente a decisão de realizar ou não os tratamentos propostos, cabendo à equipe respeitar essa escolha.

Por essa razão, pode ser desafiador também lidar com as expectativas da família e com o que o próprio paciente tem como objetivo principal na terapia. Nem sempre esses dois lados estão alinhados, e manter um diálogo claro, direto, assertivo e empático torna-se precípuo, obviamente sempre respeitando os limites éticos implicados no contrato do processo terapêutico.

### Atenção ao cuidador principal do paciente

A esposa de Paulo foi adoecendo à medida que as atividades de cuidadora principal de seu marido foram aumentando e trazendo novas demandas. Paulatinamente ela foi se afastando das atividades que realizava até então, para focar somente os cuidados do marido, tanto na residência do casal como no acompanhamento nas consultas médicas. Acolher a acompanhante e cuidadora nos momentos de maior ansiedade foi muito importante, até mesmo visando à saúde mental do próprio paciente, que ficava a cada dia mais preocupado com a esposa e se sentia um peso para ela, por acreditar que a estava atrapalhando.

Cabe ao psico-oncologista realizar, quando preciso, o acolhimento do cuidador, se necessário fazendo o encaminhando para o tratamento especializado. Nem sempre essa é uma tarefa simples, mas um olhar holístico para o caso de Paulo possibilitou a aderência da esposa também ao seu próprio processo psicoterapêutico.

### Dificuldade de algumas equipes médicas em perceber o doente para além da doença física

Embora Paulo apresentasse sinais claros de depressão, em momento algum a equipe que cuidava dele o encaminhou para atendimento psicológico. Foi sua família que, atenta aos sintomas do paciente, buscou atendimento. Embora a psico-oncologia venha ganhando cada vez mais espaço e tendo sua importância reconhecida, pode acontecer de aspectos psicológicos relacionados ao adoecimento serem negligenciados pelas equipes.

Outra falha pôde ser observada no tocante à questão da sexualidade: foi detectada a necessidade da realização da colostomia, porém os médicos nunca conversaram a respeito dos eventuais efeitos colaterais que essa cirurgia poderia acarretar do ponto de vista da vida sexual de Paulo. Ao contrário, esse tema foi ignorado, e Paulo, por sentir-se envergonhado, não conseguia falar sobre o assunto, tirar dúvidas e compartilhar suas angústias nesse sentido.

## CONSIDERAÇÕES FINAIS

Muitas habilidades são importantes para o psico-oncologista: escuta atenta, conhecimento sobre o sistema de saúde para atendimento dessa população, acolhimento do paciente e seus cuidadores são apenas algumas delas. Além disso, também é importante estar atualizado e alinhado com as mais modernas práticas em psico-oncologia, referendadas pela ciência e que visam a um atendimento respeitoso e humanizado.

Os diversos desafios que permeiam o trabalho do psico-oncologista exigem desse profissional todo esse arcabouço de conhecimento. Lidar com os dilemas inerentes à condição de adoecer, compreendendo desde a falta de estrutura de um sistema de saúde deficitário até aspectos mais profundos do sofrimento humano diante da reflexão sobre sua própria finitude quando acometido por uma doença grave, é um trabalho tão importante quanto árduo.

Os desafios são inúmeros, e somente alguns deles foram trabalhados neste capítulo. Seu objetivo principal foi promover a reflexão e fomentar a discussão sobre o papel do psico-oncologista nos mais diversos âmbitos.

## REFERÊNCIAS


1. Campos EMP. A psico-oncologia: uma nova visão do câncer – uma trajetória [tese de livre-docência]. São Paulo: Universidade de São Paulo; 2010.
2. Brasil. Ministério da Saúde. Guia de atenção à saúde da pessoa com estomia. 2021. Disponível em: https://bvsms.saude.gov.br/bvs/publicacoes/guia_atencao_saude_pessoa_estomia.pdf. Acesso em: 5 maio 2024.
3. Nascimento IRC do, Jorge MSB, Leitão IMT de A. Validação de protocolos de avaliação psicológica e indicadores de atendimento em psico-oncologia. Psicologia: Ciência e Profissão. 2021;41. Disponível em: https://www.scielo.br/j/pcp/a/R3NhmWLQ6Rv8BX9hT5Jpckb/. Acesso em: 5 maio 2024.
4. Scarton MAPA. Câncer colorretal e colostomia: aspectos psicodinâmicos envolvidos na vivência da sexualidade [dissertação]. São Paulo: Universidade de São Paulo; 2017.
5. Brasil. Ministério da Saúde. Portaria n. 400. Brasil. 16 de novembro de 2009. Disponível em: https://bvsms.saude.gov.br/bvs/saudelegis/sas/2009/prt0400_16_11_2009.html. Acesso em: 5 maio 2024.
6. INCA. Estimativa 2023: incidência de câncer no Brasil. Biblioteca Virtual em Saúde; Rio de Janeiro: INCA; 2023. Disponível em: https://bvsms.saude.gov.br/inca-lanca-a-estimativa-2023-incidencia-de-cancer-no-brasil/. Acesso em: 5 maio 2024.
7. Mocellin J, Silveira M da, Maciel S de. Câncer colorretal e sistema purinérgico. Chapecó: UFFS Editora; 2021. Disponível em: https://books.scielo.org/id/hj25v/pdf/cardoso-9786586545494-07.pdf. Acesso em: 5 maio 2024.
8. Simonetti A. Manual de psicologia hospitalar. 7.ed. São Paulo: Casa do Psicólogo; 2013.
9. Romano BW. O psicólogo clínico em hospitais: contribuição para o aperfeiçoamento da arte no Brasil. Vetor Editora; 2017.
10. Instituto Nacional do Câncer. ABC do câncer: abordagens básicas para o controle do câncer. Rio de Janeiro: Ministério da Saúde; 2011. Disponível em: https://bvsms.saude.gov.br/bvs/publicacoes/abc_do_cancer.pdf. Acesso em: 5 maio 2024.

Capítulo **18**

# Intervenções em psico-oncologia junto a pacientes de câncer metastático com sobrevida acima dos 10 anos

Fabiana Faggiani da Cunha
Michelle Santos de Lima

## INTRODUÇÃO

O câncer metastático representa uma fase avançada da doença oncológica e é caracterizado pela disseminação das células cancerosas para além do local original, afetando outros órgãos do corpo. Esse processo complexo envolve a invasão de tecidos adjacentes, a entrada na corrente sanguínea e a colonização em novos locais. A trajetória clínica dos pacientes com câncer metastático os coloca em contato com novos desafios significativos e desajustes emocionais devido às características da metástase, e os médicos oncologistas terão seu olhar mais focado para o controle do crescimento do tumor, o alívio dos sintomas, a melhoria da qualidade de vida e, em alguns casos, haverá a ambição pela sobrevida.[1-3]

Podemos observar que o desenvolvimento de novas drogas, estudos genéticos e biológicos e a clínica oncológica têm proporcionado sobrevida aos pacientes com câncer metastático. Terapias-alvo e imunoterapias oferecem tratamentos mais eficazes e menos invasivos, melhorando o controle da doença e reduzindo os efeitos colaterais. No entanto, a natureza crônica e progressiva do câncer metastático traz incertezas quanto ao prognóstico e ao bem-estar em longo prazo. Sabe-se que atualmente a saúde mental e psíquica tem o potencial de influenciar em todos os aspectos relacionados ao adoecimento, diagnóstico, tratamento e prognóstico, e, assim, a psico-oncologia tem o objetivo de cuidar e oferecer suporte para os aspectos sociais e psicológicos dos pacientes.[2,4]

## A IMPORTÂNCIA DA PSICO-ONCOLOGIA NO ACOMPANHAMENTO DE PACIENTES COM CÂNCER METASTÁTICO

Metade dos pacientes diagnosticados com câncer enfrenta desafios psicológicos, como *distress* relevante e/ou questões psicossociais subestimadas ou maltratadas ao longo do adoecimento. Essas dificuldades estão ligadas à queda na qualidade de vida, dificuldades nas interações sociais, prolongamento do tempo de recuperação, menor adesão ao tratamento e manifestações atípicas da condição. Também podemos observar questões culturais envolvidas no processo e na falta de tratamento do adoecimento psíquico.[5]

A saúde emocional do paciente metastático certamente se torna mais fragilizada, devido às preocupações com sua saúde e sobrevida e ao contato que ele passa a ter com a possibilidade da própria finitude. Além de existir a complexa dimensão cognitiva influenciando no processo de aceitação e elaboração da experiência, essa pessoa pode confrontar a possibilidade da própria mortalidade, o que pode levar a um sentimento de luto antecipatório pela perda de sua própria vida e pela interrupção dos planos e sonhos que tinha para o futuro. Além disso, a experiência pode causar tensões nos relacionamentos familiares e afetar as pessoas próximas, gerando mudanças nas dinâmicas familiares e sociais.[6-8]

Atualmente evitamos falar em impossibilidade de cura, preferindo discutir a presença ou ausência de tratamentos que possam alterar o curso da doença, o que ajuda a evitar o sentimento de impotência.[5,6]

A psico-oncologia abrange seus cuidados em todo o tratamento do câncer, principalmente pela compreensão de que os cuidados psicossociais têm relação direta com a melhora na adesão ao tratamento, a relação médico-paciente e a qualidade de vida. Além disso, a referência dos oncologistas aos serviços de psico-oncologia é indispensável para maximizar os benefícios recebidos pelos pacientes e seus cuidadores.[8]

Um estudo conduzido com mulheres diagnosticadas com câncer de mama metastático explorou técnicas de enfrentamento emocional e recursos psicossociais. Essas técnicas foram classificadas em diferentes categorias, englobando desde abordagens comportamentais e cognitivas até métodos existenciais e a busca por suporte social. Mais especificamente, foram identificadas estratégias de enfrentamento comportamental, que incluem:

- Manejo do estresse, enfrentamento ativo e planejamento.
- Estratégias de enfrentamento cognitivo e recursos psicológicos, que envolvem reavaliação cognitiva, otimismo, *mindfulness*, pensamento positivo e enfrentamento religioso.
- Enfrentamento orientado para a abordagem existencial, que engloba a aceitação, a vida baseada em valores e a integração da identidade.
- Prevenção.
- Recursos interpessoais e busca de apoio social, que compreendem o suporte social.[9]

## O SIGNIFICADO E OS DESAFIOS ENFRENTADOS POR PACIENTES EM SOBREVIDA PROLONGADA

A sobrevida prolongada traz desafios únicos e significados profundos para o pacientes, e é muito importante entender a subjetividade desse momento carregado de histórias e transformações pessoais. Quando o paciente metastático se encontra com o psico-oncologista, já passou por experiências filtradas e está em um momento de mudança de valores, capaz de redefinir toda uma vida.[8,9]

Podemos observar que pacientes com câncer metastático experimentam um fenômeno conhecido como crescimento pós-traumático (CPT). Este frequentemente se manifesta como mudanças psicológicas positivas diante de eventos negativos da vida, como o diagnóstico e o tratamento do câncer.[7]

Há evidências que demonstram que cada um dos 5 fatores do CPT (relacionamento com outros, novas possibilidades, força pessoal, mudança espiritual e apreciação da vida) foi observado e medido objetivamente usando o inventário de crescimento pós-traumático (PTGI) em pacientes com câncer e sobreviventes. Em geral, o fator "relacionamento com os outros" parece ser a categoria mais frequentemente relatada de descoberta de benefícios em populações oncológicas. Além disso, os pacientes endossaram melhorias em sua espiritualidade e nas forças pessoais percebidas após sua experiência com o câncer. A valorização da vida também foi relatada como uma mudança positiva experimentada por pacientes com câncer. Os pesquisadores observaram que os pacientes com câncer relataram uma nova perspectiva de vida, atitude e visão após o diagnóstico e tratamento.[1,7]

A prevalência de depressão tende a ser mais alta entre pacientes com histórico prévio de condições psiquiátricas e varia de acordo com diversos fatores, como o tipo de câncer diagnosticado, o estágio da doença, o tratamento utilizado e o tempo decorrido desde o diagnóstico.[10] Estudo realizado por Sánchez et al.[10] mostrou que 9,7% da população de sobreviventes de longo prazo apresenta sintomas de depressão. Essa prevalência foi mais alta em sobreviventes de longo prazo, especialmente após 10 ou mais anos de sobrevivência, e entre aqueles com histórico de cânceres ginecológicos e de pele de tipo desconhecido.

Dado o sofrimento emocional dos pacientes com câncer metastático, o testamento vital pode ser uma ferramenta importante. Ele permite que os pacientes controlem suas decisões de saúde, mesmo quando estiverem em situações de incapacidade. Ao especificar suas preferências de cuidados de saúde, os pacientes podem aliviar parte do estresse emocional para si e suas famílias, garantindo que suas vontades sejam respeitadas, especialmente em momentos difíceis. Isso é relevante para pacientes com câncer metastático, para os quais as escolhas de tratamento podem se tornar complexas à medida que a doença avança. Assim, o testamento vital não só promove a autonomia do paciente, mas também ajuda a evitar conflitos e incertezas, oferecendo um guia claro para o tratamento desejado e preservando a saúde mental do paciente. Além disso, permite que os pacientes evitem tratamentos e intervenções indesejados, reduzindo o risco de complicações e comorbidades adicionais.[2]

As comorbidades físicas também podem ter um impacto negativo na saúde mental de pacientes e sobreviventes de câncer. A depressão é frequentemente mais comum em adultos com condições de saúde crônicas em comparação com aqueles que desfrutam de boa saúde física, sugerindo que a prevenção, triagem e tratamento eficazes da depressão em pacientes com comorbidades podem não apenas reduzir o uso e os custos dos cuidados de saúde, mas também melhorar o atendimento e a qualidade de vida dos pacientes.[10]

Um entendimento mais aprofundado sobre como e quando as comorbidades físicas influenciam negativamente a saúde mental pode contribuir significativamente para otimizar o processo de triagem, por exemplo, implementando triagens mais frequentes em pacientes com diagnósticos específicos de comorbidades. Isso seria especialmente benéfico em ambientes com recursos limitados, onde a triagem é frequentemente negligenciada e subestimada, assim como em ambientes mais privilegiados, nos quais, apesar da presença de diretrizes abrangentes, persiste a omissão da triagem para muitos pacientes.[3,10]

Observa-se que o apoio dos pares e as habilidades de atenção plena são atividades-chave que contribuem para o melhor bem-estar do paciente. O apoio social em grupos terapêuticos demonstrou promover o crescimento pós-

-traumático, proporcionando um ambiente no qual os pacientes podem compartilhar experiências únicas relacionadas ao câncer. Além disso, a atenção plena tem emergido como uma ferramenta eficaz para facilitar a reavaliação positiva após experiências desafiadoras, ajudando na transição da ruminação intrusiva para uma reflexão deliberada, o que pode levar ao CPT. Incorporar essas atividades às intervenções psicossociais no cuidado e emocional dos pacientes metastáticos pode colaborar com a visão da possibilidade da vida, mesmo distante da ausência de doença.[7]

Segundo a Organização Mundial da Saúde (OMS), os cuidados paliativos fazem parte do conjunto de medidas que visam promover a qualidade de vida de pacientes e familiares que se encontram diante de doenças que ameaçam a continuidade da vida, promovendo a prevenção e o alívio do sofrimento. Para tanto se faz necessária a identificação precoce, avaliação e tratamento ímpar da dor e problemas tanto no nível físico como no espiritual e no psicossocial. Os cuidados paliativos, para se concretizarem, necessitam ser promovidos pela equipe multidisciplinar visando sempre à melhoria na qualidade de vida dos pacientes.[6]

Todos os pacientes portadores de patologias graves, que podem promover ameaças à continuidade da vida e que promovam sintomas de sofrimento físico, psíquico, social e/ou espiritual, podem se beneficiar do atendimento da equipe de cuidados paliativos. As famílias desses pacientes também são beneficiadas com cuidados, orientação e apresentam melhor qualidade de vida.[6]

Cicely Saunders introduziu o conceito de dor total, no qual enfatizava a importância de interpretar o fenômeno doloroso abrangendo as dimensões físicas, emocionais, sociais e espirituais, que podem influenciar a concepção e expressão da queixa dolorosa. Isso destaca a importância do olhar integral ao paciente oncológico.[6]

## INTERVENÇÕES PSICO-ONCOLÓGICAS

As intervenções abordam uma variedade de necessidades psicológicas e emocionais. São multifacetadas, envolvendo desde a avaliação psicológica inicial até o acompanhamento contínuo e adaptativo dos pacientes com câncer metastático. Possibilitam, assim, um suporte psicossocial e psicoterapêutico, a fim de melhorar a qualidade de vida dos pacientes e suas famílias.[11]

O papel do psico-oncologista inclui desde a identificação e o manejo de emoções como medo, ansiedade e depressão, que podem impactar significativamente no tratamento, até o auxílio na adaptação às mudanças impostas pela doença, na tomada de decisões, no manejo da dor e do estresse e na preparação para procedimentos invasivos dolorosos.[11]

A eficácia da terapia multimodal, que inclui técnicas cognitivo-comportamentais, promove melhoria da relação terapêutica, aumento da resiliência e melhoria da comunicação. Essas técnicas ajudam os pacientes a reestruturar pensamentos negativos e a desenvolver estratégias de enfrentamento mais eficazes. Terapias de suporte e grupos de apoio oferecem um espaço valioso para os pacientes compartilharem experiências e receberem apoio emocional.[12]

O acompanhamento psicológico contínuo e adaptativo é essencial para ajudar o paciente a responder melhor às necessidades de mudanças ao longo de sua jornada com o câncer. Esse acompanhamento permite ajustes nas intervenções conforme necessário, garantindo que os pacientes recebam o suporte mais eficaz em cada estágio de sua doença.[7,13,14]

A eficácia das intervenções psico-oncológicas é sustentada por uma crescente base de evidências, ilustrada tanto por estudos de caso quanto por revisões sistemáticas da literatura. Essas evidências destacam a importância de abordagens psicoeducativas, de suporte e cognitivo-comportamentais no tratamento de pacientes com câncer.[10,12,13]

Devemos considerar também as alterações na dinâmica familiar que acompanham o paciente em tratamento de longo prazo, que podem causar um impacto psicológico e financeiro. O desequilíbrio financeiro decorrente do tratamento da doença pode aumentar o estresse e a pressão sobre todos os envolvidos. Os parceiros ou cônjuges dos pacientes, frequentemente assumindo o papel principal no apoio e cuidado, são os mais afetados, enfrentando consequências negativas para sua saúde física e mental. Estudos mostram que os parceiros de pacientes oncológicos frequentemente experimentam baixa qualidade de vida, e há uma conexão entre a qualidade de vida dos pacientes e a de seus parceiros. Essas descobertas enfatizam ainda mais a necessidade de apoio tanto para pacientes quanto para seus parceiros durante o tratamento da doença.[10,13]

## CONSIDERAÇÕES FINAIS

A psico-oncologia, como disciplina interdisciplinar que se situa na união da psicologia e da oncologia, encara desafios singulares e está em permanente desenvolvimento. Esse campo se dedica a compreender e lidar com as dimensões emocionais associadas ao câncer, abrangendo as reações psicológicas tanto dos pacientes quanto de suas famílias. Além disso, investiga os impactos biológicos da doença, bem como as consequências emocionais, comportamentais e sociais do câncer e de seus tratamentos.

No âmbito da psico-oncologia no Brasil, a abordagem de pacientes com câncer metastático acarreta desafios distintos. Essas pessoas confrontam não apenas as complicações físicas decorrentes da progressão da doença, mas também significativos obstáculos psicológicos. A psico-oncologia, enquanto campo interdisciplinar, busca compreender e intervir diante dessas complexidades, fornecendo apoio emocional e psicológico tanto para os pacientes quanto para seus entes próximos.

O trabalho envolve proporcionar apoio psicossocial e psicoterapêutico, ajudando os pacientes e suas famílias a encontrarem melhores formas de enfrentamento do câncer e a obterem uma melhor qualidade de vida. As intervenções podem incluir psicoterapia individual e grupal, técnicas de visualização e relaxamento e suporte emocional para lidar com os efeitos secundários do tratamento e o processo de fim de vida.

## REFERÊNCIAS

1. Casas A, Ciruelos E, Oliveira M, Saura C, Bellet M, Pernas S, et al. Hope (Solti-1903) breast cancer study: real-world, patient-centric, clinical practice study to assess the impact of genomic data on next treatment decision-choice in patients with locally advanced or metastatic breast cancer. Cancer Res. 2022;13:1151496.
2. Emanuel LL, Barry MJ, Stoeckle JD, Ettelson LM, Emanuel EJ. Advance directives for medical care: a case for greater use. N Engl J Med. 1991;324(13):889-95.
3. Mao S, Zhou F, Liu Y, Sang S, Chen B, Xu J, et al. ICI mais quimioterapia prolongou a sobrevida em relação ao ICI sozinho em pacientes com tratamento prévio de NSCLC. Imunologia e Imunoterapia do Câncer. 2021.
4. D'Abramo F, Goerling U, Guastadisegni C. Targeted drugs and psycho-oncological intervention for breast cancer patients. J Negat Results Biomed. 2016;15:6.
5. Grassi L. Psychiatric and psychosocial implications in cancer care: the agenda of psycho-oncology. Epidemiol Psychiatr Sci. 2020;29:e89.

6. Carvalho RT, Parsons HA; Academia Nacional de Cuidados Paliativos. Manual de cuidados paliativos. Ampliado e atualizado. 2.ed. São Paulo: Academia Nacional de Cuidados Paliativos; 2012.
7. Wong KL, McClure KS, Psillos DE. Uma revisão de escopo das intervenções oncológicas psicossociais que promovem o crescimento pós-traumático. Jornal de Pesquisa e Prática em Oncologia Psicossocial. 2022;4(2):1-14.
8. Mathew B, Mohanti BK, Tewari S, Munshi A. Integrating psycho-oncology services in cancer care in India. Indian J Cancer. 2021 Apr-Jun;58(2):290-3.
9. Noriega Esquives BS, Walsh EA, Penedo FJ, Thomas JL, Horner FS, Torzewski JB, et al. Coping strategies and psychosocial resources among women living with metastatic breast cancer: a qualitative study. J Psychosoc Oncol. 2023:1-17.
10. Sánchez MJ, Petrova D, Catena A, Rodríguez-Barranco M, Redondo-Sánchez D, Bayo-Lozano E, Garcia-Retamero R, et al. Physical comorbidities and depression symptoms in adult cancer survivors: data from the National Health and Nutrition Examination Survey (NHANES) 2007-2018. Cancers. 2021;13(13):3368.
11. Carvalho MM. Psico-oncologia: história, características e desafios. Psicologia USP. 2002;13(1):151-66. Disponível em: https://www.revistas.usp.br/psicousp/article/view/108170. Acesso em: 3 abr. 2024.
12. Pike AM. Family therapy and ASD: a multi-modal approach. Glob J Interdiscip Soc Sci. 2020.
13. Lui F, Lewicka M, Bao GC, Moyer A, Boyce L, Leng J. A systematic review and meta-analysis of psychosocial interventions for immigrant and limited English proficient cancer patients. Psychooncology. 2023 Apr;32(4):516-57.
14. Zhang X, Liu H, Lin L, Xiao H. Effects of psycho-education interventions on colorectal cancer patients: a systematic review and meta-analysis. J Cancer Educ. 2023 Oct;38(5):1413-9.

Capítulo **19**

# A sexualidade do paciente e do sobrevivente de câncer: propostas de cuidados

Ana Lucia Paya Benito
Giovana Zaparoli de Oliveira

## INTRODUÇÃO

O câncer e seu tratamento podem impactar a sexualidade mesmo após a conclusão do tratamento. Além disso, ao contrário de outros efeitos adversos do tratamento, o comprometimento sexual geralmente não se resolve nos primeiros 2 anos de sobrevida livre da doença. As disfunções sexuais podem causar sofrimento emocional contínuo, reforçando uma imagem corporal negativa, interrompendo relacionamentos e lembrando os pacientes de sua experiência com o câncer. Por outro lado, recuperar a função sexual pode atuar como uma âncora durante a experiência da doença, permitindo que os pacientes apresentem um sentimento de "retorno à normalidade".[1]

Durante a trajetória da doença oncológica podem ocorrer mudanças significativas no corpo do indivíduo, incluindo alterações em sua aparência (p. ex., cicatrizes cirúrgicas, remoção de partes do corpo, edema dos membros, anorexia, perda de cabelo), alterações sensoriais (p. ex., dor, formigamento e queimação), alterações funcionais (p. ex., fertilidade, incontinência intestinal ou urinária), efeitos na sexualidade/fertilidade, ganho ou perda de peso, perda de mobilidade e necessidade de dispositivos protéticos.

É cada vez mais reconhecido que o sofrimento em relação às mudanças corporais após o tratamento do câncer varia entre os indivíduos e não é necessariamente proporcional à quantidade de mudança experimentada. O sofrimento psicossocial em relação à imagem corporal pode levar alguns indivíduos a evitar o contato com outras pessoas, além de impactar negativamente em outros aspectos da vida cotidiana, dos relacionamentos e da sexualidade.[2]

A maneira como os indivíduos se sentem e se relacionam após o tratamento oncológico também é fortemente influenciada por entendimentos socioculturais. A infertilidade feminina pode ser compreendida como uma incapacidade de cumprir seu papel como mulher, alinhando-se com uma norma social em que a maternidade e a reprodução são papéis de identidades primordiais para as mulheres, e pode dificultar a conexão com outras mulheres em seu universo social, com consequente isolamento social e diminuição da autoestima. Em relação a relacionamentos futuros, algumas mulheres descrevem que o fardo da doença oncológica e o medo da mortalidade seriam demais para um futuro parceiro e que seu corpo estava danificado e incompleto para ser aceito, demonstrando a forma como as mulheres empregam o olhar social para ver seu corpo e valor, o que resulta em uma negação de companheirismo futuro e em sentimentos de inutilidade, de fardo e de diferença.[3]

Alguns homens diagnosticados com uma doença oncológica também podem experienciar dificuldades significativas quanto à imagem corporal e a valores identitários associados à masculinidade.[4] Os indivíduos podem adotar modelos diferentes e múltiplos de masculinidades, mas na maioria dos contextos culturais "ser masculino" ainda é frequentemente associado de forma estereotipada à força física, desejo sexual, ausência de emoções e capacidade de sustentar economicamente a família. Estudos demonstram que a disfunção erétil provocada pelo tratamento do câncer de próstata associa-se à diminuição da autoestima masculina entre os sobreviventes. A baixa autoestima e a imagem corporal negativa impactam em resultados psicológicos negativos, tais como constrangimento, pior qualidade de vida, comprometimento sexual e no relacionamento,[5] sentimentos de desamparo e falta de sentido, além de sintomas depressivos.[4]

Apesar da alta prevalência de disfunções sexuais relacionadas ao câncer e a seu tratamento, essas questões frequentemente não são abordadas. Profissionais de saúde da oncologia descrevem que o tempo limitado dos atendimentos, a falta de treinamento sobre saúde sexual, preocupações em ofender o paciente ou em deixá-lo desconfortável, assim como a incerteza de como gerenciar essas queixas, são as principais barreiras à abordagem da sexualidade durante os atendimentos oncológicos.[1]

As disfunções sexuais em adolescentes e adultos jovens podem ser ainda mais angustiantes e menos abordadas, e, quando esse tema é tratado, na maior parte das vezes ocorre de maneira burocrática e pouco acessível, focando principalmente a contracepção e a puberdade. Os tópicos como identidade de gênero, orientação sexual e função sexual raramente são debatidos.[6]

Pacientes considerados "minorias sexuais e de gênero" (MSG) relatam que há falta de conhecimento por parte dos profissionais de saúde sobre as necessidades dessa população e em geral, centrados no rastreamento e prevenção do câncer. Além disso, pacientes de MSG estão sujeitos à hostilidade e à discriminação em níveis estruturais, inclusive por profissionais de saúde.[7]

## ABORDAGEM DAS DISFUNÇÕES SEXUAIS

Os primeiros estudos sobre os mecanismos fisiológicos associados à resposta sexual humana foram realizados por William Masters e Virginia Johnson, em 1966, quando propuseram um modelo de ciclo de resposta sexual baseado em 4 fases distintas: excitação, platô, orgasmo e resolução. Helen Kaplan, em 1979, integrou o desejo como uma das fases do ciclo da resposta sexual e desenvolveu o modelo que envolve 3 fases: desejo, excitação e orgasmo. Posteriormente, Rosemary Basson, em 2000, trouxe importantes contribuições em relação à resposta sexual das mulheres, enfatizando a necessidade de intimidade para a sexualidade feminina.[8]

A abordagem das dificuldades sexuais requer intervenção interdisciplinar, e o primeiro passo é identificar os fatores que contribuem para os problemas sexuais, sendo indicada uma avaliação psicológica quando ocorre a necessidade de gerenciamento de transtornos do humor, de preocupações com a autoimagem ou problemas no relacionamento.

## MODELO PLISSIT

Uma das abordagens mais utilizadas para avaliação e gestão de problemas sexuais é o modelo Plissit, que foi desenvolvido por Jack Annon em 1976. O modelo consiste em 4 etapas para abordar questões sexuais – permissão, informação limitada, sugestões específicas e terapia intensiva – e fornece uma estrutura para os profissionais de saúde implementarem estratégias apropriadas e eficazes para lidar com as queixas sexuais. Cada nível de abordagem requer graus crescentes de conhecimento, treinamento e habilidade por parte do profissional e permite o ajustamento para o nível particular de competência, ajudando a discriminar entre os problemas que requerem uma abordagem breve e aqueles que necessitam de terapia intensiva.[9]

## Permissão

Algumas vezes o paciente sente necessidade de falar a respeito de suas preocupações, e saber que não está sozinho e que outras pessoas compartilham as mesmas questões pode aliviar a ansiedade e sofrimento. Nesse contexto, a intervenção mais importante que o profissional pode oferecer é escutar, demonstrar interesse, entendimento e respeito e esclarecer que o paciente não será julgado por suas dúvidas e queixas.

Para essa abordagem é necessária uma preparação mínima e não é necessário muito tempo do profissional.[9] A normalização das mudanças sexuais pode reduzir as preocupações e confirmar que não há nada de vergonhoso nessa condição, levando a maior aceitação da mudança sexual e corporal após o câncer, bem como a maior sensação de conforto nas limitações do corpo.[10]

## Informação limitada

Fornece ao paciente as informações específicas diretamente relevantes para sua preocupação sexual particular. O fornecimento de informações limitadas é também um excelente método para dissipar mitos sexuais.[9] A capacidade ou o desejo de se envolver em uma relação com penetração é frequentemente comprometida após o tratamento do câncer. Muitos casais cessam o envolvimento em qualquer atividade sexual se a relação com penetração vaginal não for possível, pois a relação sexual é conceituada como "sexo real". No entanto, a capacidade de desenvolver práticas sexuais "flexíveis" ou de "renegociar" o comportamento sexual para incluir sexo sem coito e intimidade não genital podem permitir que os casais mantenham a atividade sexual e a intimidade, com consequências positivas para seu relacionamento sexual e íntimo.[11] Os pacientes podem se beneficiar de breves descrições da anatomia e da fisiologia do sistema reprodutivo, do ciclo de resposta sexual e dos possíveis efeitos do câncer e dos respectivos tratamentos na função sexual.

## Sugestões específicas

O profissional deve obter algumas informações antes de fornecer sugestões específicas para o paciente. Sugestões inapropriadas podem agravar seu problema, e por esse motivo é necessário o conhecimento da história do problema sexual, que pode envolver a descrição do problema atual, o início e o curso do problema, os conceitos do paciente sobre a causa do problema, os tratamentos passados e os resultados, as expectativas e os objetivos do tratamento. Nesse nível de intervenção, em geral, as sugestões são orientadas a atitudes ativas para a melhora da queixa sexual.[9]

Alguns exemplos de abordagens que podem ser utilizadas nesse nível são:

- Diminuição da lubrificação vaginal: as pacientes devem ser orientadas sobre o uso de hidratantes e de lubrificantes vaginais. É importante explicar os benefícios dos hidratantes vaginais e que a utilização uma ou duas vezes por semana pode ser útil para manter o equilíbrio do pH, além de adicionar umidade. O uso de lubrificantes à base de água deve ser incentivado durante a atividade sexual. As pacientes devem ser aconselhadas a evitar aditivos como parabeno, glicerina, propilenoglicol, fragrâncias, bactericida e espermicida, pois podem ser irritantes ou cáusticos para o epitélio vaginal e vulvar na menopausa, e a optar por opções sem corantes. A utilização do estrogênio vaginal é um tratamento particularmente eficaz.
- Dispareunia (dor genital na relação sexual): a abordagem da dor durante a atividade sexual é importante porque, se não tratada, as mulheres podem começar a antecipar a relação dolorosa e desenvolver vaginismo secundário. Nesse caso, deve ser fornecida educação sobre o assoalho pélvico, incluindo como relaxar os músculos. A utilização de um agente anestésico, como a lidocaína, pode reduzir a sensibilidade vulvar e vestibular. Orientações sobre posições sexuais alternativas e o uso de travesseiros também podem ser úteis para o alívio da dor e do desconforto. Para tratar a dor relacionada à estenose vaginal, a paciente deve ser orientada a realizar o uso sistemático de dilatadores vaginais.[12] Apesar da utilização dos dilatadores vaginais ser considerada uma excelente estratégia para mulheres com dor na relação sexual, existe uma baixa aderência à terapia. Algumas das barreiras citadas são falta de tempo ou de privacidade, esquecimento, preocupações relacionadas à dor e sentimentos negativos em

relação ao *design* de plástico rígido do dilatador, medo antecipatório de dor ou perda de sangue e uma revivência do tratamento oncológico.[13]

- Anodispareunia: refere-se à dor durante ou após a relação sexual anal receptiva. Tratamentos como a radioterapia para o câncer de próstata podem causar estenose anal e consequente anodispareunia, porém esse é um tópico muito pouco investigado e reconhecido, sendo necessária a realização de pesquisas sobre a viabilidade da utilização de dilatadores anais e outras intervenções para restauração e preservação da relação sexual anal receptiva.[14]
- Desejo sexual hipoativo: abordagens focadas em meditação guiada, em relaxamento muscular, em redução do estresse baseada em atenção plena e fantasia.[12]
- Alterações ejaculatórias: a ejaculação é considerada importante em alguns relacionamentos e relações sexuais, pois a representação visual da ejaculação pode ser simbólica para mostrar que o prazer sexual foi atingido. Após o tratamento do câncer de próstata é muito frequente que ocorra a redução ou ausência do volume ejaculatório, e é importante a orientação de que a ejaculação e o orgasmo são eventos distintos e que podem ocorrer de forma independente.[14]
- Dificuldade em atingir o orgasmo: embora as mulheres na pós-menopausa normalmente precisem de maior estimulação para atingir o orgasmo, a secura vaginal também pode tornar a estimulação desconfortável ou dolorosa, resultando na incapacidade de atingir o orgasmo. Pode ser útil a indicação do uso de vibradores, para estimular o fluxo sanguíneo genital e melhorar a experiência de estimulação e excitação genital.[12] Para homens que apresentam dificuldade em atingir o orgasmo também pode ser sugerido o estímulo com o uso de vibradores na base do pênis ou escroto, além de fisioterapia do assoalho pélvico.[14]
- Estomias: diversas estratégias podem ser orientadas a pacientes com estoma, tais como sugerir a utilização de um cinto ou faixa para estabilizar a bolsa coletora, orientar o esvaziamento da bolsa antes da atividade sexual, a utilização de uma cobertura opaca sobre a bolsa coletora ou de roupas íntimas que permitam o acesso aos genitais, mas impeçam a visualização da bolsa, orientar o uso de filtros e produtos que reduzam o odor e evitar alimentos e bebidas que causem gases, além de recomendações sobre posições sexuais que não pressionem a bolsa coletora.[15]

### Terapia intensiva

Nas situações em que as intervenções anteriores não obtiveram o resultado esperado, a paciente deve ser encaminhada a um profissional especializado em sexualidade.[9]

## CONSIDERAÇÕES FINAIS

A sexualidade é um dos fatores relacionados à qualidade de vida do paciente, bem como é um aspecto que está diretamente relacionado à maneira pela qual o indivíduo que passa ou que passou por um tratamento oncológico lida consigo e com a parceria, podendo afetar significativamente sua autoimagem, autopercepção, autoestima e posição no mundo.

Mudanças significativas em relação à sexualidade e função sexual após o tratamento são muito frequentes, e até mesmo esperadas. O apoio e tratamento adequados para lidar com essas alterações são fundamentais para que o indivíduo possa ter uma vida o mais próximo possível da que tinha anteriormente. Por outro lado, a falta de abordagem para essas questões pode ter um impacto negativo na qualidade de vida, nos relacionamentos e no bem-estar emocional dos pacientes.

Os profissionais de saúde enfrentam barreiras como desconforto, constrangimento e falta de treinamento na abordagem da sexualidade, porém é fundamental que essas queixas sejam avaliadas e tratadas, assim como os demais cuidados relacionados à saúde integral do paciente oncológico. A abordagem da saúde sexual deve ser uma prioridade para o cuidado integral e de qualidade dos pacientes oncológicos.

## REFERÊNCIAS

1. Flynn KE, Reese JB, Jeffery DD, Abernethy AP, Lin L, Shelby RA, et al. Patient experiences with communication about sex during and after treatment for cancer. Psychooncology. 2012;21(6):594-601.
2. Dunne S, Fitch M, Semple C. Editorial: Body image following cancer treatment. Front Psychol. 2022;13:1068977.
3. Boding SA, Russell H, Knoetze R, Wilson V, Stafford L. "Sometimes I can't look in the mirror": recognising the importance of the sociocultural context in patient experiences of sexuality, relationships and body image after ovarian cancer. Eur J Cancer Care (Engl). 2022;31(6):e13645.

4. Scandurra C, Mangiapia F, La Rocca R, Di Bello F, De Lucia N, Muzii B, et al. A cross-sectional study on demoralization in prostate cancer patients: the role of masculine self-esteem, depression, and resilience. Support Care Cancer. 2022; 30(8):7021-30.
5. Gentili C, McClean S, McGeagh L, Bahl A, Persad R, Harcourt D. The impact of hegemonic masculine ideals on self-esteem in prostate cancer patients undergoing androgen deprivation therapy (ADT) compared to ADT-naïve patients. Psychooncology. 2022; 31(11):1958-71.
6. Mütsch J, Friedrich M, Leuteritz K, Sender A, Geue K, Hilbert A, et al. Sexuality and cancer in adolescents and young adults: a comparison between reproductive cancer patients and patients with non-reproductive cancer. BMC Cancer. 2019;19(1):828.
7. Katz A, Agrawal LS, Sirohi B. Sexuality after cancer as an unmet need: addressing disparities, achieving equality. Am Soc Clin Oncol Educ Book. 2022;42:1-7.
8. Cavalcanti R, Cavalcanti M. Tratamento clínico das inadequações sexuais. 5.ed. São Paulo: Payá; 2019.
9. Annon JS. A proposed conceptual scheme for the behavioral treatment of sexual problems. Journal of Sex Education and Therapy. 2015;2(1):1-15.
10. Keshavarz Z, Karimi E, Golezar S, Ozgoli G, Nasiri M. The effect of Plissit based counseling model on sexual function, quality of life, and sexual distress in women surviving breast cancer: a single-group pretest-posttest trial. BMC Womens Health. 2021;21(1):417.
11. Saita E, Ferraris G, Acquati C, Molgora S, Sorge A, Valenti F, et al. Dyadic profiles of couples coping with body image concerns after breast cancer: preliminary results of a cluster. Front Psychol. 2022;13:869905.
12. Bober SL, Reese JB, Barbera L, Bradford A, Carpenter KM, Goldfarb S, et al. How to ask and what to do: a guide for clinical inquiry and intervention regarding female sexual health after cancer. Curr Opin Support Palliat Care. 2016;10(1):44-54.
13. Hanlon A, Small W Jr, Strauss J, Lin LL, Hanisch L, Huang L, et al. Dilator use after vaginal brachytherapy for endometrial cancer: a randomized feasibility and adherence study. Cancer Nurs. 2018;41(3):200-9.
14. Dickstein DR, Edwards CR, Lehrer EJ, Tarras ES, Gallitto M, Sfakianos J, et al. Sexual health and treatment-related sexual dysfunction in sexual and gender minorities with prostate cancer. Nat Rev Urol. 2023;20(6):332-55.
15. García-Rodríguez MT, Barreiro-Trillo A, Seijo-Bestilleiro R, González-Martin C. Sexual dysfunction in ostomized patients: a systematized review. Healthcare (Basel). 2021;9(5):520.

Capítulo **20**

# Saúde mental em pacientes oncológicos LGBTQIAPN+

Ricardo Souza Evangelista Sant'Ana
Emerson Lucas Junio Silva Camargo

## INTRODUÇÃO

A sigla LGBTQIAPN+ abarca diversas identidades de gênero e orientações sexuais, incluindo lésbicas, *gays*, bissexuais, transgêneros, *queer*, intersexuais, assexuais, pansexuais e não binários. Esses indivíduos, também conhecidos como minorias sexuais e de gênero (SGM), frequentemente enfrentam disparidades na saúde, especialmente no diagnóstico e tratamento do câncer.[1,2]

Questões de saúde mental emergem como fundamentais nesse contexto, visando a uma jornada oncológica mais equitativa e resiliente. O tratamento do câncer para pacientes LGBTQIAPN+ é complexo devido a suas identidades, exigindo uma abordagem holística e culturalmente competente. Destacam-se estratégias para promover não apenas a sobrevivência física, mas também o bem-estar emocional desses pacientes, ressaltando a importância da resiliência e da adaptação.[1,2]

A compreensão das particularidades emocionais, psicológicas e sociais é essencial para desenvolver cuidados sensíveis no contexto oncológico, com a integração da saúde mental como elemento crucial do tratamento, especialmente para atender às necessidades específicas da comunidade LGBTQIAPN+. Este texto convida à exploração dessa interseção, valorizando a diversidade de experiências e fortalecendo o compromisso com a promoção da saúde mental durante a jornada oncológica.[3]

## DESENVOLVIMENTO

Com o debate sobre desigualdades na saúde em foco, especialmente em relação ao acesso e tratamento do câncer, a comunidade LGBTQIAPN+ é destacada como vulnerável devido a fatores sociais, econômicos e culturais. Essa população enfrenta barreiras significativas, como acesso limitado a serviços de saúde de qualidade e discriminação, resultando em diagnósticos tardios e atrasos no tratamento do câncer. A falta de políticas inclusivas e de treinamento adequado para profissionais de saúde também contribui para essas disparidades.[4]

O conceito de vulnerabilidade em saúde, impulsionado pela epidemia de HIV (vírus da imunodeficiência humana) nos anos 1990, levou ao desenvolvimento de um modelo que considera dimensões individuais, sociais e programáticas. Essas categorias buscam abordar diferentes aspectos que influenciam a vulnerabilidade das pessoas em relação à saúde, visando implementar intervenções adequadas para promover a equidade no acesso aos cuidados de saúde. Estudos destacam que a população LGBTQIAPN+ enfrenta pior acesso à saúde, com diferenças significativas em questões como depressão e realização de exames preventivos para câncer, em comparação com não LGBTQIAPN+.[5-7]

Aspectos culturais e estruturais, como normas de gênero e estereótipos, dificultam a conscientização sobre prevenção do câncer e o acesso ao apoio emocional durante o tratamento. Para os indivíduos LGBTQIAPN+, o apoio social desempenha um papel vital, proporcionando um ambiente seguro para expressar preocupações e emoções, fortalecendo a resiliência e a autoestima. Esse suporte facilita as tomadas de decisões relacionadas ao tratamento, ajudando os pacientes a enfrentar os desafios do sistema de saúde e os possíveis efeitos colaterais. Garantir um ambiente inclusivo e solidário é essencial para todos os pacientes enfrentarem os desafios do câncer; a falta de compreensão dos profissionais de saúde sobre identidade de gênero e orientação sexual pode criar barreiras ao tratamento.[8,9]

Portanto, é crucial sensibilizar e capacitar os profissionais de saúde para garantir um cuidado inclusivo aos pacientes LGBTQIAPN+ durante o tratamento do câncer. A falta de sensibilidade e de conhecimento pode resultar em subestimação ou negligência de suas necessidades específicas, devido a barreiras na comunicação.[10,11]

Além disso, o estigma e a discriminação dentro do ambiente de saúde podem desencorajar os pacientes LGBTQIAPN+ a procurarem cuidados médicos, levando a diagnósticos tardios e à progressão da doença. O apoio familiar é fundamental para o sucesso do tratamento, mas a falta dele devido à incompreensão ou rejeição da identidade de gênero e orientação sexual pode prejudicar a saúde mental e emocional dos pacientes LGBTQIAPN+. É imperativo promover educação e sensibilização, garantindo que os profissionais de saúde compreendam e respeitem as necessidades da população LGBTQIAPN+, criando um ambiente seguro para o cuidado oncológico. A falta de compreensão da identidade de gênero e orientação sexual representa um obstáculo significativo no tratamento do câncer para a população LGBTQIAPN+, destacando a urgência de promover a inclusão e a acessibilidade aos cuidados de saúde.[10,11]

As pessoas LGBTQIAPN+ com câncer têm necessidades específicas de saúde, mas as ações de saúde oferecidas são muitas vezes baseadas na cisnormatividade, afetando sua saúde física e mental. As desigualdades de saúde mental enfrentadas por esse grupo estão ligadas à violência, discriminação e suposições sobre orientação sexual e identidade de gênero ao longo da vida e durante os cuidados oncológicos.

Sentimentos de desprezo, homofobia internalizada e estresse excessivo são comuns, destacando os desafios únicos enfrentados por esses indivíduos no enfrentamento do câncer. Para lidar com a discriminação e o viés heteronormativo em saúde, sugere-se o desenvolvimento de competências para criar ambientes de cuidados inclusivos.[12]

Uma atitude clínica respeitosa e autêntica facilita a compreensão das necessidades de saúde específicas dos pacientes LGBTQIAPN+, promovendo uma comunicação aberta sobre identidade, corpo, comportamento sexual e emoções relacionadas à doença e ao tratamento.[3]

No contexto político, a Política Nacional de Saúde Integral LGBT do Sistema Único de Saúde (SUS) visa prevenir cânceres ginecológicos e de próstata, reduzir problemas de saúde mental, promover ações educativas e abordar as discriminações de gênero e orientação sexual nos serviços de saúde.[13]

Garantir direitos durante e após a pandemia de covid-19 é desafiador, especialmente para pessoas LGBTQIAPN+, que enfrentam disparidades no acesso ao tratamento do câncer, intensificando desigualdades existentes no SUS. O distanciamento social e outras restrições pandêmicas estão ligados a problemas de saúde mental e práticas sexuais de risco, como "*chemsex*",* entre homens que fazem sexo com homens, aumentando a transmissão de infecções sexualmente transmissíveis (IST) e a dependência química. Responder à crise exigiu adaptações rápidas, incluindo consultas virtuais e programas de apoio remoto para a comunidade LGBTQIAPN+.[14,15]

Experiências de discriminação, violência e exclusão familiar impactam a confiança do paciente e contribuem para o sofrimento durante o tratamento do câncer. O apoio social de parceiros e famílias escolhidas ajuda a mitigar o estresse das minorias, mas a falta de apoio aumenta a vulnerabilidade ao bem-estar psicológico fraco. Apesar dos desafios, pacientes e cuidadores LGBTQIAPN+ demonstram resistência na busca por cuidados e defesa.[1,3]

As pessoas LGBTQIAPN+ enfrentam desafios únicos devido a suas histórias sociopolíticas e experiências psicossociais, o que pode aumentar o sofrimento durante o câncer. O apoio social desempenha um papel crucial em mitigar esse sofrimento, e é essencial que profissionais de saúde e serviços de apoio estejam cientes e respondam a essas vulnerabilidades. Isso inclui reconhecer as diferenças nas experiências de estresse e facilitar o apoio social entre pessoas LGBTQIAPN+ com câncer e seus cuidadores. Um modelo abrangente, desde o nível interpessoal até o estrutural, busca criar um ambiente de saúde verdadeiramente inclusivo, no qual a diversidade de identidades de gênero e orientações sexuais seja respeitada e integrada em todas as etapas do cuidado oncológico. Essas práticas não apenas fortalecem a relação entre profissionais de saúde e pacientes, mas também contribuem para uma transformação cultural mais ampla no sistema de saúde.[3,12]

Enfrentar o diagnóstico e o tratamento do câncer é uma jornada desafiadora, e para pacientes oncológicos LGBTQIAPN+ a experiência pode ser ainda mais complexa devido às particularidades relacionadas a sua identidade de gênero e orientação sexual. A Sociedade Americana de Oncologia Clínica destacou que há conhecimento insuficiente das experiências, bem-estar, necessidades e intervenções potenciais para as populações LGBTQIAPN+. Para melhorar os resultados de saúde, torna-se fundamental a elaboração de estratégias para auxiliar os pacientes durante a trajetória do câncer.[11,12]

---

* O termo "*chemsex*" foi criado para indicar a ingestão voluntária de drogas psicoativas e não psicoativas no contexto de ambientes recreativos para facilitar e/ou melhorar as relações sexuais, principalmente entre homens que fazem sexo com outros homens (HSH).

**Quadro 1** Abordagem de cuidado afirmativo LGBTQIAPN+

| Abrangência | Facilitador | Exemplos |
|---|---|---|
| Interpessoal | Profissionais de saúde | ▪ Naturalizar o perguntar e compartilhar pronomes.<br>▪ Infográficos de educação em saúde para indivíduos LGBTQIAPN+.<br>▪ Uso de bótons com cores do arco-íris para sinalizar ambiente acolhedor.<br>▪ Competência clínica: informar fatores de risco de câncer e suas possibilidades de tratamento para não heterossexuais. |
| Institucional | Gestão clínica e hospitalar, profissionais de diversidade, equidade e inclusão, programas educacionais | ▪ Oferta de cursos de competência clínica e cultural para pacientes LGBTQIAPN+.<br>▪ Apoio a estagiários LGBTQIAPN+.<br>▪ Garantia de cobertura do plano de saúde para cuidados de afirmação de gênero. |
| Estrutural | Políticos e servidores públicos | ▪ Apoio à cobertura por planos de saúde de cuidados de afirmação de gênero e ao acesso ao tratamento por pacientes oncológicos LGBTQIAPN+.<br>▪ Políticas de não discriminação de pessoas não heterossexuais. |

Fonte: adaptado de McKay et al.[12]

Estratégias de resiliência específicas para auxiliar pacientes LGBTQIAPN+ incluem encorajar a expressão da identidade de gênero e orientação sexual, facilitar o acesso a recursos de apoio, garantir uma equipe de saúde culturalmente competente, oferecer informações acessíveis sobre identidade de gênero e sexualidade, fornecer serviços de aconselhamento psicológico adaptados, promover terapias de resiliência, construir redes de apoio, conectar pacientes a organizações comunitárias, incentivar a autoaceitação e a participação ativa nas decisões de tratamento, manter uma comunicação aberta e inclusiva, reconhecer conquistas e momentos de resiliência, incorporar rituais de celebração, fornecer suporte jurídico contra discriminação, colaborar com organizações de defesa dos direitos LGBTQIAPN+ e adotar uma abordagem holística e personalizada considerando a diversidade de identidade de gênero e orientação sexual dos pacientes. Essas estratégias visam promover o bem-estar emocional e a resiliência ao longo do tratamento oncológico.

A colaboração entre instituições de saúde e organizações comunitárias é essencial para fornecer um suporte abrangente e personalizado aos pacientes oncológicos LGBTQIAPN+. Daí a importância de programas educacionais que abordem as necessidades específicas de pacientes oncológicos LGBTQIAPN+, oferecendo informações sobre identidade de gênero, orientação sexual e cuidados sensíveis à diversidade, assim como da participação em projetos de pesquisa colaborativa que investiguem as lacunas existentes nos cuidados oncológicos para a comunidade LGBTQIAPN+, visando melhorar continuamente a qualidade do atendimento.

## CONSIDERAÇÕES FINAIS

A jornada oncológica para pacientes LGBTQIAPN+ é caracterizada por uma complexa interseção de desafios emocionais, sociais e culturais, que têm impacto significativo em sua saúde mental e bem-estar geral. Este capítulo explora as diversas facetas dessa experiência, desde disparidades sociais e econômicas até questões de identidade e aceitação, destacando a necessidade crítica de abordar esses aspectos de forma holística e culturalmente competente. A discriminação, o estigma e a falta de compreensão por parte dos profissionais de saúde e da sociedade em geral criam barreiras significativas no acesso ao cuidado oncológico, contribuindo para experiências desiguais e muitas vezes traumáticas para pacientes LGBTQIAPN+.

É fundamental reformular políticas e práticas de saúde para garantir um ambiente acolhedor, inclusivo e respeitoso, em que todos os pacientes se sintam seguros e apoiados, independentemente de sua orientação sexual ou identidade de gênero. Estratégias de resiliência específicas são essenciais para auxiliar os pacientes durante o tratamento do câncer, visando promover a autoaceitação, fortalecer a identidade, facilitar o acesso ao suporte psicológico e construir redes de apoio sólidas. A colaboração entre instituições de saúde, organizações comunitárias, profissionais e pacientes é crucial para superar os desafios enfrentados pela comunidade LGBTQIAPN+ no contexto do câncer, promovendo um ambiente de cuidado verdadeiramente inclusivo e centrado no paciente.

É crucial continuar a promover a conscientização, educação e sensibilização sobre as necessidades específicas dos pacientes LGBTQIAPN+ no contexto do câncer, buscando uma abordagem integrada e solidária para garantir que todos recebam o cuidado necessário, independentemente de sua identidade de gênero ou orientação sexual.

## REFERÊNCIAS


1. Rodrigues TS, Sant'Ana RSE, Zerbinati JP, Souza LN, Sousa AR, Maheu C, et al. Abordando a sexualidade em pacientes LGBTQIAP+ com câncer: scoping review. BMC Saúde Pública. 2023;23(1269).
2. Power R, Ussher JM, Perz J, Allison K, Hawkey AJ. "Surviving discrimination by pulling together": LGBTQI cancer patient and carer experiences of minority stress and social support. Front Oncol. 2022;12:918016.
3. Nieder TO, Güldenring A, Woellert K, Briken P, Mahler L, Mundle G. Ethical aspects of mental health care for lesbian, gay, bi-, pan-, asexual, and transgender people: a case-based approach. Yale J Biol Med. 2020;93(4):593-602.
4. Moura LP, Silva KV, Santos AT, Capellari C, Silva Berg M. Saúde e vulnerabilidade da população LGBT+: uma revisão integrativa. Research, Society and Development. 2023;12(5):e215125 38966-e21512538966.
5. Crenitte MRF, Miguel DF, Jacob Filho W. Abordagem das particularidades da velhice de lésbicas, gays, bissexuais e transgêneros. Geriatr Gerontol Aging. 2019;13(1):50-6.
6. Bezerra MVDR, Moreno CA, Prado NMDBL, Santos AMD. Política de saúde LGBT e sua invisibilidade nas publicações em saúde coletiva. Saúde em Debate. 2019;43(spe8):305-23.
7. Jesus Prado EA, Sousa MF. Políticas públicas e a saúde da população LGBT: uma revisão integrativa. Tempus Actas de Saúde Coletiva. 2017;11(1):69-80.
8. Bastianello MR, Hutz CS. Otimismo e suporte social em mulheres com câncer de mama: uma revisão sistemática. Psicologia: Teoria e Prática. 2016;18(2):19-33.
9. Santana JJRAD, Zanin CR, Maniglia JV. Pacientes com câncer: enfrentamento, rede social e apoio social. Paidéia (Ribeirão Preto). 2008;18:371-84.
10. Matthews AK, Breen E, Kittiteerasack, P. Social determinants of LGBT cancer health inequities. Seminars in Oncology Nursing. 2018;34(1):12-20.
11. Webster R, Drury-Smith H. How can we meet the support needs of LGBT cancer patients in oncology? A systematic review. Radiography. 2021;27(2):633-44.
12. McKay T, Tran NM, Barbee H, Min JK. Association of affirming care with chronic disease and preventive care outcomes among lesbian, gay, bisexual, transgender, and queer older adults. Am J Prev Med. 2023;64(3):305-14.
13. Brasil. Ministério da Saúde. Política Nacional de Saúde Integral de Lésbicas, Gays, Bissexuais, Travestis e Transexuais. Ministério da Saúde, Secretaria de Gestão Estratégica e Participativa, Departamento de Apoio à Gestão Participativa. Brasília: Ministério da Saúde; 2013.
14. Sousa AR, Moreira WC, Queiroz AM, Rezende MF, Teixeira JRB, Merces MC das, et al. Covid-19 pandemic decrease men's mental health: background and consequence analysis. J Bras Psiquiatr. 2021;70(2):141-8.
15. Sousa AFL, Queiroz AAFLN, Lima SVMA, Almeida PD, Oliveira LBD, Chone JS, et al. Prática de chemsex entre homens que fazem sexo com homens (HSH) durante período de isolamento social por covid-19: pesquisa online multicêntrica. Cadernos de Saúde Pública. 2020;36:e00202420.

Capítulo **21**

# Cuidados paliativos em psico-oncologia: como fazer?

Vera Anita Bifulco

"Não tem receita
Tem você, com todo seu
conhecimento [...]
*É uma grande viagem! Aquilo que cada um vive,*
*é dele, é especial.*"

Guimarães Rosa

## INTRODUÇÃO

O real trabalho em cuidados paliativos oncológicos ou em outras patologias é o controle dos sintomas, sim, sempre!

Não se pode focar o positivo quando uma dor é insuportável. É preciso mitigar o sofrimento físico, mas é necessário ir muito além. A "cura" como "ser humano" pode existir mesmo quando a "cura" biológica parece utópica.[1] Encontrar um sentido para o sofrimento e um significado para a existência é transformador.

A dimensão do cuidado do paciente oncológico caracteriza-se pela preponderância do cuidar sobre o curar;[2] exige um olhar holístico centrado na pessoa, não apenas na doença, valoriza o ser biográfico para além do ser biológico, privilegia a individualização do cuidado unindo a história biológica da doença e a história biográfica do doente. Isso implica que o fator tempo dedicado ao paciente se amplie e que esse mesmo cuidado se estenda à família, com seu duplo papel, doadora e receptora de cuidados.

O termo cuidado paliativo é utilizado em conjunto ou alternadamente à denominação *hospice*, palavra originada do latim (*hospices*), e que significa asilo, abrigo, refúgio. É usado geralmente para definir uma casa ou local onde são atendidos os pacientes fora de possibilidade terapêutica curativa. Na realidade, podemos entender *hospice* como uma filosofia de cuidado.[3]

Cabe ressaltar que os cuidados paliativos podem acontecer em três modalidades distintas, e para cada uma delas as estratégias dos cuidados deverão obedecer às circunstâncias trazidas pelo paciente e sua família.

1. Ambulatorial: quando o paciente se mostra em condições de ir ao consultório. Nesse cenário o atendimento pode-se dar concomitantemente paciente/família num primeiro momento, mas ambos deverão, se possível, ser ouvidos também separadamente. O pacto de confidencialidade para ambos deverá ser esclarecido desde o primeiro momento. Assim como o paciente tem a liberdade de ser atendido e ouvido em toda a sua singularidade e sigilo, a família também tem.
2. Domiciliar: a visita domiciliar talvez seja o clímax da experiência assistencial em cuidados paliativos. Quando adentra a casa que abriga uma família onde está morrendo alguém, o profissional de saúde será chamado, conscientemente ou não, à tarefa de decifrar os múltiplos enigmas que estão em curso no processo de comunicação que une (e desune) os membros daquele espaço-família.[4] Tendo em vista a fragilidade de alguns pacientes devido ao estágio avançado da enfermidade, que dificulta a locomoção, o atendimento domiciliar se faz necessário. Os integrantes da equipe de saúde selecionados para cada visita obedecem à urgência do quadro clínico.
3. Hospitalar: quando a complexidade do quadro requer internação. O domicílio torna-se incapaz de oferecer nesse momento condições de mitigar o sofrimento físico principalmente, além de propiciar aos familiares ajuda em questões físicas mais complexas que em casa seriam difíceis de serem contornadas, quando não impossíveis.

Seja no cenário que for, o desafio que permanece sempre é o de aliar competência técnico-científica com humanismo, expresso no ato de cuidar com empatia, compaixão, sensibilidade e ética.

## O MOMENTO DO DIAGNÓSTICO

Os cuidados paliativos em psico-oncologia começam no momento do diagnóstico.

O diagnóstico de câncer, por ser essa ainda uma doença revestida pelo estigma de sofrimento, limitações e morte, talvez coloque o paciente pela primeira vez diante do limiar entre a vida e a morte, e é nesse contexto que a psico-oncologia atua, cuidando do impacto provocado pelo diagnóstico no psiquismo do paciente e sua família e oferecendo o apoio emocional necessário durante todas as fases do tratamento. Do ponto de vista psicológico, o doente e sua enfermidade se confundem, pois toda doença é sentida como uma ameaça de morte, um lado sadio do indivíduo que ele imagina estar perdendo e viver as limitações impostas por uma doença pode gerar alterações de sua imagem interior e exterior, que foi construída no decorrer de sua existência.

Um diagnóstico de câncer mal comunicado pode gerar medo e depressão, prejudicando a adesão do paciente e sua resposta física em todos os estágios do tratamento. Lembrando que todo e qualquer diagnóstico de enfermidade só deverá ser feito pelo médico.

Vivemos numa sociedade mortal que escamoteia a morte; é assim que ela se esconde de suas angústias. Mas, diante de um diagnóstico de câncer, essa verdade passa a fazer parte de uma reflexão premente. É o momento de a psico-oncologia atuar, ajudando o paciente a ressignificar a vida, a repensar os valores, e convidando o paciente e família a serem participantes ativos dentro da equipe no processo de tratamento. O papel de vítima enfraquece e ludibria.

Além de trabalhar o apoio psicológico ao doente/família/equipe, o psico-oncologista pode detectar comportamentos de ansiedade, depressão, medo e angústia, não só do doente e da família como também dos membros da equipe de saúde. Nesse momento o psico-oncologista tem meios de fornecer indicadores de possibilidades de melhor aproveitamento de capacidade, trabalhar a remoção de conflitos e/ou culpas, fornecer indicadores para melhoria dos relacionamentos interpessoais do paciente/família/equipe, trabalhar a aceitação de limites impostos pela doença e manter horizontes que contemplem projetos de vida com prazos possíveis de execução, abrindo espaço para a verbalização de emoções e sentimentos.

## DECISÕES DE FIM DE VIDA JAMAIS DEVERIAM SER DEIXADAS PARA O FIM DA VIDA

No entanto, a maioria das pessoas "empurra" essas decisões para um tempo em que "talvez" elas não possam mais ser resolvidas em sua totalidade.

A psico-oncologia, atuando desde o momento do diagnóstico, pode tomar o papel de um ego auxiliar, ajudando o paciente e a família na logística de decisões prioritárias e no ajuste daquelas que podem esperar. Projetos em curto, médio e longo prazo são eficazes nesse momento. Decisões compartilhadas adquirem um caráter emergente e devem ser respeitadas.

Cabe ressaltar que a esperança sempre acompanhará o paciente, independentemente do estágio do tratamento. A esperança ativa, aquela com a qual o paciente faz acontecer ações a seu favor, é muito bem-vinda e deve ser encorajada sempre. Esperança de esperar sem ação, numa atitude passiva, deve ser sinalizada como negativa e sem efeito.

## ALGUMAS INTERVENÇÕES PSICOSSOCIAIS POSSÍVEIS NA FASE AVANÇADA DA DOENÇA, MAS QUE PODEM ACONTECER EM FASES ANTERIORES DO TRATAMENTO

Dentre as intervenções psicossociais nos atendimentos em cuidados paliativos, podemos destacar:[5]

- Atender às necessidades emocionais e sociais do paciente e da família nos mais diferentes aspectos presentes no contexto de morte.
- Trabalhar o luto antecipatório (compartilhar os sentimentos e o sofrimento em relação às perdas advindas do adoecimento e pela proximidade da morte).
- Favorecer a resolução de "questões pendentes".
- Permitir que o paciente, dentro de seu desejo soberano, administre seu tempo restante de vida.
- Abrir espaço para a expressão de sua dor.
- Facilitar a comunicação entre paciente, família e equipe, uma vez que a quebra da chamada "conspiração do silêncio" é altamente terapêutica.
- Viabilizar um tempo de despedida em que o doente tenha a oportunidade para dizer "desculpa", "obrigado", "te amo" e "adeus".

- Abordar questões espirituais diante da real percepção da proximidade da morte.
- Trabalhar o luto após o óbito.

O ideal seria que a maioria desses itens fosse trabalhada no decorrer de toda uma vida. No entanto, muitas vezes nossos pacientes os trazem para a fase final. Mesmo que tenhamos um só atendimento antes do óbito, podemos ajudar em algumas resoluções de que o paciente e/ou a família necessitam no atendimento. Às vezes são questões práticas, ligadas ao cuidado imediato, outras vezes são questões de foro íntimo pendentes, que precisam e devem ser resolvidas. Isso torna cada atendimento único em sua totalidade, com começo, meio, fim e resolubilidade.

Eu me recordo de um atendimento em que a esposa do paciente me puxou num canto para conversar. Como eu era a única mulher presente naquele atendimento em específico, ela se reportou a mim para fazer uma pergunta que achava constrangedora. Busquei um canto em nossa pequena sala onde eu pudesse ouvir atentamente o que aquela esposa desejava me relatar com tanto sigilo e pudor. Era nosso primeiro e foi nosso último atendimento. Ele nos procurou por um câncer de cabeça e pescoço altamente mutilante, mas conservava suas funções biológicas normais; somente o aspecto era deformante, o que causava um certo desconforto para quem o visse. A pergunta daquela esposa era se podia ter relações sexuais com o marido, pois este a desejava sexualmente mesmo enfrentando as limitações de aparência impostas pelo câncer. Eu perguntei se ela também desejava corresponder ao chamado do esposo, no que me respondeu que sim, só tinha medo de com isso o estar prejudicando.

Respondi que ele a estava chamando para a vida, que existia nele um aspecto que o câncer não tirou, seu desejo de se ver homem atuante. Ela se tranquilizou, viu seu questionamento ser esclarecido e imagino que depois daquela conversa algo de bom na intimidade do casal aconteceu. Esclareço que esse espaço de escuta só acontece quando possibilitamos ao paciente e sua família um cenário de segurança, de intimidade e confiança, no qual todas as questões pertinentes ao caso possam ser atendidas.

Em cuidados paliativos nunca devemos deixar questões não resolvidas para o próximo atendimento, pois este pode não vir a acontecer.

## OS DIVERSOS CENÁRIOS

Quando estamos lidando com doenças crônicas e terminais é sempre importante considerar que não existe um modo único, geral e infalível de trabalhar com a perda, tampouco há uma estratégia clínica única a ser utilizada com o paciente, família e equipe que nos assegure de um resultado sempre favorável e resolutivo. Cada caso é único; assim como não existem duas digitais iguais, não existem dois pacientes iguais.

O terapeuta deverá ter a habilidade de usar a palavra, o olhar compassivo e até mesmo o silêncio respeitador para cuidar, compreender e aliviar até quanto possível o sofrimento humano, aliado a seu conhecimento teórico científico e ao preparo clínico imprescindível para promovê-lo.

Identificação minuciosa de preocupações, questões pendentes não resolvidas, tomadas de decisão, projetos de vida inacabados, rituais, orientações e informações fidedignas são prioridades a serem avaliadas.

Enfim, uma ampla gama de situações que emergem diante de uma terminalidade noticiada, mas com tempo indeterminado, configura-se na vida de um paciente e seu entorno.

São todas ações que podem e devem ser atribuídas ao psicólogo psico-oncologista dentro do modelo de atendimento ao luto antecipatório de doenças crônicas como o câncer. O pós-luto também exige acompanhamento psicológico.

O luto antecipatório que permeia todas as fases do adoecimento, desde o diagnóstico até os cuidados paliativos, será mais extensamente descrito no capítulo que a ele se refere, motivo pelo qual deixo os desdobramentos dessa temática para a autoria de outro explanador.

## CONSIDERAÇÕES FINAIS, MAS NÃO AS ÚLTIMAS

Por trás de cada morte há uma história de vida; em todas as mortes reina um grande mistério. A experiência da morte como processo pode ganhar uma compreensão apaixonada e esperançosa integrando-se à perspectiva de vida. Lembrar que, dentro da história construída por cada um de nós, cada pessoa vai envelhecer, adoecer e morrer como viveu, e isso deve ficar bem claro em cada atendimento e repassado à família como orientação. Ninguém muda porque envelhece, adoece ou está próximo a sua passagem, a menos que queira e decida mudar.

Nossas interferências terapêuticas, sejam elas dentro da especialidade que for, deverão promover sempre a benevolência, a não maleficência e a dignidade e o respeito em toda a sua magnitude. Isso sim será sempre nosso dever.

Os vários cenários nos quais o psico-oncologista atuará reservam surpresas e adaptações. Não existe um só modelo que sirva a todos os ambientes, e isso requer do profissional psico-oncologista a disposição de saber conciliar todo o seu cabedal de conhecimento com a realidade que o cerca e o chama à atuação. Eu me atreveria a recomendar: pertença às pessoas, sem julgamentos prévios. Geralmente aprendemos mais com nossos pacientes do que oferecemos a eles. É uma via de mão dupla, onde recebemos mais do que doamos – aí se encontra o mistério e talvez a chave de todo o processo terapêutico.

Cada paciente nos prepara para o próximo atendimento. Nunca se feche ao aprendizado contínuo, teórico e prático, pois esse é o universo em que mergulhamos quando damos início a nossa tarefa de fazer acontecer a melhor prática em psico-oncologia.[6]

## REFERÊNCIAS


1. Caponero R, Bifulco VA. Cuidados paliativos: um olhar sobre as práticas e as necessidades atuais. Barueri: Manole; 2018.
2. Figueiredo MTA, Bifulco VA. A psico-oncologia e o atendimento domiciliar em cuidados paliativos. In: Carvalho VA, Franco MHP, Kovács MJ, Liberato RP, Macieira RC, Veit MT, et al. (orgs). Temas em psico-oncologia. São Paulo: Summus; 2008.
3. Matsumoto DY, Manna MCB. Modelos de assistência em cuidados paliativos: cuidado paliativo. São Paulo: Cremesp – Conselho Regional de Medicina do Estado de São Paulo; 2008.
4. Solano JPC, Bifulco VA. A experiência dos cuidados paliativos na Unifesp. In: Caponero R, Bifulco VA. Cuidados paliativos: um olhar sobre as práticas e as necessidades atuais. Barueri: Manole; 2018.
5. Bifulco VA, Caponero R. Cuidados paliativos: conversas sobre a vida e a morte na saúde. Barueri: Minha Editora; 2016.
6. Bifulco VA. Psico-oncologia e seus vários cenários de atuação. In: Baptista CHV, Wones CJ, Fonseca RN. In: Psicologia hospitalar: desafios do cotidiano da vida adulta à velhice. São Paulo: 307 Livraria & Saúde; 2023.

Capítulo **22**

# Sobreviventes de câncer: uma realidade cada vez mais presente. Como oferecer saúde emocional?

Michelle Santos de Lima
Fabiana Faggiani da Cunha

## INTRODUÇÃO

A incidência global de diagnósticos de câncer tem demonstrado um aumento numericamente significativo. Os dados refletem elevadas taxas de morbidade e mortalidade. A análise do Instituto Nacional do Câncer (INCA) revela que são esperados 704 mil novos casos de câncer no Brasil para cada ano do triênio 2023-2025. Essas projeções exercem um impacto proporcional sobre a comunidade de sobreviventes, sendo diretamente influenciadas pela eficácia das políticas de controle e enfrentamento ao câncer.[1,2]

O câncer, inquestionavelmente, representa uma doença que impacta o corpo físico, acarretando sofrimento durante o processo terapêutico, em decorrência dos efeitos colaterais do tratamento, mutilações e alterações na imagem corporal. Ademais, o tratamento compromete a saúde psíquica e emocional do paciente. O diagnóstico, frequentemente, está associado a um estigma que gira em torno de representações aterrorizantes, previamente construídas pelo conhecimento popular e experiências já superadas, gerando impactos desconfortáveis e diversos nos envolvidos, porém a discussão sobre pacientes sobreviventes é relativamente atual.[3]

Atualmente, diversas terminologias surgem para descrever o sucesso do tratamento oncológico, seja mediante a conclusão do tratamento com a almejada "remissão" e "cura" ou na manutenção da doença em estado crônico, evidenciando progressão lenta ou controlada da doença. Muitos pacientes prosseguirão com o câncer como uma doença crônica, intrinsecamente improvável de ser curada, demandando, assim, cuidado ao longo da vida do paciente. Essas condições podem se estender por toda a existência, necessitando de atenção dos profissionais de saúde, aderência a orientações específicas e prescrições terapêuticas por parte do paciente e seus cuidadores, além da necessidade de reeducação e reestruturação da rotina. O câncer como doença crônica controlada pode manifestar-se como incapacitante, com surgimento de sintomas súbitos ou graduais com caráter progressivo ou imutável, apresentar potencial letalidade ou ausência de interferência na expectativa de vida.[3,4]

O National Cancer Institute (NCI) entende o paciente oncológico como um sobrevivente desde o momento do diagnóstico da doença, estendendo tal designação inclusive aos familiares que participam ativamente dos cuidados. As terminologias "sobrevivente" e "curado" são utilizadas com cuidado, tendo relação direta com a modificação do prognóstico da doença oncológica, embora o término do tratamento não garanta, necessariamente, a cura.[5]

Mesmo em tempos nos quais a ideia do cuidado global de qualidade de vida é preponderante, alguns pacientes podem sofrer com desafios tardios nos aspectos físicos, socioeconômicos e emocionais. Ademais, inúmeras incertezas pós-tratamento estabelecem insegurança, frequentemente conduzindo esses pacientes a lidar com o medo da recidiva do câncer, o estresse e dificuldades de adaptação às transformações físicas e psicológicas decorrentes do tratamento. Além disso, observa-se dificuldade em se adaptar a um mundo desconhecido.[2,3]

## ASPECTOS EMOCIONAIS DO PACIENTE SOBREVIVENTE

A percepção da magnitude da ameaça ou dano que o adoecimento trará está vinculada ao que o paciente atribui e entende sobre isso antes do próprio diagnóstico oncológico. As avaliações dos aspectos afetados pela condição vão impactar na forma de enfrentamento funcional ou não. Nesse sentido, quanto mais a doença for percebida como uma ameaça ou causadora de danos, maior será a percepção de sofrimento pelo paciente, demandando a mobilização de recursos mais elaborados para o enfrentamento.[3,6,7]

O encerramento do tratamento do câncer suscita ansiedade, exigindo adaptação à transição para a vida pós-câncer, um processo desafiador e desconhecido que impõe uma série de obstáculos.[7] Sintomas prevalentes, como ansiedade e depressão, acompanham a perda persistente de interesse, motivação e prazer, e isso pode se manifestar durante o tratamento e se manter. O sofrimento emocional não apenas impacta a qualidade de vida, mas também compromete a adesão ao tratamento e, eventualmente, a recuperação. A negligência das demandas emocionais do paciente pode resultar em transtornos psicológicos em longo prazo, tornando o indivíduo mais vulnerável às implicações do tratamento. Assim, podemos pensar que um paciente não assistido emocionalmente poderá inclusive subestimar e não compreender os cuidados necessários com sua saúde após o término de tratamento ou prognóstico de doença incurável e metástases. No entanto, é preciso reconhecer que alterações de humor são esperadas para os sobreviventes, representando uma forma de adaptação emocional às transformações inerentes da vida da pessoa.[1,6,8]

A manifestação de depressão em pacientes sobreviventes é subestimada devido à diversidade de sintomas e variáveis associadas ao tratamento, incluindo tipo de câncer, idade, estágio, tempo de diagnóstico e tratamento. A depressão não apenas se correlaciona com uma evolução clínica desfavorável e baixa qualidade de vida, mas também justifica episódios de dor mais intensos. Sintomas depressivos não apenas resultam em incapacidade e declínio na vida dos pacientes, mas também interagem com outros sistemas corporais associados a doenças somáticas frequentemente concomitantes.[9,10] Um paciente deprimido pode tornar-se menos colaborativo e apresentar menor adesão ao autocuidado, impulsionado por um sentimento desesperançoso e desencorajado, como se estivesse perdido.[10]

Em muitos casos, o tratamento intensivo e agressivo de uma doença grave como o câncer visa à cura ou ao controle da doença, mas não é isento de efeitos colaterais desconfortáveis. O câncer expõe a finitude e vulnerabilidade do corpo humano, enquanto os estigmas e preconceitos relacionados persistem, alimentados por vieses confirmatórios sociais que reforçam crenças preexistentes, muitas vezes sem uma avaliação crítica, com o acesso à informação livre.[3,7]

Após passar pelo adoecimento por uma enfermidade grave, com potencial fatal, acontece a percepção do próprio eu, introduzindo pensamentos e prefigurações sobre a própria morte. Essas mudanças estressantes desencadeiam ansiedade, estabelecendo uma relação frequente entre pacientes oncológicos e transtornos de adaptação.[4,11]

O transtorno de adaptação se manifesta como uma reação emocional desproporcional, mal adaptativa, prolongada e intensa à tensão relacionada ao câncer, conforme definido pela Classificação Internacional de Doenças (CID-10). Caracterizado por sintomas emocionais e comportamentais que prejudicam a capacidade de adaptação do indivíduo, inclui expressões como angústia, depressão, irritabilidade, distúrbios do sono, falta de energia, dificuldades de concentração e problemas de memória decorrentes da sobrecarga emocional imposta por um estresse psicológico significativo, aumentando a propensão a outros transtornos concomitantes, como transtorno de pânico e ansiedade generalizada.[8,11,12]

Transtornos relacionados ao trauma/estresse incluem transtorno de estresse pós-traumático (TEPT) e formas subsindrômicas de TEPT que, segundo estudos desenvolvidos por Caruso e Breitbart,[5] podem afetar 15% dos pacientes com câncer. Com uma porcentagem menor, mas ainda significativa, a manifestação dos transtornos de adaptação pode acontecer em diferentes fases do tratamento, desde o diagnóstico até o pós-tratamento. A reação emocional inicial pode ser de choque, negação e raiva. Subsequentemente, a fase de tristeza, depressão e ansiedade pode se instalar, principalmente quando o paciente percebe as transformações em sua vida e enfrenta a incerteza do futuro.[5,9]

Outro sintoma observado em pacientes oncológicos, decorrente das perdas de características pessoais e identidade, é a despersonalização ou desrealização. Caracterizada por sentimentos de estranheza ou distanciamento em relação a si mesmo, à própria imagem, sensações, pensamentos ou ações, a despersonalização se assemelha a uma observação externa do próprio corpo ou a um estado de sonho ou irrealismo. Essas experiências dissociativas, marcadas pela desrealização, são consideradas respostas atípicas a eventos traumáticos. A supressão excessiva de emoções impede o processamento emocional e reflete um estilo de enfrentamento caracterizado pela esquiva. No entanto, em determinadas circunstâncias a desativação temporária das emoções pode representar uma estratégia útil para o paciente lidar com as perdas de prazer, liberdade e autonomia, inerentes às mudanças provocadas pelo tratamento. A despersonalização também pode ser interpretada como uma forma de defesa psicológica, um mecanismo para o paciente enfrentar sua nova realidade.[6-8]

## DESENVOLVIMENTO DE BEM-ESTAR EMOCIONAL

Quando a pessoa lida com a experiência estressante do adoecimento, vivencia as emoções em intensidade crescente, o que, por si só, pode ser mais uma causa de estresse e intensificação das emoções, o paciente pode sentir tristeza, raiva, ansiedade, falta de esperança e insegurança. À medida que essas emoções se intensificam, ele pode vir a abusar de drogas ou álcool, comer de forma compulsiva ou se tornar totalmente inapetente, ter insônia e até mesmo apresentar sintomas de efeitos colaterais do tratamento, como náuseas, vômitos, e fadiga intensa, mesmo após o término deste, evidenciando que não mais significa efeito colateral relacionado a toxicidade do tratamento.

Uma vez que as emoções de ansiedade, tristeza ou raiva surgem, modos problemáticos de lidar com sua intensidade podem determinar se as experiências estressantes vão levá-lo a novos comportamentos e sintomas problemáticos.[6,13] A desregulação emocional pode incitá-lo a se queixar ou se tornar hipocondríaco e até mesmo a negligenciar seu próprio cuidado; a pessoa pode tornar-se mais irritada e intolerante, o que a leva a provocar e atacar ou se afastar de sua rede de apoio e passar a ficar ruminando sobre suas emoções, entrando em uma busca incessante e irrealista sobre as justificativas e motivos que a levaram a adoecer. Isso pode fazê-la mergulhar na depressão, no isolamento e na inatividade, que provavelmente também vai prejudicar a administração das emoções posteriormente.[6,13]

Definimos desregulação emocional como a dificuldade ou inabilidade de lidar com as experiências ou processar as emoções. Pode se manifestar tanto como intensificação excessiva quanto como desativação excessiva das emoções. A intensificação excessiva inclui qualquer aumento de intensidade de uma emoção que seja sentida pelo indivíduo como indesejada, intrusiva, opressora ou problemática. A intensificação de emoções pode resultar em pânico, terror, trauma, temor ou senso de urgência, de forma que o indivíduo se sinta sobrecarregado e com dificuldade de tolerar tais emoções.[8]

A reação inicial ao diagnóstico pode ser mais adaptativa pela supressão instantânea do medo, de modo que se possa lidar com a situação no momento. Após o término do tratamento ou a realização do prognóstico, o paciente tende a experimentar emoções parecidas com as reações iniciais.

A regulação emocional pode incluir qualquer estratégia de enfrentamento (seja ela problemática ou adaptativa) que o indivíduo use ao confrontar a intensidade emocional indesejada. É importante reconhecer que a regulação emocional é como um termostato homeostático capaz de regular as emoções e mantê-las em "nível controlável"[6] para que se possa lidar com elas.[6,13]

Lidar com experiências emocionais novas após o adoecimento faz parte. Podemos, então, pensar no desenvolvimento de *coping*, que é entendido como um conjunto de estratégias aprendidas para se adaptar a circunstâncias adversas, os esforços despendidos pelos indivíduos para lidar com situações estressantes, crônicas ou agudas.[5,14]

Situações estressoras distintas demandarão a utilização de estratégias de enfrentamento diferentes, sendo difícil realizar previsões sobre qual estratégia será usada por cada pessoa. O comportamento e as cognições do indivíduo se alteram de acordo com a avaliação que se faz da situação ou evento estressor e de seus recursos naquele dado momento.[14]

O câncer e seus tratamentos são reconhecidos como fatores estressantes, e a maneira como o paciente é afetado é influenciada por várias características individuais, como a idade, traços de personalidade, crenças sobre si mesmo e o mundo, experiências passadas de enfrentamento, entre outros aspectos.[1,6] As estratégias de enfrentamento do paciente mudam conforme a necessidade de se adaptar aos desafios específicos impostos pela doença, variando ao longo das diferentes etapas do tratamento.[7]

## INTERVENÇÃO PSICO-ONCOLÓGICA COGNITIVO-COMPORTAMENTAL E SEUS BENEFÍCIOS NA TRANSIÇÃO PARA A VIDA PÓS-CÂNCER

Atualmente, a psico-oncologia busca mensurar seus resultados para evidenciar a importância e a eficácia de sua prática. A abordagem baseada em evidências na psicologia procura fundamentar as práticas psicológicas em pesquisas sólidas e resultados empíricos, utilizando intervenções e estratégias comprovadas por evidências científicas. Essa abordagem assegura que as práticas psicológicas estejam alinhadas com o conhecimento atual da área e fundamentadas em dados confiáveis.[14]

Ao adotar a psicologia baseada em evidências, os profissionais buscam integrar teoria e pesquisa para embasar suas decisões clínicas. Isso envolve a avaliação crítica das evidências disponíveis e a aplicação de abordagens sustentadas por respaldo científico.[14] A terapia cognitivo-comportamental (TCC) concentra-se em auxiliar os pacientes a identificar e modificar pensamentos e comportamentos que contribuem para desajustes emocionais. Além da TCC, outras abordagens consonantes ao cognitivo-comportamental têm se mostrado úteis na intervenção psico-oncológica.[14]

O treinamento em habilidades sociais e resolução de problemas demonstrou eficácia na melhoria da qualidade de vida e na redução dos sintomas de ansiedade e depressão em pacientes oncológicos durante a transição para a vida pós-câncer. A psico-oncologia apoiada pela TCC auxilia os pacientes na identificação e reformulação de pensamentos disfuncionais, aprendizado de estratégias para lidar com emoções negativas e se destaca na promoção de mudanças comportamentais positivas. Essa intervenção ajuda os pacientes a estabelecerem metas realistas e alcançáveis para mudanças de hábitos de vida.[14,15]

Adicionalmente, a abordagem cognitivo-comportamental auxilia no enfrentamento de medos relacionados à recidiva do câncer e à preocupação com a saúde, comuns em pacientes em transição para a vida pós-câncer, proporcionando a essas pessoas maior sensação de controle e confiança em relação ao futuro, além de ensinar estratégias para lidar com a incerteza e a ansiedade.[7,14]

Na TCC, destacamos a eficácia de abordar e trabalhar com as crenças disfuncionais do paciente, e esse pode se tornar um dos principais alvos de intervenção em pacientes oncológicos. Estudos indicam uma associação dessas crenças com uma redução na qualidade de vida e maior instabilidade emocional entre os pacientes.[14]

## CONSIDERAÇÕES FINAIS

É parte da atuação do psico-oncologista acompanhar de perto os avanços científicos, buscando ferramentas e estratégias embasadas em evidências para aliviar o sofrimento e oferecer recursos adequados aos pacientes.

Enfrentar a doença requer do paciente com câncer a habilidade de lidar com mudanças emocionais, sociais e físicas, e a maneira como esse enfrentamento se manifesta varia consideravelmente entre os pacientes. Investimentos significativos têm sido feitos para compreender e identificar as variáveis que influenciam o processo de adaptação ao câncer, levando em conta a perspectiva biopsicossocial do *continuum* saúde-doença. Estudos direcionados às dimensões psicossociais relacionadas à adaptação ao câncer, assim como os fatores que facilitam ou dificultam esse processo, têm contribuído para a identificação de elementos preditivos da adaptação.

Além de abordar os desafios emocionais enfrentados pelos sobreviventes de câncer, é fundamental destacar a importância da prevenção e promoção da saúde mental desde o momento do diagnóstico até a vida após o tratamento. Estratégias preventivas incluem o suporte emocional contínuo ao longo do tratamento, educação sobre o manejo do estresse e técnicas de enfrentamento, bem como acesso a recursos de apoio psicológico e social. Ao adotar uma abordagem proativa em relação à saúde mental, os sobreviventes de câncer podem desenvolver habilidades de enfrentamento eficazes e construir uma base sólida para o bem-estar emocional a longo prazo.

## REFERÊNCIAS

1. Instituto Nacional de Câncer. Coordenação de Prevenção e Vigilância. O câncer e as emoções: como lidar com o impacto emocional do câncer. Rio de Janeiro. Série ABC do Câncer; n.21. 2022. Disponível em: http://www.inca.gov.br. Acesso em: 2 abr. 2024.
2. Silva C, et al. Qualidade de vida em pacientes curados de câncer: revisão sistemática da literatura. Revista Brasileira de Cancerologia. 2017;63(4).
3. Muniz RMF, Zago MMF, Schwartz E. Vivências emocionais e perspectivas de futuro em mulheres com câncer de mama. Psicologia: Teoria e Pesquisa. 2017;33.
4. Ferreira FR, et al. Avaliação da qualidade de vida em pacientes sobreviventes de câncer de mama. Revista de Enfermagem da UFSM. 2020;10:1-16.
5. Caruso R, Breitbart W. Mental health care in oncology: contemporary perspective on the psychosocial burden of cancer and evidence-based interventions. Epidemiol Psychiatr Sci. 2020;29:e86.
6. Leahy RL, Tirch D, Napolitano LA, Oliveira IH, Oliveira IR. Regulação emocional em psicoterapia: um guia para o terapeuta cognitivo-comportamental. Porto Alegre: Artmed; 2013.
7. Pimentel FF, et al. Síndrome do abandono em pacientes oncológicos em tratamento quimioterápico. Revista Brasileira de Cancerologia. 2019;65(1)1-7.
8. American Psychiatric Association (APA). Manual Diagnóstico e Estatístico de Transtornos Mentais – DSM-5. 5.ed. Porto Alegre: Artmed; 2014.
9. Fawzy FI, Cousins N, Fawzy NW, Kemeny ME, Elashoff R, Morton D. A structured psychiatric intervention for cancer patients: I. Changes over time in methods of coping and affective disturbance. Archives of General Psychiatry. 2003;60(3):273-8.
10. Souza LCD, Santos MAS. Sintomas depressivos em pacientes oncológicos: uma revisão sistemática. Revista Cuidarte Enfermagem. 2021;15(1).
11. Maercker A, Bachem RC, Lorenz L, Moser CT, Berger T. Os transtornos de ajuste são especialmente adequados para intervenções de saúde online: conceito e estudo de caso. JMIR Saúde Mental. 2015 May 8;2(2):e15.
12. Gielissen MF, Verhagen S, Witjes F, Bleijenberg G. Effects of cognitive behavior therapy in severely fatigued disease-free cancer patients compared with patients waiting for cognitive behavior therapy: a randomized controlled trial. J Clin Oncol. 2006;24(30):4882-7.
13. Beck AT. Terapia cognitiva: fundamentos e além. Porto Alegre: Artmed; 1995.
14. Paschoal T, Tamelini M, Palma A. Estratégias cognitivo comportamentais na intervenção psico-oncológica: uma revisão sistemática da literatura. Revista Brasileira de Cancerologia. 2018;64(4):647-55.
15. Stanton AL, Bower JE. Aspectos psicossociais do câncer. In: Holland JF, et al. (orgs.). Holland-Frei cancer medicine. 9.ed. Hamilton: PMPH USA; 2015. p.1-34.

Capítulo **23**

# O papel da espiritualidade como fator de proteção para o paciente de câncer e sua família: o que o psico-oncologista precisa saber?

Regina Paschoalucci Liberato

## INTRODUÇÃO: UM PASSEIO PELA LINHA DO TEMPO

A comunidade científica vem se preocupando constantemente com a espiritualidade, tanto na prevenção quanto no acompanhamento de doenças, assim como no resgate da condição da saúde. Vários autores na atualidade confirmam que adversidades propostas pelo processo de viver despertam a vulnerabilidade humana; o câncer é uma doença que ameaça a existência, desde o diagnóstico, de maneira abrangente e sistêmica, o que gera a necessidade de acessar todas as fontes que propiciem auxílios e alívios possíveis.

O interesse da autora pelo tema espiritualidade focado na área da saúde foi despertado no ano de 2000, quando participava da implantação de um departamento multiprofissional de cuidados em uma instituição hospitalar especializada em oncologia. Certa vez, nesse hospital, a enfermagem pediu a intervenção da psicologia para um paciente diagnosticado com câncer avançado, e que estava em cuidados de final de vida. Essa pessoa tinha recebido a visita de um voluntário cujo objetivo deveria ser fornecer conforto e acolhimento, mas que decidiu defender uma crença religiosa pessoal que sustentava a existência de Deus, sem se dar conta de que o paciente assistido era ateu, portanto não acreditava na existência de Deus. Na verdade o protagonismo da cena terapêutica tinha sido sequestrado. Nesse cenário, o sistema de crenças a ser descoberto, considerado, ponderado e respeitado é daquele que sofre e que representa o centro do sistema de cuidados, o paciente.

As práticas abusivas têm sido preocupação frequente nos sistemas de cuidados, na medida em que vários casos têm sido registrados, e os estudos sobre psicologia do abuso e ciências da religião tem contribuído para a compreensão do fenômeno. É uma forma de manipulação que ocorre dentro de contextos que incluem crenças pessoais e preceitos espirituais, principalmente religiosos. Em geral, representa fator de risco para desdobramentos negativos nos processos de enfrentamento e ajustamento, importantes na readaptação de pacientes oncológicos. Na saúde mental e na qualidade de vida, contribui para o aparecimento de aspectos tais como ansiedade, depressão e distúrbios em relação à fé e à esperança.[1]

Naquele atendimento foram compreendidas duas questões imprescindíveis para a excelência na assistência:

1. Qualquer ser humano tem o direito de ser cuidado a partir de suas singularidades, e isso é primordial.
2. Mais uma vez e de maneira definitiva, é necessário que sejamos devidamente preparados para exercer um cuidado tão singular, tão específico e exigente da complexidade expressa pelo humano nas várias esferas de manifestação desse ser.

Não se trata somente de estar capacitado para a escuta qualificada e o acolhimento de alguém em sofrimento agudo e abrangente, mas também se relaciona com o preparo de um profissional amadurecido o suficiente para uma escuta livre de preconceitos e focado essencialmente nos recursos e nas necessidades de quem sofre de fato.

## SOBRE A SAÚDE MENTAL NO MUNDO PÓS-PANDÊMICO: A PANDEMIA DESVELANDO O CUIDADO ESPIRITUAL

Um dos desdobramentos benéficos que a pandemia nos propiciou foi a percepção, quase imediata, da necessidade de cuidar da saúde mental. Precisou-se, no mínimo, de controle emocional para enfrentar todas as complexas tarefas que surgiram. A resposta exigida pelo estresse advindo do surgimento de um evento imprevisto, desconhecido, pleno de nuances carregadas de dor; a solidão e a desconexão social que influenciaram quadros de ansiedade, depressão e fobias; o risco de contrair o vírus, que acelerou o sentimento de desamparo e descontrole e incrementou a incerteza a respeito do futuro; esses aspectos influenciaram os comportamentos, as relações sociais e o estilo de vida das pessoas.[2]

Todos os recursos disponíveis que pudessem funcionar como fator de proteção para a saúde geral em caso de adoecimento grave e ameaçador são absolutamente imprescindíveis. Nesse cenário, qualquer alívio de dor e de sofrimento é valioso.

Durante a pandemia, os relatos nos diversos cenários, as publicações nas redes sociais e as reportagens na mídia, por exemplo, ressaltaram o cuidado espiritual, a fé e a esperança como estratégias funcionais de enfrentamento.

Foi necessário esclarecer o significado dessa particularidade. De quais aspectos e necessidades espirituais se falava? Por que os aspectos e necessidades espirituais surgiram como opção de cuidado essencial?

No início do ano de 2020 a organização não governamental (ONG) Instituto Oncoguia, cuja finalidade é auxiliar pacientes com câncer, seus familiares e a equipe envolvida nos cuidados por meio de projetos e ações de fornecimento de informações de qualidade, educação em saúde, apoio e orientação ao paciente e seus familiares, defesa de direitos e *advocacy*, aplicou uma pesquisa para avaliar o impacto da pandemia no tratamento e na vida dos pacientes oncológicos e de suas famílias. O estudo foi efetivado em duas etapas, a primeira em março e a segunda em julho de 2020. Reuniu 1.001 respondentes nas duas fases, sendo 562 participantes na primeira e 439 na segunda fase de sua aplicação.[3,4]

Nessa pesquisa foram observados vários aspectos importantes sobre os pacientes, a doença e o funcionamento dos sistemas de enfrentamento e ajustamento de doença grave e ameaçadora de vida. O que interessa para nossa compreensão neste capítulo são as dimensões da estrutura humana mais atingidas por essa ocorrência inesperada e tão abrangente e os cuidados dispensados em relação a esse acontecimento impossível de ser aceito como natural, embora seja expressão genuína da natureza.

As áreas apontadas como mais afetadas durante a pandemia foram a emocional e a social, como segue:

1. Área emocional: 53% na primeira fase e 58% na segunda fase.
2. Área social: 48% na primeira fase e 60% na segunda fase.

Nas questões que se reportaram ao modo como as pessoas estavam cuidando da área citada como mais atingida, a estratégia com maior índice de respostas foi "Cuidados com a espiritualidade": 52% na fase 1 e 57% na fase 2. A partir dessa constatação, percebeu-se a necessidade de investigar de maneira mais detalhada o significado dessa categoria temática, e decidiu-se pela inserção de uma nova bateria de perguntas na segunda fase. Das 320 respostas obtidas, as três opções mais escolhidas foram:

1. "A fé contribui para o meu bem-estar geral" – que obteve 79 respostas ou 25% do total.
2. "Eu acredito que ter uma ligação com um ser superior/espiritual ajuda a passar por momentos difíceis" – que obteve 69 respostas ou 22% do total.
3. "As minhas crenças me ajudam a criar uma coerência entre o que eu faço, penso e sinto" – que obteve 39 unidades ou 12% do total das respostas fornecidas na pesquisa.[4]

Estudos atuais confirmam os dados que emergiram da referida pesquisa: a fé como preditor do bem-estar geral;[5-7] a crença em algo ou alguém superior/espiritual como aspecto facilitador no processo de enfrentamento e ajustamento de adversidades, inclusive do adoecimento por câncer; e o sistema de crenças pessoais, inclusive as espirituais, influenciando e fortalecendo a construção da identidade pessoal e a readaptação psicossocial, interferindo de maneira benéfica na experiência da unidade de cuidados, tanto para o paciente oncológico quanto para seus familiares.[8,9]

Os aspectos apontados revelam a necessidade premente da promoção do bem-estar emocional e espiritual, e os benefícios que esse cuidado pode acrescentar ao tratamento clínico convencional.

## ESPIRITUALIDADE, RELIGIOSIDADE E RELIGIÃO NA ÁREA DA SAÚDE: SOBRE A DIVERSIDADE DE DEFINIÇÕES E CONCEITOS

A Organização Mundial da Saúde (OMS), em 1988, incluiu a dimensão espiritual no conceito multidimensional de saúde, remetendo o construto às questões relacionadas ao significado e sentido da vida, e não se limitando a qualquer tipo específico de crença ou prática religiosa.[10]

A religiosidade e a espiritualidade desempenham papéis importantes no sistema de cuidados relacionados aos pacientes oncológicos e seus familiares. Os estudos mostram efeitos positivos nas difíceis tomadas de decisão necessárias em relação ao tratamento, nas escolhas terapêuticas dos pacientes, na vida após o câncer vivida com qualidade, no manejo e redução de estresse e no bem-estar geral.[11]

Na área da saúde, a espiritualidade não tem uma definição única e nem mesmo clara. Essa heterogeneidade conceitual tem sido amplamente discutida, e por vezes é evidenciada pela confusão gerada em uma área que valoriza evidências científicas devidamente demonstradas, por vezes considerada uma vantagem pela diversidade de estudos e conhecimentos que propicia.

Essa particularidade não significa, em si, uma barreira relacionada à aplicabilidade do tema. Para Rodrigo Toniol,[10] essa questão precisa ser avaliada com ponderação:

> Assumo que a ampla variedade dos fatos que podem ser descritos na chave da espiritualidade é menos um complicador e mais um dado que deve ser levado a sério pelos pesquisadores que estão interessados em refletir sobre como essa categoria opera nas ciências sociais. De alguma maneira, a abrangência do termo não esvazia sua relevância, pelo contrário, a reforça. Esse é um traço fundamental do modo de circulação da noção de espiritualidade nas ciências sociais, disperso com relação aos fenômenos aos quais se refere, mas de uso tão recorrente quanto não aleatório (p.17).

Para o autor, a revisão de literatura ressalta dois aspectos importantes em relação à espiritualidade:

1. A quantidade de textos produzidos, que é surpreendente.
2. Os modos de definir o construto, que são tão diversos quanto as realidades empíricas com as quais o conceito se conecta.[10]

Enfim, a espiritualidade é um construto de natureza subjetiva e multifatorial, presente em diversas áreas das ciências. É um conceito amplo, ativo em diferentes tradições religiosas, filosóficas e sistemas de crenças sociais, o que contribui para uma diversidade ampla de interpretações e opções de manejo. É influenciado por fatores culturais e históricos, muitas vezes relacionados aos aspectos religiosos, o que interfere, ainda mais, nas tentativas de encontrar uma fundamentação teórica que consiga orientar os protocolos de recomendações mínimas em relação às práticas clínicas, as pesquisas científicas, os processos educacionais e as consequentes políticas públicas.[12]

Para Puchalski et al.,[13] uma das principais pioneiras sobre o tema, responsável pelo avanço das descobertas até então, interessada em eleger uma definição que fosse aplicada à área da saúde, espiritualidade é o aspecto da humanidade que se refere à maneira como os indivíduos buscam e expressam o sentido e o propósito de vida, e à forma como experimentam a conexão com o momento, consigo mesmo, com os outros, com a natureza, com aquilo que é significativo ou sagrado.

Para que se possa observar a diferenciação entre os conceitos, de acordo com Koenig,[14] religião é um construto multidimensional que inclui crenças, comportamentos, dogmas, rituais e cerimônias que podem ser realizados ou praticados em contextos privados ou públicos, derivados de tradições estabelecidas que se desenvolveram ao longo do tempo dentro de uma comunidade.

Ainda para o mesmo autor, religiosidade é o quanto um indivíduo acredita, segue e pratica uma religião, que pode ser organizacional, por exemplo, a participação na igreja, templo ou serviços religiosos, ou não organizacional como rezar, ler livros ou assistir a programas religiosos por iniciativa própria.[14]

Em relação àqueles que não acreditam ou são incertos sobre a existência de Deus e/ou buscam identificação e orientação espiritual em fontes não religiosas, essas pessoas ainda podem possuir uma forma de espiritualidade baseada em experiência vivencial ou fundamentação filosófica, encontrando significado e propósito em suas escolhas.

## ESPIRITUALIDADE COMO UMA DIMENSÃO DA NATUREZA HUMANA

Nas últimas décadas o Brasil tem se destacado no cenário internacional de pesquisas sobre espiritualidade e saúde, tanto com relação ao interesse acadêmico quanto com relação à produção de publicações nas áreas da medicina, enfermagem e psicologia.

É benéfico para o sistema de cuidados definir o campo desse tema dentro da área da saúde, e discutir de que maneira se relaciona com a natureza e a complexidade humanas.

Em 2019, a Sociedade Brasileira de Cardiologia (SBC) publicou o documento "Diretrizes brasileiras sobre espiritualidade e fatores psicossociais",[15] que na verdade é parte das diretrizes de prevenção em medicina cardiovascular.

Em 2022, a Sociedade Brasileira de Oncologia Clínica lançou o "Guia de orientações: espiritualidade em oncologia". O grupo de autores foi composto de médicos com conhecimentos e atividades relacionadas ao tema e por especialistas em oncologia, cuidados paliativos, cuidados intensivos, radioterapia e controle da dor.[16]

A inclusão do cuidado espiritual na assistência estimula o desenvolvimento de alguns aspectos que também facilitam o processo de humanização, tais como:

- Por meio da abordagem da dimensão espiritual, naturalmente a atenção é dirigida às conexões estabelecidas em todas as instâncias relacionais (autoconhecimento; relação profissional-paciente, relação com familiares, amigos e equipe de cuidados; ou com algo ou alguém superior).
- Propicia o estabelecimento do processo empático e compassivo nas relações de cuidados, estimulando aspectos de encorajamento, confiança e segurança.
- Promove a busca de sentido em relação ao enfrentamento das adversidades. A pessoa adoecida necessita dar sentido àquilo que está além da dor e do sofrimento; precisa sentir que a vida tem um sentido para além do presente; que suas ações podem transbordar para o mundo e que impactam a realidade.
- Ajuda a impulsionar o indivíduo para a adaptação diante das alterações exigidas pela doença, para a expressão da resistência, para a busca de sobrevivência, e consequentemente contribui para o amadurecimento ao longo de todo o ciclo vital.
- Fomenta o surgimento da resiliência e da esperança.
- Promove o respeito à diversidade cultural/religiosa/espiritual. Enriquece o *ethos* social e cultural, e contribui para a paz, a tolerância e a compreensão entre diferentes grupos.
- Promove incentivo à equidade, altruísmo, generosidade e solidariedade (virtudes). Funciona como contribuinte na formação de uma sociedade justa, inclusiva e compassiva.
- Funciona como apoio em momentos de crise (adoecimento, tomada de decisões complexas, luto e final de vida).
- Promove alívio do sofrimento existencial, que se refere a uma forma de angústia e desconforto profundo que surge das questões fundamentais sobre a existência humana.
- Auxilia na promoção do bem-estar integral, que requer uma abordagem colaborativa que envolve indivíduos, comunidades, profissionais de saúde, educadores e formuladores de políticas. É fundamental reconhecer a interconexão entre diferentes aspectos do bem-estar e adotar estratégias que

abordem essas dimensões de forma integrada, visando ao desenvolvimento saudável e equilibrado de indivíduos e comunidades.

- Contribui na promoção de respeito à autonomia, integridade e dignidade do paciente. Não se trata apenas de uma questão ética, mas também legal. Valorizar e respeitar esses princípios é fundamental para estabelecer uma relação de confiança entre pacientes e profissionais de saúde, o que, por sua vez, melhora a qualidade do cuidado e os resultados para o paciente.

Os estudos mostram que, quando o cuidado espiritual é integrado aos cuidados de saúde, não apenas humaniza a experiência do paciente, mas também fortalece a conexão entre os seres humanos, promovendo um senso mais profundo de compreensão, compaixão e empatia em nossa sociedade.

## CONSIDERAÇÕES FINAIS

Ultrapassar barreiras e buscar forças vitais que fortaleçam os recursos próprios são estratégias vinculadas aos aspectos presentes na função transcendente da psique humana, na conexão do humano com algo ou alguém superior e na manifestação da fé e da esperança, temas primordiais na expressão da dimensão espiritual.

Ao enfrentar uma adversidade, que exige o máximo dos recursos que se têm à disposição, consequentemente gerando instabilidade e desequilíbrio, o humano projeta a esperança no futuro e além de si mesmo, através dessa força vital que é a fé.

Integrar a espiritualidade no cuidado humanizado implica reconhecer a importância das crenças na vida do indivíduo e responder de maneira sensível e respeitosa a essas características do paciente como manifestação genuína do indivíduo. Ao fazer isso, os profissionais de saúde podem melhorar significativamente a experiência de cuidado dos pacientes, preocupando-se não apenas com a qualidade da saúde física, mas também com o bem-estar emocional e espiritual.

## REFERÊNCIAS

1. Borges M. Impacto Negativo da abordagem em religiosidade/espiritualidade e fundamentalismo. In: Pereira FMT, Braghetta CC, Andrade PAS, Branco TP (coords.). Tratado de espiritua-

lidade e saúde: teoria e prática do cuidado em espiritualidade na área da saúde. Parte III: Práticas de cuidado em espiritualidade. Atheneu; 2021; p.295-303.

2. Fundação Oswaldo Cruz (Fiocruz). Saúde mental e atenção psicossocial na atenção primária na pandemia covid-19: recomendações gerais. Brasília: Ministério da Saúde; 2020. Disponível em: https://www.fiocruzbrasilia.fiocruz.br/wp-content/uploads/2020/04/Saúde-Mental-e-Atenção-Psicossocial-na-Pandemia-Covid-19-recomendações-gerais.pdf. Acesso em: 1 abr. 2024.
3. Neumann LTV, et al. Impactos da pandemia por covid-19 no atendimento oncológico dos brasileiros: dados descritivos da percepção dos usuários dos serviços de saúde. In: Anais do 4. Congresso Brasileiro de Política, Planejamento e Gestão da Saúde. Rio de Janeiro, Anais Eletrônicos. Campinas: Galoá; 2021.
4. Liberato RP. Espiritualidad y transcendencia: el humano en busca de lo sagrado en la adversidad. In: Daniel E (comp.). Ecos iberamericanos de la psicooncología. 2023. p.145-59.
5. Freitas EO, Vieira MMS, Guerra GM, Tsunemi MH, Pessini L. A influência da espiritualidade na qualidade de vida do paciente oncológico: reflexão bioética. Revista Nursing. 2016;17(222):-1266-70.
6. Ouro GC, Sodré BC, Figueiredo EGC, Souto LAD, Fernandes MTT, Fernandes MT. Análise da influência da fé, espiritualidade e religião no prognóstico de pacientes com câncer. Revista Saúde & Ciência. 2018;7(2):125-32.
7. Macêdo EL, Gomes ET, Bezerra SMM. Esperança de mulheres em tratamento quimioterápico para o câncer de mama. Cogitare Enferm. 2019; 24:e65400. Disponível em: http://www.revenf.bvs.br/scielo.php?script=sci_arttext&pid=S1414-85362019000100375&lng=pt. Acesso em: 21 fev. 2024.
8. Wirgues MD, Guimarães ERO, Coutinho IM, Guida CG, Victor LS, Bernardes CTV. Efeitos da religião/espiritualidade no tratamento de enfermidades [Effects of religion/spirituality in the treatment of illness]. Brazilian Journal of Development. 2020;6(9):65859-71.
9. Borges MG, Dos Anjos ACY, Campos CS Espiritualidade e religiosidade como estratégias de enfrentamento do câncer de mama: revisão integrativa da literatura. Brazilian Journal of Health Review. 2021;4(1):1002-21.
10. Toniol R. Espiritualidade incorporada: pesquisas médicas, usos clínicos e políticas públicas na legitimação da espiritualidade como fator de saúde. Porto Alegre: Zouk; 2022.
11. Moreira-Almeida, A Lucchetti G. Panorama das pesquisas em ciência, saúde e espiritualidade. Cienc Cult. 2016;68(1):54-7 Disponível em: http://cienciaecultura.bvs.br/scielo.php?script=sci_arttext&pid=S0009. Acesso em: 21 fev. 2024.
12. Liberato RP. Virtudes necessárias ao cuidado em espiritualidade In: Pereira FMT, Braghetta CC, Andrade PAS, Branco TP (coords.). Tratado de espiritualidade e saúde. Parte IV: Equipe multiprofissional. Atheneu; 2021. p.393-401.13. Puchalschi CM, Vitillo R, Hull SK, Reller N. Improving the spiritual dimension of whole person care: reaching national an international consensus. J Palliat Med. 2014;17(6):642-56. Disponível em: http://online.liebertpub.com/doi/abs/10.1089/jpm2014.9427. Acesso em: 21 fev. 2024.
13. Koenig HG. Medicina, religião e saúde: o encontro da ciência e da espiritualidade. Inglaterra, 2012.
14. Avezum Jr A, Esporcatte R (coords.). Sociedade Brasileira de Cardiologia – SBC. Atualização da Diretriz de Prevenção Cardiovascular da Sociedade Brasileira de Cardiologia, Capítulo 9: Espiritualidade e fatores psicossociais em medicina cardiovascular. 2019; Disponível em: http://publicacoes.cardiol.br/2014/diretrizes/2019/atualizacao-da-diretriz-de-prevencao-cardiovascular-da-sociedade-brasileira-de-cardiologia-2019.asp.
15. Sociedade Brasileira de Oncologia Clínica (SBOC). Consensos e guias: espiritualidade em oncologia. 2023. Disponível em: https://sboc.org.br/servicos/consensos-e-guias. Acesso em: 5 maio 2024.

Capítulo **24**

# O processo do luto antecipatório na tríade oncológica: paciente/família/equipe

Gláucia Rezende Tavares
Marília A. de Freitas Aguiar

> "O processo de luto antecipatório ocorre com a pessoa ainda viva, mas sua perda já é sentida para uma série de atividades que executava anteriormente. A pessoa ainda não morreu, mas estas perdas já têm de ser elaboradas, com ela ainda viva e de ambos os lados." (p.155)
>
> Maria Júlia Kóvacs

## INTRODUÇÃO

O luto antecipatório ocorre antes do desfecho. Rando[1] afirma que o enfrentamento da situação ajuda na absorção das perdas. Pode ser vivido como oportunidade de cuidar de pendências e assimilar mudanças. Fazer escolhas entre ações consideradas prioritárias e renunciar ao supérfluo são decisões que merecem ser consideradas pela equipe assistente, pelos familiares e pelo acometido por doença grave.

Contestamos a existência de uma verdade absoluta, a histórica e a contextual sobre luto antecipatório. A proposta é a de apresentar o luto antecipatório a partir da compreensão construcionista social, substituindo a realidade da mente e do comportamento pelas convenções e recursos linguísticos com uma reflexão histórica contextualizada. O processo compreende uma dinâmica de mudanças, adaptações e ajustes presentes desde o diagnóstico, podendo ser compreendido como processo de coconstrução de significado. Podemos descrevê-lo como relacional e processual, em contínuo fluxo de criação e recriação. Tem produção, reprodução e transformação, com dimensão histórico-sociocultural. Ademais, a utilização do termo, ao longo do tempo, foi perdendo a identidade primeira, cunhada por Lindemann.[2]

## LUTOS NA ONCOLOGIA

O agravamento do quadro clínico pode gerar dificuldades que se desdobram em experiências e aprendizados sobre as dores, perdas e lutos antes da morte física. Compreende o contexto do diagnóstico de câncer e perspectivas, em que muitos lutos já se tornam presentes. Há a perda da condição de saudável, levando a revisões de identidade pós-diagnóstico e à perda da ilusão de onipotência. Desafios diante da vivência de muitas adversidades. É um processo subjetivo, dinâmico, vivido nas interações familiares e com a equipe assistente.

Destacamos alguns aspectos do luto antecipatório relacionados ao diagnóstico de doenças graves e não responsivas ao tratamento curativo. Qual o sentido atribuído a essa experiência, incluindo todos os envolvidos? Como o sistema terapêutico lida com as contínuas modificações? Há espaço para conversações claras e compartilhadas ou se mantém a conspiração do silêncio?[3]

O próprio uso do termo "luto antecipatório", embora historicamente consagrado, precisa ser questionado. O que se antecipa diante de tantas perdas relacionadas ao adoecimento por câncer?

Importante ressaltar um aspecto que vem sendo discutido e que diz respeito à propriedade ou não do uso do termo "antecipatório" para qualificar os lutos em cuidados paliativos. O termo foi cunhado na década de 1940, mais especificamente em artigo de 1944, pelo psiquiatra germano-americano Erich Lidemann.[2] O artigo "Symptomatology and management of acute grief", publicado no *The American Journal of Psychiatric*, apresenta o resultado de uma pesquisa em que entrevistou 101 pessoas com o objetivo de estudar os efeitos do luto a partir de eventos traumáticos. Os grupos foram constituídos por pessoas que ele classificou como neuróticos e que tiveram uma experiência de perda durante um tratamento, outro por pessoas que acompanhavam entes queridos que estavam hospitalizados e que morreram. O terceiro grupo estudado era de enlutados em consequência de um incêndio numa boate em Boston em 1942 (Cocoanut Grove). Finalmente, um quarto grupo constituído por familiares de membros das forças armadas que foram para os campos de batalha durante a Segunda Grande Guerra.

Neste quarto grupo, Lindemann[2] observou, então, vivências de luto semelhantes às experimentadas pelos participantes dos outros grupos, reações comuns aos processos de luto. Houve a separação física, existindo a possibilidade da volta. O autor também observou que havia certo desinvestimento afetivo de algumas esposas.

Em contextos de adoecimento, em especial em cuidados paliativos, a possibilidade de uma volta à condição de não adoecido inexiste. Inexiste também o desinvestimento afetivo, embora possam ser observadas reações de intensa tristeza, preocupações com o futuro sem o ente querido e outros sintomas comuns aos lutos, podendo existir outras apreensões específicas de cada história de vida compreendida nesse processo.

Em artigo de revisão sistemática da literatura, publicado na revista *Palliative Medicine* em abril de 2022, Singer et al.[4] discutiram as definições do luto dos membros da família antes da morte de pessoas com uma doença limitante da vida. Os autores relatam terem encontrado, nos 134 artigos completos que atendiam aos critérios de inclusão, inconsistências nessas definições. Todos os artigos analisados foram escritos ou traduzidos para o inglês. Foram identificados mais de 18 termos e 30 definições. Em alguns artigos, o mesmo termo recebeu definições diferentes.

A partir da análise dos artigos encontrados, os autores concluíram que o que chamam de "luto pré-morte" é composto de dois constructos distintos. O primeiro diz respeito ao que conhecemos como luto antecipatório e o segundo, aos lutos do adoecimento. O luto antecipatório está orientado para o futuro e é caracterizado por angústia de separação e preocupação com um futuro sem que a pessoa com a doença limitante da vida esteja fisicamente presente. Já o luto relativo ao adoecimento é orientado para o presente e é caracterizado pelo luto pelas perdas atuais e contínuas vivenciadas durante a trajetória da doença.[4]

Rando[1] fala que, embora o termo "luto antecipatório" se refira a uma perda que está por vir, ou seja, que acontecerá no futuro, envolve também o passado e o presente.

Porém, independentemente da nomenclatura que utilizemos, a vivência dos processos é semelhante à de qualquer outro luto. Quem está se despedindo da vida e as pessoas que o acompanham, em algum momento, começam a conviver e elaborar as mudanças comumente associadas à morte inevitável.

Portanto, a pergunta é: qual a razão de utilizarmos tantos termos diferentes quando estamos falando desse fenômeno humano universal, essa transição psicossocial, que é a vivência do luto? Como o luto é visto como um processo e não um estado, não pode ser considerado um conjunto de sintomas que aparecem após uma perda e vão se esvaecendo aos poucos. É uma sucessão de manifestações clínicas que se misturam sem seguir uma ordem, tendo como características não uma depressão profunda, mas momentos de uma dor aguda, ansiedade, entre outros. Luna[5] alerta:

> Na atualidade o luto é reconhecido e vivido pela pessoa no conjunto de relações qualificadas pela pessoa enlutada como de apoio à sua experiência de sofrimento, de modo que a pessoa que perde alguém ou algo significativo não é mera expectadora de relações sociais ou terapêuticas que disciplinarizam ou medicalizam as suas necessidades ou respostas de enlutamento, mas é ativa na gestão compartilhada da sua experiência privada de sofrimento (p.47).

Será que ao pensarmos numa perda que está por vir, não estarão os cuidadores tentando minimizar os impactos das perdas e dos lutos que vieram se acumulando ao longo do adoecimento, eximindo-se da responsabilidade de também cuidarem dessa dor com a intensidade que o luto apresenta? Seria o uso do termo "antecipatório" um modo de minimizar essa dor? E quanto àquele que está se despedindo da vida, qual o sentido para ele de ser considerado um enlutado por antecipação? A discussão precisa ser mais ampla no sentido de legitimar as transformações nas vidas dos envolvidos. Afinal, as pessoas em cuidados paliativos já perderam parte de suas identidades, e se ressentem por isso. A dor desse ressentimento é chamada de luto e não está antecipando nada. "Nenhuma das palavras contidas no nosso vocabulário tem significado em si mesma. Elas ganham a capacidade de significarem em virtude do modo como elas são coordenadas com outras palavras e ações."[6]

## PENSANDO ASSISTÊNCIA

Como são tecidas as famílias, os familiares, as comunidades, as culturas? O que passa a ser vivido como família diante da gravidade da doença? Quem está incluído? Há pendências a serem atualizadas? Há espaço para rituais de despedida a partir da iminência da morte? Como as identidades vão se ajustando? Quem é que morre nessas circunstâncias? Incluímos a pessoa portadora do câncer, todas as que estejam ligadas a ela.

Diante da complexidade do processo de adoecimento e da vida, vale o questionamento da condição tradicional e naturalizada de que há uma realidade de família. Historicamente constatamos inúmeras propostas e definições de família, e essas diversas versões de família trazem repercussões, ressonâncias e implicações para o mundo social. Enfatizaremos os atendimentos em contexto de oncologia, no qual as vulnerabilidades estão expostas e podem ser compartilhadas diante de ameaças reais. Qual o espaço para conversas sobre os medos presentes e futuros e o levantamento de tarefas a serem organizadas?

A família deixa de ser reconhecida como um conjunto de indivíduos, em direção a uma visão de interação, com processos e padrões de interação. Essa forma de compreensão enfatiza a linguagem para a tecitura de versões de família que as pessoas se apoiam para se relacionar. "Família é uma realização discursivamente produzida a partir de processos interacionais."[8]

Desconstruir a ideia de família como algo que é acompanhado de verdades de como as coisas têm que ser. Desconstruir a ideia de família como realidade absoluta, à construção social. O sistema de sentidos vai sendo tecido e negociado em cada acontecimento, e está conectado a circunstâncias sociais mais amplas. O conhecimento vai sendo criado por meio de práticas compartilhadas.

"Família é definida em termos do que as pessoas, utilizando-se de diferentes discursos socialmente produzidos disponíveis, descrevem juntas como sendo família."[8]

Gergen[7] e Shotter[9] trazem contribuições do movimento construcionista social, convidando-nos a focar as interações, situadas em contextos culturais específicos. Magalhães, Daltro e Reis[10] apontam que o ambiente hospitalar e o domiciliar carregam função política, econômica, cultural e um dinamismo presente na tríade pessoa portadora do câncer, família e equipe.

Desconstruir a ideia de uma unidade natural arraigada em processos biológicos, que garante proteção, e está isolada da sociedade, para entendimento da família como um produto histórico e ideologicamente contextualizado. Chatters, Taylor e Jayakody[11] apresentam o conceito de parentesco fictício ou escolhido para dizer que os laços familiares vão além do aspecto biológico.

Anderson e Goolishian[12] propuseram, para compreendermos família, que fôssemos além da postura simplista e essencialista. A mudança de postura do foco essencialista para a postura construcionista nos convida a ir além da postura de especialista em soluções para cocriadores de contextos. Essa forma de abordagem é um convite à postura de curiosidade e interesse legítimo em cada interação.

> Em alguns casos, as intervenções iniciadas antes do momento da morte podem ser consideradas preventivas para complicações do luto. Outras ações podem ser facilitadoras para integração da perda, tais como: compartilhamento do planejamento terapêutico, aconselhamento terapêutico como suporte ao luto, apoio e cuidado na preparação dos rituais de despedidas, comunicação acolhedora que facilite a expressão da dor e do pesar. É importante ressaltar que as intervenções suportivas não finalizam junto à morte e que a assistência aos familiares enlutados faz parte do escopo de trabalho das equipes de cuidados paliativos.[13] (p.547)

O prognóstico reservado, a confirmação da gravidade e a finitude convidam para que a compreensão da produção de sentidos vá se processando em conversas, em posição de corresponsabilidade, criando diferentes versões de família. O verbo "ser" passa de uma postura fixa, para uma forma dinâmica: como a família está. Essa realidade social não está nem nas pessoas nem fora delas, mas entre elas, requerendo vinculação com o simbólico, integrando a cultura com a linguagem.

Equipes assistenciais, que inicialmente são estranhas às famílias, podem se engajar no processo dos cuidados. Os contornos e limites do que conta são negociados durante as conversas. É um contínuo esforço para entender e dar sentido às mensagens que são compartilhadas. A linguagem passa a ser produtora de ideias, identidades, práticas e relações sociais. Anderson[14] aponta que a família passa a ser uma realidade baseada na comunicação. Que a comunicação seja afetiva entre a equipe, a pessoa portadora do câncer e os familiares. Reforçamos o conceito de sistema terapêutico que se apoia na linguagem.

> O exercício das conversações compartilhadas entre a equipe assistencial, a família e a pessoa doente deverão se desdobrar em soluções cocriadas. Lembrando que família não se restringe aos laços consanguíneos, incluindo as pessoas por afinidades afetivas. O alvo é buscar o bem-estar comum, não se reduzindo às partes isoladas da relação.[15] (p.63)

Vale atenção ao emprego dos recursos conversacionais, especialmente em tempos de delicadeza. Conversas honestas, tecendo laços de confiança. Ênfase em postura aberta, permitindo entender as diferentes formas como as conexões estão situadas, compartilhando responsabilidades. A conversa terapêutica é um contexto para a produção de sentidos, em que diferentes versões de famílias podem ser construídas. Paciente, equipe e familiares são parte ativa do processo de produção de sentidos por meio de fazerem juntos, coordenando perguntas, respostas e reflexões. A comunicação formata os sentimentos que atribuímos para a nova vida coletiva e pessoal: sensações, emoções, pensamentos e ações.

Carsten[16] prefere o conceito de conectividade, em vez de parentesco. Vários componentes de conectividade, como sangue, sêmen, leite materno e engajamento em atividades cotidianas compartilhadas repercutem na criação de laços. A família tornou-se plástica e flexível.

## CONSIDERAÇÕES FINAIS

Entendemos que esse tempo de assimilação do impacto da ilusão da invulnerabilidade traz a dor da desilusão. Como afirma Guimarães Rosa: "a gente vem mesmo nesta vida para aprender a desembolar e a desiludir". Que possamos criar contextos em que haja flexibilidade e permissão para transitar entre medos e coragem; tristezas e alegrias. Que a abertura para a compreensão e a assimilação do processo da doença traga o reconhecimento dos sintomas totais – físico, relacional, social, espiritual. Que o ciclo da doença traga a todas as pessoas envolvidas – com a integração entre as experiências pessoais e profissionais e a capacidade de absorção, negociação e ampliação de consciência diante da inevitabilidade da finitude da vida.

## REFERÊNCIAS


1. Rando TA. Clinical dimensions of antecipatory mourning: theory and practice in working with the dying in their loved one's and their caregivers. Champain; Research Press; 2000.
2. Lindemann E. Symptomatology and management of acute grief. American Journal of Psychiatry. 1944;101:141-8.
3. Tavares GR. Cuidados paliativos, terminalidade e luto: o profissional de saúde e os temas delicados. In: Aguiar MAF, Gomes PA, Ulrich RA, Mantuani SB. Psico-oncologia: caminhos de cuidado. São Paulo: Summus; 2019. p.161-7.
4. Singer J, Roberts KE, Mclean E, Fadalla C, Coats T, Rogers M, et al. An examination and proposed definitions of family members' grief prior to the death of individuals with a life-limiting

illness: a systematic review. Palliat Med. 2022;36(4):581-608. Disponível em: https://pubmed.ncbi.nlm.nih.gov/35196915/. Acesso em: 5 maio 2024.
5. Luna IJ. Uma proposta teórico-metodológica para subsidiar a facilitação de grupos reflexivos e de apoio ao luto. Nova Perspectiva Sistêmica. 2020;29(68):46-60.
6. Gergen KJ. Realities and relationships. Cambridge, MA: Harvard University Press; 1997.
7. Martins PPS, Mcnamee S, Guanaes CL. Família como realização discursiva: uma explicação relacional. Nova Perspectiva Sistêmica. 2015;(52):9-24.
8. Shotter J. Conversational realities revisited: life, language, body and world. Chagrin Fall: Taos Institute Publications; 2008.
9. Magalhães SB, Daltro MR, Reis TS. Recognized death: anticipatory grief experience of relatives of patients at the end of life. SciELO Preprints. 2023. Disponível em: https://preprints.scielo.org/index.php/scielo/preprint/view/5548. Acesso em: 5 maio 2024.
10. Chatters LM, Taylor RJ, Jayakody R. Fictive kinship relations in black extended families. Journal of Comparative Family Studies. 1994;25:297-312.
11. Anderson H, Goolishian H. Human systems as linguistic systems: preliminary and involving ideas about the implications for clinical theory. Family Process. 1988;27:371-93.
12. Pallotino E, Rezende C, Dantas JCS. Assistência ao luto. In: Castilho RK, Silva VCS, Pinto CS (orgs.). Manual de cuidados paliativos. 3.ed. Rio de Janeiro: Atheneu; 2021. p.546-9.
13. Anderson H. Conversation, language and possibilities: a post-modern approach to therapy. New York: Basic Books; 1997.
14. Tavares GR, Aguiar MAF. Ensino a distância em saúde: limites e possibilidades. In: Seabra C, Santos FR (orgs.). Compêndio de psicologia da saúde. Curitiba: CRV; 2022. p.57-66.
15. Carsten J. Introduction: cultures of relatedness. In: Carsten J (org.). Cultures of relatedness: new approaches to the study of kinship. Cambridge, UK: Cambridge University Press; 2000. p.1-36.

Capítulo **25**

# Suporte e assistência ao luto no pós-morte como parte do cuidado em oncologia

Maria Helena Pereira Franco

## INTRODUÇÃO

O luto em razão de uma doença é um processo que se inicia a partir do momento que a pessoa recebe um diagnóstico que terá impacto em sua existência. Portanto, não está exclusivamente relacionado a uma morte. Há experiências subjetivas que dimensionam a experiência de adoecimento como uma ruptura de padrão, uma quebra de expectativas, uma ameaça à identidade de si. Ser forçada a abandonar ou a rever projetos leva a um dimensionamento existencial de profundo significado. Uma doença provoca mudanças para as quais, de maneira geral, não há preparo e que demandam um esforço adaptativo a partir de recursos até então inexplorados ou talvez não dimensionados como necessários.

No caso do câncer, nas múltiplas e diversas formas de acometimento, seu significado social e cultural tem impacto sobre a experiência subjetiva da pessoa, que vai além da condição física do diagnóstico. Pode-se mesmo dizer que é uma doença existente no imaginário da pessoa, a partir de contato com pessoas próximas que tenham tido esse diagnóstico, ou mesmo de pessoas públicas que compartilham notícias sobre sua doença pelas redes sociais, chegando a possibilitar a construção de um modelo ideal de enfrentamento ou de fonte de recursos para essa finalidade. O risco de se tornar paradigmático está presente quando alguém recebe seu diagnóstico e vive a experiência de maneira comparativa em relação àquela figura pública.

## O LUTO COMO UMA TRANSIÇÃO PSICOSSOCIAL

Para a compreensão desenvolvida neste capítulo, a abordagem das transições psicossociais[1] aporta essa perspectiva. Permite compreender a experiência do luto pela própria vida que se extingue à medida que a doença avança e também permite compreender o processo de luto vivido após o falecimento de alguém significativo por câncer. Chama para o cenário aquilo que era e deixa de ser, ressaltando o que há de próprio ao indivíduo e que só a ele cabe perceber e avaliar. Posiciona o protagonismo naquele que efetiva e sofre a ação, seja da doença e seu enfrentamento, seja da vivência das perdas dela decorrentes.

Cabe definir luto[2] como a experiência vivida quando algo significativo, integrante das demais experiências vitais de alguém, cessa de existir e leva à demanda adaptativa para o enfrentamento dessa realidade, considerando o natural movimento de protesto diante de tal imposição. Refinando a definição, recorre-se ao entendimento de que o luto é um processo dinâmico e não linear,[3] que requer tanto sua elaboração, encontrada na posição de se manter ligado à perda, como a construção de novos padrões e papéis, de cunho restaurativo em resposta às solicitações ou imposições da vida da pessoa naquele dado contexto. Esse processo dual se dá por ação de um movimento pendular, que possibilita ao enlutado construir um significado para o luto e também desenvolver modos de enfrentamento que atendam às diferentes demandas. Essa compreensão do processo de luto confere ao enlutado sua identidade, que o torna único e o exclui de julgamentos sobre ser ou não apropriado, se fosse comparado a um modelo genérico e previsível sobre como deveria ser. Portanto, a compreensão daquele processo de luto está calcada na experiência do sujeito, em seu contexto sociocultural e com suas narrativas. É com essa compreensão que o luto será abordado.

Essas definições se aplicam tanto à experiência da pessoa que tem o diagnóstico de câncer e vê seu processo de adoecimento tomar a direção da finitude como àquela pessoa que vivencia seu luto ao longo da doença de uma pessoa significativa e também após seu falecimento.

Portanto, paralelamente à experiência de quem adoece por câncer e tem sua vida revista e reexperimentada encontra-se aquele que, por seus vínculos com a pessoa diagnosticada, vive também um processo de luto, igualmente iniciado com o diagnóstico e revisto a cada mudança de cenário ao longo do tratamento, incluindo-se o luto após a morte daquela pessoa.

Tomando como exemplo, apenas de cunho didático, apresenta-se uma jovem senhora de 35 anos que, em sua pesquisa para elucidar a dificuldade para engravidar, depara-se com o diagnóstico de um câncer de cólon. Após o ato cirúrgico no qual é dada como curada, recusa-se a continuar na pesquisa para engravidar porque se deparara com uma condição que entende como ameaçadora de sua possibilidade de gerar e criar um filho, que é o risco de vir a ter um câncer que poderia levá-la à morte. Essa reversão de expectativa em relação aos seus planos apresentou um significado construído acerca da doença câncer, que se tornou refratário a ponderações científicas e a considerações filosófico-existenciais. Ela se tornou mortal porque se entendeu mortal, e, em sua concepção, sua biografia já estava escrita: o que era uma possibilidade transformara-se em uma sentença de morte e ela mesma se condenara à infertilidade, por se saber mortal.

Observa-se nesse caso o quanto o significado atribuído à doença câncer trouxe consigo um luto, pelo mundo presumido,[1] por tudo aquilo que a explicava, que a justificava e que fundamentava suas decisões. Ela vive um luto a partir do câncer curado, pela vida que não teria, mesmo estando viva. Na perspectiva do processo dual do luto, ficou paralisada na perda, sem utilizar as possibilidades de restauração.

Esse caso apresenta uma situação não diretamente relacionada ao luto pela morte de um ente querido por câncer, mas ressalta a importância de compreender caminhos pelos quais se constrói o significado da doença e suas consequências nas decisões sobre o futuro.

A primeira pergunta que pode ocorrer, na busca de compreensão do fenômeno em foco, do luto decorrente de câncer, é: existem particularidades do luto em razão do câncer? Sabe-se que a causa da morte merece atenção, entre os fatores que permitem a identificação dos fatores de risco e de proteção[4] para o processo de luto se desenrolar em uma qualificação considerada natural e, portanto, saudável e aquilo que o coloca na áreas de compreensão como risco para requerer cuidados além daqueles naturalmente restaurativos por parte da pessoa enlutada. Mesmo que se apontem as mortes violentas e repentinas como tendo grande peso nessa definição, o fato de ter acompanhado o ente querido em seu tratamento de câncer, a qualidade dos cuidados recebidos, a atenção oferecida – ou não – à unidade de cuidados, paciente e família, constroem uma história de luto durante o período de vida daquela pessoa.

Ainda como uma tentativa de resposta à pergunta acima, esbarra-se na necessidade de conhecer quem é o enlutado e, ampliando esse conhecimento, qual é seu lugar na cartografia socioafetiva da doença. Existe uma história daquela relação que é reconstruída ao longo da doença e que encontra expressão no luto. Inevitavelmente, o olhar passa pela família.[5-7] Ao abordar o luto pós-morte por câncer, portanto, é relevante que sejam avaliadas as principais dimensões do sofrimento, no âmbito físico, social, psicológico e espiritual, mesmo antes de caracterizar a condição genérica de ser um luto em razão de morte por câncer. Essas dimensões não excluem a necessidade de consideração contextual sobre a doença, o falecido e a relação entre enlutado e falecido.

## NA BUSCA DE UMA COMPREENSÃO ESPECÍFICA DO LUTO

Neste capítulo, os pontos principais abordados estão na experiência da pessoa em situação de luto, fazendo uso de alguns caminhos de compreensão, como:

- Quem é o enlutado em suas condições de enfrentamento e pela natureza do vínculo existente com o falecido.
- Relação entre a qualidade da morte e a repercussão no luto.
- Contexto familiar, com seu potencial para complicar ou facilitar o processo de luto.
- O luto vivido pelo cuidador familiar.

Colocando o foco na perspectiva da família, é necessário que se recorra a uma definição que delimite o universo do qual se fala. Entendendo família como um sistema vivo, permeável e provocador de mudanças, que implica um senso de pertencimento e lealdade, não fica difícil compreender o impacto do diagnóstico de uma doença, especialmente sobre esse funcionamento.[6] Lembrando ainda que a pessoa com câncer tem um lugar na família, em sua funcionalidade e em sua reatividade, alguns indicadores podem apontar caminhos para o entendimento desse luto. Destacam-se:[7] o momento do ciclo vital da família, seus valores e sistemas de crença, a idade e o papel desempenhado pela pessoa falecida, o modo de funcionamento familiar.

Esses indicadores já deverão ter sido observados pela equipe que ofereceu cuidados ao paciente e sua família durante o tratamento, sobretudo levando em conta o papel preventivo para luto complicado que se encontra na qualidade desses cuidados ao longo da doença. Como exemplo, encontra-se que a sobrecarga do cuidar por parte do cuidador principal é indicador de risco para complicações no luto e na saúde em geral dessa pessoa[8] após a morte desse familiar, assim como a não integração da comunicação entre paciente, equipe e família ao longo do tratamento[9] também trará repercussões negativas em seu processo de luto.

Trazendo para o âmbito de experiências que podem ser didáticas, cita-se o caso de uma família na qual a avó materna tinha um papel de relevo, sendo a figura à qual todos recorriam em busca de suporte emocional, financeiro, experiencial. Ela tinha um lugar de autoridade, suas decisões eram tomadas sem participação compartilhada e eram acatadas na grande maioria das vezes sem questionamento. No entanto, nas atividades práticas de vida diária, quem estava à frente era sua filha, que cuidava da casa, dos próprios filhos, das relações sociais da família. Quando o neto com 5 anos foi diagnosticado com osteossarcoma, a dinâmica da família mudou, muitas ações eram necessárias e o centro de gravidade, até então com avó, deslocou-se para os pais da criança. A avó apresentava soluções ou recomendação de ações carentes de informação sobre a doença, que os pais puderam obter porque estavam à frente dos cuidados, informavam-se com os profissionais, foram orientados sobre como proceder. A avó encastelara-se em seu lugar de autoridade, sem se dar conta de que a doença pedia da família outro funcionamento. Vale destacar também que o papel da avó não foi considerado em sua dimensão pela equipe de cuidados, que focalizou no casal parental. Em pouco tempo ela adoece, apresenta um acidente vascular encefálico que a torna dependente de cuidados práticos dada sua mobilidade reduzida e tem sua comunicação oral limitada grandemente. Ou seja, em outro âmbito, os pais de uma criança com câncer se tornam também cuidadores de uma senhora que havia mudado sua identidade e seu papel na família, trazendo demandas de outra ordem.

Falamos de experiências de luto específicas embora todos estejam vivos nessa família. Como graduar a importância deste ou daquele cuidado? As equipes que cuidam da criança com câncer não podem desconsiderar que a família está também sob outro impacto e os cuidados oferecidos redundarão em maior ou menor sofrimento ao longo do tratamento da criança, das decisões que se mostrarem necessárias, dos resultados obtidos. No exemplo citado, ressaltou-se o quanto papéis familiares, quando desconsiderados pela equipe ao longo da doença, levam a condições para o desenvolvimento de luto complicado após a morte por câncer.[9,10]

Ressalta-se que o cuidado oferecido à família ao longo do câncer, com atenção na prevenção do luto complicado, oferece oportunidades de crescimento e desenvolvimento de competências para a equipe, que pode se ver com responsabilidade ampliada em suas ações de cuidado.[11] Além disso, ressalta-se a importância da atenção dada ao período mais próximo à morte, pela necessidade de atenção à família, como forma de prevenção de transtornos maiores na vivência do luto, com implicações sobre a saúde mental do enlutado.[12]

A qualidade da morte repercute no luto, associada à natureza do vínculo entre o familiar e o falecido por câncer. Quanto menor a conectividade entre o cuidador e pacientes mais jovens no momento da morte, maior o impacto adverso no processo de luto. Uma melhor qualidade de morte foi consistentemente associada a menos sofrimento do cuidador em todas as medidas.[13] Mesmo com a relevância atribuída ao acompanhamento da família ao longo do tratamento de câncer de um de seus membros, a atenção ao luto ainda é limitada no Brasil.[14]

## CONSIDERAÇÕES FINAIS

Visando indicar pontos norteadores para o manejo do cuidado ao enlutado ao longo do tratamento de seu ente querido por câncer e mesmo no pós-morte, são apresentadas propostas de atenção com foco nas competências da equipe, sobretudo em caráter preventivo.

- No diagnóstico: a família precisa ser informada, de maneira clara, sobre o significado do diagnóstico, mas a equipe deve ir além, ou seja, acolher a família que, em uma situação de angústia extrema, pode apresentar limitações de compreensão, mesmo sem que antes tenha apresentado evidências de limitações cognitivas. A equipe deve conhecer o funcionamento daquela família especificamente, quem é o paciente, seu significado no contexto familiar, um histórico biográfico que é atualizado a cada movimento vivido pela doença e que terá repercussões no luto pós-morte.[5-7]
- A equipe, ao cuidar ao longo da doença oncológica, terá ampliada a qualidade do que é oferecido à unidade de cuidados sempre que estiver atenta ao expresso e ao não expresso, tanto pelo paciente como pela família. Com essa finalidade, a equipe buscará focalizar o processo iniciado com o diagnóstico, entendendo que as perdas dele decorrentes

terão impacto no luto pós-morte, juntamente com a qualidade dos cuidados e da morte.[4,8,9,11,15]

- Os cuidados assim oferecidos possibilitam a construção de narrativas necessárias para a elaboração do luto pós-morte,[1,2,15] de modo a ser preservada sua condição de ser único e incomparável, assegurando que o percurso da doença possa ser identificado no que tem como fator de risco e de proteção para luto complicado.[3,4,8]

A atenção dada à família da pessoa que tem um diagnóstico de câncer tem repercussão inequívoca no luto vivido pós-morte. Essa atenção se expressa nos cuidados de forma ampla, como atualmente são encontrados nos cuidados paliativos. Envolve e valida os membros da família, de modo que o luto pós-morte possa ser vivido como uma experiência de ressignificação diretamente resultante do vínculo que uniu aquelas pessoas ao seu ente querido falecido por câncer.

## REFERÊNCIAS

1. Parkes CM. Introduction: the historical landscape of loss – development of bereavement studies. In: Neimeyer RA, Harris DL, Winokuer HR, Thornton GF. Grief and bereavement in contemporary society; bridging research and practice. New York: Routledge; 2011. p.1-5.
2. Franco MHP. O luto no século 21: uma compreensão abrangente do fenômeno. São Paulo: Summus; 2021.
3. Stroebe W, Schut H. Models of coping with bereavement: a review. In: Stroebe MS, Hansson RO, Stroebe W, Schut H (eds.). Handbook of bereavement research: consequences, coping and care. Washington: American Psychological Association; 2001. p.376-404.
4. Burke LA, Neimeyer RA. Prospective risk factors for complicated grief; a review of the empirical literature. In: Stroebe M, Schut H, van den Bout J. Complicated grief; scientific foundations for health care professionals. London: Routledge; 2013. p.145-61.
5. Kissane DW. Family grief. In: Kissane DW; Parnes F. Bereavement care for families. New York: Routledge; 2014. p.3-16.
6. Delalibera M, Presa J, Coelho A, Barbosa A, Franco MHP. Family dynamics during the grieving process: a systematic literature review. Ciência & Saúde Coletiva. 2015;20(4):1119-34.
7. McGoldrick M. Echoes from the past: helping families mourn their losses. In: Walsh F, McGoldrick M (orgs.). Living beyond loss. In: Morte na família: sobrevivendo às perdas. Porto Alegre: Artmed; 1998. p.76-104.
8. Delalibera M, Presa J, Barbosa A, Leal I. Sobrecarga no cuidar e suas repercussões nos cuidadores de pacientes em fim de vida: revisão sistemática da literatura. Ciência & Saúde Coletiva. 2015;20(9):2731-47.

9. Kreuz G. Autonomia decisória do idoso com câncer: percepções do idoso, da família e da equipe de saúde [tese de doutorado em Psicologia]. São Paulo: Pontifícia Universidade Católica de São Paulo; 2016.
10. Mendes-Castillo AMC, Bousso RS. The experience of grandmothers of children with cancer. Rev Bras Enferm. 2016;69(3):523-9.
11. Madsen R, Larsen P, Fiala Carlsen AM, Marcussen J. Nursing care and nurses' understandings of grief and bereavement among patients and families during cancer illness and death: a scoping review. European Journal of Oncology Nursing: The Official Journal of European Oncology Nursing Society. 2023;62:102260.
12. Hamano J, Morita T, Igarashi N, Shima Y, Miyashita M. The association of family functioning and psychological distress in the bereaved families of patients with advanced cancer: a nationwide survey of bereaved family members. Psycho-Oncology. 2020; p.1-10.
13. Mah K, Swami N, Pope A, Earle CC, Krzyzanowska MK, Nissim R, et al. Caregiver bereavement outcomes in advanced cancer: associations with quality of death and patient age, Support Care Cancer. 2022;30(2):1343-53.
14. Souza KG, Peres RS. Cuidados paliativos e luto em oncologia. Revista Brasileira de Ciências da Saúde. 2012;10(31):51-9.
15. Magalhães SB. Melhores relíquias, piores ruínas: experiências de luto em famílias de pacientes oncológicos [tese de doutorado em Medicina e Saúde Humana]. Bahia: Escola Baiana de Medicina; 2019.

Capítulo **26**

# Câncer em mulheres jovens e o processo de luto pela maternidade

Rita de Cássia Macieira
Ricardo Caponero

## INTRODUÇÃO

Houve época em que o diagnóstico de câncer era uma condenação à morte, não havendo outras preocupações que não a de sobreviver, nem se cogitando de falar em procriação. Mas essa situação mudou muito, com aumento no número de pessoas que passam pelo diagnóstico, sobrevivem e tentam retomar uma vida o mais próximo possível daquela imaginada anteriormente ao diagnóstico, o que inclui a procriação.

Os cuidados com a "sobrevivência" ("*survivorship*") adquiriram, progressivamente, uma importância crescente, e parte desses cuidados inclui a vivência plena da sexualidade e da procriação.

Este capítulo trata dos aspectos físicos do diagnóstico de câncer em mulheres jovens que impactam a fertilidade e dos aspectos psicológicos que repercutem sobre a vivência da maternidade.

## DIAGNÓSTICO DE NEOPLASIAS NA IDADE PRÉ-PUBERAL

Para falar de procriação e câncer é importante estabelecer distinções em relação à idade em que o diagnóstico é realizado.

O câncer em crianças e adolescentes é raro, embora a incidência global tenha aumentado lentamente desde 1975, junto com os progressos na terapêutica, que fazem das neoplasias pediátricas aquelas com maiores taxas de cura. A leucemia linfoide aguda (LLA) é o câncer mais frequentemente diagnosticado em crianças, representando aproximadamente 25% dos diagnósticos de câncer entre crianças menores de 15 anos.[1]

Algumas neoplasias podem ocorrer desde o nascimento até a idade pré-púbere, quando o paciente ainda não tem a ideia da procriação e as discussões são concentradas com os familiares.

Assim como em outras neoplasias que ocorrem nessa faixa etária, existem vários fatores de risco, mas é sempre importante considerar variantes gênicas germinativas (hereditárias) patogênicas. No caso da LLA, as condições genéticas predisponentes incluem: síndrome de Down, neurofibromatose (NF1), síndrome de Bloom (BLM), anemia de Fanconi (múltiplos genes; a LLA é observada com muito menos frequência que a leucemia mieloide aguda [LMA]), ataxia telangiectasia (ATM), síndrome de Li-Fraumeni (*TP53*), deficiência de reparo de erros de pareamento ("*mismatch repair deficiency*"), com mutação bialélica de *MLH1*, *MSH2*, *MSH6* e *PMS2*.

A presença desses componentes hereditários implica maior risco para o desenvolvimento de novas neoplasias e uma importância significativa no aconselhamento genético. Em caso de preservação da fertilidade, o risco de transmissão do defeito genético para a prole é alto.

Um segundo grupo importante de neoplasias na idade pré-púbere é composto pelos sarcomas pediátricos de tecidos moles, um grupo heterogêneo de tumores malignos que se originam do tecido mesenquimal primitivo e representam 6% de todos os tumores infantis (rabdomiossarcomas, 3%; outros sarcomas de tecidos moles, 3%). Da mesma forma, há uma preponderância de diversas síndromes genéticas.

E, por fim, mas sem esgotar os possíveis diagnósticos, há as neoplasias de origem renal, que respondem por 7% das neoplasias nessa faixa etária.

Nessa fase pré-púbere as decisões sobre a preservação da fertilidade são tomadas pelos pais e não são conhecidos os desejos e as orientações sexuais dos pacientes no futuro.

Nessa faixa etária os métodos de preservação da fertilidade resumem-se, quase sempre, à preservação de tecido gonadal para reimplantação em idade adulta.

## DIAGNÓSTICO DE NEOPLASIAS DA IDADE PUBERAL ATÉ A IDADE ADULTA

As neoplasias hematológicas (leucemias e linfomas) continuam sendo as de maior incidência, mas surgem os tumores de células germinativas, de ovário e testículo. Quando o diagnóstico é precoce, é possível preservar uma das gônadas, com potencial preservação da fertilidade, desde que se tomem os devidos cuidados com os efeitos gonadotóxicos da quimioterapia.

Os cuidados com a manutenção da fertilidade, além da preservação de tecido gonadal, já podem incluir a preservação de oócitos e espermatozoides, o que aumenta a chance de uma procriação futura.

As discussões sobre a procriação já devem envolver os adolescentes, dependendo de seu grau de maturidade, mas a responsabilidade sobre a decisão permanece com seus pais.

Aqui também valem as considerações em relação à análise de variantes gênicas germinativas patogênicas e o aconselhamento genético.

Importa lembrar que o diagnóstico de câncer em adolescentes e adultos jovens pode alterar seu desenvolvimento, funcionamento social e trajetória psicológica, incluindo a saúde mental afetada pelo sofrimento emocional, transtornos de humor e ansiedade decorrentes, aumentando os riscos de suicídio.[2] Para atender a necessidades complexas como essas, intervenções de suporte psico-oncológico mais envolventes, novas ou refinadas e adaptadas a esse público precisam ser pensadas durante o processo.

## DIAGNÓSTICO DE NEOPLASIAS NA IDADE ADULTA

No homem, a neoplasia de maior incidência é o câncer de próstata, que geralmente ocorre após a sexta década de vida, quando frequentemente a prole já está constituída. No aspecto masculino a discussão sempre é mais fácil porque não há necessidade da gestação, apenas o fornecimento de gametas, que podem ser colhidos facilmente. E, caso o homem não possa fornecer os gametas, a parceira ainda tem a opção do banco de sêmen.

O maior problema será para as mulheres: preservar a fertilidade e a capacidade de gestação. O carcinoma de endométrio, cujo tratamento consiste basicamente na retirada do útero (histerectomia), é muito mais frequente no período pós-menopausa, portanto pós-procriação. Dessa forma, embora represente um ataque ao psiquismo como outros cânceres, não afeta a fertilidade.

Das neoplasias ginecológicas, as mais comuns são a neoplasia de mama, que corresponde, segundo dados do Instituto Nacional do Câncer (INCA), a 30,1% das neoplasias na mulher, e o câncer de colo uterino (cérvix uterina), que é a terceira neoplasia mais frequente, com 7% dos casos.

O adenocarcinoma de cólon e reto é a segunda neoplasia mais frequente, tanto em homens como em mulheres. Nesse caso os cuidados são com o efeito gonadotóxico da quimioterapia e eventualmente com o uso da radioterapia nos tumores do reto.

Para o carcinoma do colo uterino o tratamento tem por base a histerectomia. A conização do colo uterino só é uma opção nos casos muito iniciais, por isso a perda do útero e da capacidade de gestação é a regra. Nesses casos a preservação da capacidade de maternidade é discutida com base no uso da "barriga de aluguel", permitida pela legislação brasileira para mulheres aparentadas. O material genético é dos pais biológicos, mas a gestação se dá no útero de outra mulher. Nesse caso, embora a maternagem seja possível, a mãe será privada do processo gestacional próprio, o que poderá acarretar um processo de luto pela gestação e parto sonhados.

## O MOMENTO DA DECISÃO

Embora a gestação possa ocorrer até muitos anos após o diagnóstico da neoplasia, as decisões a respeito da fertilidade precisam acontecer antes do início do tratamento. Há pouco tempo para a decisão e para a realização dos métodos de preservação da fertilidade, por isso a mulher será pressionada a tomar uma decisão num curto espaço de tempo. E num momento em que se encontra psicologicamente abalada. Algumas delas ainda nem têm definida sua situação conjugal ou chegaram a uma decisão a respeito da procriação.

Vivenciando uma fase de labilidade emocional pelo diagnóstico do câncer, a primeira necessidade acaba sendo pela preservação da vida. Por isso é importante reservar um tempo, após o estresse do diagnóstico, para que as decisões possam ser tomadas de forma equilibrada e consciente.

A preservação da fertilidade envolve procedimentos adicionais e custos, tanto na preservação de embriões ou gametas quanto futuramente nos métodos de fertilização assistida (fertilização *in vitro*).

Na dúvida, as mulheres devem ser orientadas a preservar sua fertilidade, evitando o luto pelo sonho da gestação e da maternidade. A compreensão acerca da dimensão psicológica presente no processo de adoecimento e no enfrentamento da doença é imprescindível quando se deseja oferecer um tratamento integral durante e após o tratamento.

## A MULHER E O CÂNCER DE MAMA

O tumor de mama apresenta incidência crescente e um aumento de casos em mulheres mais jovens. Paralelamente, as mulheres postergaram a maternidade privilegiando o desenvolvimento e a realização profissional, o que fez com que o número de mulheres diagnosticadas com câncer e sem prole constituída aumentasse significativamente.

A maioria dos tumores de mama responde a estímulos hormonais (apresentam expressão de receptores de estrógeno ou de progesterona). Durante muito tempo se acreditou que a gestação estimulasse o crescimento das neoplasias de mama ou sua recrudescência, por isso as mulheres eram aconselhadas a não engravidar.

Também é fato que para esse tipo de tumor com expressão de receptores hormonais (chamados de tumores luminais) a terapia endócrina com a supressão de estrógeno é a parte mais importante do tratamento, e, nas pacientes de maior risco, pode ser benéfica a extensão do tratamento por até 10 anos e, eventualmente, a associação com a supressão da função ovariana (por cirurgia – retirada dos ovários – ou pelo uso de medicamentos – análogos do hormônio liberador de gonadotrofinas).

Existem inúmeras técnicas de preservação da fertilidade além das já apresentadas, até a mais eficiente delas, que é a preservação de embriões.

Pode ocorrer ainda que o câncer seja diagnosticado no período gestacional, tornando-se um desafio para a colaboração multi e interdisciplinar. Nesse caso, a gravidez passa a ser considerada de alto risco, o que demanda um pré-natal e um plano de tratamento especializados. O objetivo do tratamento da neoplasia mamária na perinatalidade visa ao controle local da doença e à prevenção de metástases, da mesma forma que em mulheres não grávidas. No entanto, a cirurgia (ainda que raramente, pode acarretar aborto espontâneo ou antecipar o parto), a quimioterapia (realizada após o primeiro trimestre de gestação, diminui o risco de morbidade e a malformação congênita) e a radioterapia (indicada após o parto) são decisões envolvidas que adicionarão um estresse significativo tanto para a mulher quanto para seu entorno.

O câncer de mama causa um desgaste emocional intenso, pois o seio tem uma representação simbólica ligada à imagem corporal, sexualidade, prazer e nutrição. No que tange à maternidade, pode afetar a identidade da mulher, conduzindo à baixa autoestima, rejeição e raiva por ter que passar por todas essas situações invasivas.[3]

## A CORRIDA CONTRA O TEMPO

Diferentemente da fertilidade masculina, a fertilidade feminina é restrita no tempo. Uma mulher que receba o diagnóstico aos 40 anos de idade, ao completar os 10 anos de terapia endócrina estará com 50 anos e, provavelmente, no climatério.

Embora já soubéssemos que a gestação após o câncer de mama é possível, com maior número de potenciais complicações para mãe e embrião, não sabíamos se era possível interromper a terapia endócrina com segurança, para permitir a gestação.

Este ano, um importante estudo (*Positive*) mostrou que é possível interromper a terapia endócrina por até 2 anos para permitir a gestação e a amamentação.[4] Algumas considerações merecem destaque. Esse estudo se restringe a pacientes com tumor de mama que expressam receptores hormonais (excluem as com doença com sobre-expressão do HER2 ou "triplo-negativa" – sem expressão de receptor de estrógeno, de receptor de progesterona e sem amplificação do HER2); era necessário que as pacientes tivessem 42 anos de idade ou menos; doença de estádios I a III, já tendo recebido a terapia endócrina por 18 a 30 meses e sem evidências de doença. A quimioterapia adjuvante (pré ou pós-operatória) era permitida, com ou sem técnicas de preservação de fertilidade. Não era um estudo randomizado, e, como é óbvio, as mulheres precisavam ter o desejo de engravidar.[5]

Esse estudo mostrou que a interrupção transitória da terapia endócrina era possível, sem aumentar os riscos de recrudescência da doença neoplásica nas mães.

Algumas mulheres, no entanto, mesmo desejando, não conseguiram engravidar. Então é importante que outros métodos de preservação da fertilidade sejam utilizados como "reserva" caso a gestação não ocorra naturalmente. No estudo *Positive*, 43% das mulheres recorreram à fertilização assistida.

## OS ASPECTOS ENVOLVIDOS NA DISCUSSÃO

As decisões entre interromper ou adiar a gravidez ou postergar o tratamento são relativamente simples do ponto de vista médico. Hoje, em raras circunstâncias é necessário interromper a gestação. Apenas em casos de leucemias e linfomas agressivos, com risco materno e quando o tratamento sistêmico é fundamental, discute-se a interrupção da gestação, permitida legalmente nesse contexto. No caso das neoplasias de mama, a cirurgia é possível durante a gestação, a quimioterapia é segura após o primeiro trimestre e muitos tratamentos podem ser postergados para depois do parto (com ou sem sua antecipação).

Postergar a gravidez é uma possibilidade que depende da idade e do desejo da mulher. Aos 30 anos pode ser mais tranquilo postergar a gestação por 5 anos, mas não por 10. Aos 40 anos a fertilidade já é menor e a gestação tende a associar-se a mais riscos. Como vimos, é bem possível adiar por 2 anos a gestação e fazer uma pausa na terapia endócrina.

Adiar o tratamento não é uma opção razoável. O câncer não espera. A cirurgia precisa ser feita o quanto antes, e mesmo no estudo *Positive* as pacientes iniciavam a quimioterapia quando necessário, e a terapia endócrina. Essa fase também serviu como "triagem", e tumores mais agressivos, que apresentavam recidiva nos primeiros 2 anos, já excluíam as pacientes do estudo. Embora recidivas tardias tenham ocorrido, elas aconteceram da mesma forma em pacientes que interromperam o tratamento endócrino, o que não elevou o risco.

## O SUPORTE NA GESTAÇÃO

As gestações após os 40 anos associam-se a um risco maior para a gestante (diabete gestacional, pré-eclâmpsia, problemas na dinâmica do trabalho de parto etc.) e maiores riscos para o feto, por isso é importante que todas as mulheres recebam assistências médica e psicológica pré-natal adequadas e supervisão no parto. Também é importante destacar que, no estudo *Positive* citado, a gravidez era planejada, com a necessidade de interrupção do tamoxifeno por pelo menos 3 meses antes da fertilização. O tamoxifeno é a medicação de escolha para pacientes na pré-menopausa e é um agente sabidamente teratogênico (causa a síndrome cinzenta do recém-nascido).

## O IMPACTO DO CÂNCER DE MAMA E O PROCESSO DE LUTO PELA MATERNIDADE SONHADA

O avanço civilizatório permite, atualmente, aos casais homoafetivos masculinos recorrer às técnicas de doação de gametas, útero de aluguel e adoção a fim de realizar seus sonhos de constituir uma família. No entanto, esta discussão não estaria completa sem envolver o aspecto do significado subjetivo da maternidade, que não se restringe a fornecer o material genético dos óvulos e a gestar o embrião em seu útero.

O diagnóstico de câncer está associado a inúmeras perdas, desde a sensação de invulnerabilidade, imagem corpórea, autonomia e outras. Em mulheres jovens, o luto pela perda da maternidade imaginada não pode ser subestimado, mas precisa ser investigado e elaborado dentro de todo o contexto da doença para que se possam tomar decisões com significado.

Um aspecto mais delicado, e nem sempre elaborado, é a incidência de recidivas tardias, particularmente em pacientes com tumores luminais, que podem ocorrer de forma crescente por décadas após o término do tratamento.[5] O risco varia conforme o estadiamento inicial (tamanho do tumor, número de linfonodos comprometido e grau histológico), podendo chegar a 22% em 20 anos mesmo para pacientes sem comprometimento linfonodal e a 13% para pacientes com axila negativa e tumores menores que 2 cm. Assim, pacientes com maiores riscos (tumores maiores que 5 cm ou mais de 4 linfonodos comprometidos) precisam discutir não só a possibilidade de gestação, mas também a de criar seus filhos até o início da idade adulta.

## A LACTAÇÃO E A TRANSLACTAÇÃO

A lactação é plenamente possível na mama contrária à que apresentou o câncer. Em pacientes com mastectomias parciais é frequente o uso de radioterapia complementar, o que reduz a produção de leite em quantidades variáveis. Mas, se a lactação está presente, ela pode ser realizada, sem medo de que o leite tenha se tornado "radioativo" ou que contenha células tumorais. Não há nenhum relato de câncer transmitido pela amamentação.

Nos casos em que a mastectomia bilateral é indicada, obviamente a amamentação fisiológica não será possível. Além das perdas vivenciadas desde o diagnóstico, a impossibilidade de amamentação representa outra perda significativa para a mulher que sonhava produzir leite e alimentar um bebê.

Mas o ato de amamentar tem uma função maior do que apenas alimentar o bebê. Representa a possibilidade de trocas simbólicas e afetivas entre mãe-bebê, favorece o desenvolvimento da criança, do ponto de vista cognitivo e psicomotor. Para o bebê, o necessário é a presença maternal, a proximidade de seu corpo, sua voz, seu cheiro e até o som de seu coração. Para que a relação se estabeleça de forma saudável, em qualquer situação, a díade mãe-bebê precisa de amparo, confiança e proteção. As mães com mastectomia bilateral e seus bebês poderão usufruir dessa percepção por meio da translactação – técnica na qual o recém-nascido é colocado ao seio materno e alimentado por uma sonda próxima ao mamilo. Calma, silêncio, respeito e intimidade serão elementos para a manutenção e fortalecimento desse vínculo.

O trabalho da psico-oncologia pode ser inestimável para identificar os conhecimentos, as crenças e as atitudes facilitadoras ou não sobre a amamentação, além de atuar de forma a eliminar barreiras e reduzir obstáculos para o bom termo do processo.

## CONSIDERAÇÕES FINAIS

As questões de preservação da fertilidade e potencial para gestação precisam ser obrigatoriamente discutidas com as pacientes, se autônomas, ou com os pais, para os menores de idade. As decisões para o planejamento de uma futura gestação devem ser definidas antes de iniciado o tratamento.

Hoje contamos com uma enorme gama de possibilidades, e os esterileutas, profissionais especializados em reprodução assistida, podem ser envolvidos na equipe multidisciplinar sempre que necessário.

Atualmente, com todos os avanços da medicina, na grande maioria dos casos o câncer não é um impeditivo para a maternidade. Contudo, é necessário reconhecer que o luto pela perda da capacidade da maternidade imaginada e seu significado ocorrem, sem dúvida. Mas esse significado pode ser contextualizado nas prioridades e decisões a serem tomadas. Todos os lutos implicam processos de transformações e adaptações a um novo momento e à reconstrução do mundo imaginado.

Parafraseando Fernando Pessoa em *Mensagem*, "tudo vale a pena quando a alma não é pequena". Sobreviventes de câncer podem ressignificar suas vidas e fortalecer seus vínculos afetivos, inclusive maternais.

## REFERÊNCIAS

1. Surveillance, Epidemiology, and End Results Program. SEER Cancer Stat Facts: Childhood Leukemia (Ages 0-19). Bethesda, Md: National Cancer Institute, DCCPS, Surveillance Research Program. Disponível em: https://seer.cancer.gov/statfacts/html/childleuk.html. Acesso em: 5 maio 2024.
2. McGrady M, Willard VW, Williams AM, Brinkman TM. Psychological outcomes in adolescent and young adult cancer survivors. Journal of Clinical Oncology, 2023;42(6).
3. Garcia TA, Daiulto PR. A paciente com câncer de mama e as fases do luto pela doença adquirida. Uningá Review. 2016;28(1):106-12. Disponível em: http://www.mastereditora.com.br/review. Acesso em: 25 mar. 2024.
4. Partridge AH, Niman SM, Ruggeri M, Peccatori FA, Azim Jr HA, Colleoni M, et al. Interrupting endocrine therapy to attempt pregnancy after breast cancer. N Engl J Med. 2023;388(18):1645-56.
5. Pan H, Gray R, Braybrooke J, Davies C, Taylor C, McGale P, et al. 20-year risks of breast-cancer recurrence after stopping endocrine therapy at 5 years. N Engl J Med. 2017;377(19):1836-46.

Capítulo **27**

# Luto dos pais que perderam os filhos por câncer infantil

Paula Elias Ortolan
Elisa Maria Perina

"Luto é a forma que o amor assume quando alguém que amamos morre."

Katherine Shea

## INTRODUÇÃO

A compreensão da percepção de perder um filho transcorre pela falta de naturalidade da vida ao lidar com esse evento da ordem do imprevisível: o câncer na infância. As idealizações projetadas e sonhadas anteriores ao nascimento de um filho não consideram a imprevisibilidade de o câncer ceifar a vida de uma criança que poderia viver durante muitos anos até a velhice. A ideia de ter um filho frequentemente caminha ao lado da fantasia inconsciente de deixar um legado, com um código genético específico, fruto de uma determinada família, naquele exato momento da vida dos pais.

Desde o início do diagnóstico, as incertezas e angústias relacionadas ao tratamento invadem os pensamentos e os sentimentos dos pais e da criança diante da possibilidade de morte iminente. Apesar de o índice de cura atingir 90%, o câncer ainda é a principal causa de morte na faixa etária pediátrica e, a despeito de todos os avanços no tratamento e diagnóstico precoce, representa o principal problema de saúde pública, constituindo a primeira causa de morte infantil por doença no contexto mundial.

O diagnóstico do câncer na criança é vivenciado como um destino interrompido e desencadeia muitas reações emocionais na criança e na família. O momento que antecede o diagnóstico é um período de percepção da perda da saúde física, com sintomas e comprometimentos na funcionalidade diária. A partir do momento do diagnóstico, essa percepção adquire a esfera concreta de que a saúde está comprometida e a angústia e o medo da morte podem ser constantes.

As vivências do impacto do início do tratamento colocam em perspectiva a possibilidade da cura entrelaçada com a possibilidade da morte. Desde o momento do diagnóstico é desencadeado um processo de luto antecipatório baseado na desidealização da vida projetada para a criança. A perda da saúde rompe com a vivência natural da criança e a coloca diante de tratamentos invasivos e dolorosos, longe do mundo presumido.

## O IMPACTO DA VIVÊNCIA DO CÂNCER INFANTIL NOS PAIS

Durante muito tempo, pronunciar a palavra câncer foi considerado um tabu, em que ao nomear a doença poderia haver a fantasia de transmiti-la, como uma maldição invencível. Mesmo com o avanço da ciência, estabelecer um diagnóstico e nomear uma doença é nomear um estado de sofrimento. As doenças de causas difíceis de serem controladas, erradicadas e que requerem tratamentos invasivos tendem a receber significações excessivas. A doença torna-se uma metáfora carregada de diferentes simbolismos que incluem como agentes causadores os aspectos morais, físicos e psicológicos.[1] O corpo invadido pelo câncer é forçado ao seu limite biológico durante o tratamento em que cada órgão é impelido a funcionar com o desempenho máximo.

Acompanhar o adoecimento de um filho por câncer é um dos eventos mais poderosos no nível de sofrimento e disrupção psicológica. No início do tratamento, a esperança torna-se mais presente, com o desejo de cura, restauração da saúde e confiança no tratamento. Muitas vezes as dificuldades que interceptam esse caminho começam a estabelecer prognósticos mais restritos e condições fora de possibilidades de cura.

No sistema familiar, a morte de uma criança tem um significado diferente para cada membro. As representações dessa criança são intrínsecas ao vínculo construído e consolidado nas relações. Para compreender a percepção dos pais enlutados é preciso considerar quem é a criança no contexto familiar, o vínculo com os pais e demais membros familiares, quem cuidou da criança antes do adoecimento, quem foi o cuidador principal durante o tratamento, como a relação entre criança e pais se transformou ao longo do tratamento, quais são as crenças familiares sobre questões existenciais de vida e morte, qual é a histórico de perdas familiares e como lidaram, como era a dinâmica familiar e como se modificou ao longo do tratamento. Outro elemento importante a ser considerado é que os pais enlutados precisam ser funcionais em momentos de extrema dor, e as disfuncionalidades familiares tendem a ressaltar em momentos de crise.

O diagnóstico de uma doença que ameaça a vida é vivenciado como uma angústia de morte advinda da desestruturação psicológica da perda da ilusão de previsibilidade da vida.[2] O psico-oncologista tem papel fundamental para auxiliar no desenvolvimento de estratégias que facilitem a adaptação e oferecer suporte emocional.

O período do tratamento é marcado por mudanças físicas que afetam a criança e a família, no senso de segurança, e geram um luto antecipatório, dinâmico, dual, podendo oscilar entre reações de restauração, esperança de cura e falta da perspectiva de melhora.[3,4] Quando não existem possibilidades de cura e o quadro clínico é agravado, a aceitação cognitiva e racional do processo de luto antecipatório permite que o foco deixe de ser o tratamento curativo para a introdução de cuidados relacionados a prognósticos restritos e de fim de vida, privilegiando a qualidade de vida da criança, a diminuição de desconfortos e a reestruturação de pensamentos, crenças e emoções associados ao sentido da vida e morte.

O conceito de dor total adquire uma importância fundamental, que objetiva o cuidado integral às necessidades da criança.[5] A equipe interdisciplinar é fundamental para o cuidado da dor total, que inclui os aspectos físicos, emocionais, sociais e espirituais e é capaz de oferecer melhor qualidade de vida e possibilita discussões relacionadas ao fim de vida entre criança, família e equipe interdisciplinar, pois a proximidade com a morte em decorrência da piora dos sintomas caminha ao lado da percepção da finitude da vida.

Os pais se deparam com a necessidade de rever todos os desejos idealizados desde a concepção da criança. Os investimentos afetivos são inerentes à tarefa de cuidar de um filho. A despeito das ideias de maternidade e paternidade romantizadas, as crianças precisam de alimentos afetivos para garantir a sobrevivência. As figuras vinculares principais na vida da criança carregam desejos e expectativas, rompidos a partir do diagnóstico. A percepção objetiva da proximidade da morte é desencadeada pela aceitação da realidade e que, não necessariamente é compreendida com resignação. A aceitação como parte de um processo cognitivo e racional permite que os pais entrem em contato com as emoções, sofrimentos e angústias relacionados à perda desse objeto de amor. A angústia avassaladora durante o tratamento estende-se para o período do luto após a morte da criança e afeta as dimensões coletivas da família, individuais e sociais.[6]

O cuidado é intrínseco à existência de uma pessoa importante e parte do envolvimento afetivo.[7] O vínculo entre pais e filhos pressupõe o estabelecimento de uma relação que ultrapassa os cuidados físicos. A expansão desse cuidado garante a sobrevivência, e, ao se deparar com o diagnóstico de câncer, os pais podem sentir que falharam nessa tarefa de cuidar. As discussões entre criança, pais e equipe sobre os planos de cuidados podem diminuir as fantasias e arrependimentos vinculados à perda do filho. Apesar da impotência perante o imprevisível da vida, os significados das relações importantes adquirem patamares que funcionam como uma mola propulsora do amor inesgotável, e a continuidade dos vínculos após a morte da criança é fundamental para manter uma conexão.

## O PROCESSO DE LUTO DOS PAIS NO CONTEXTO DO CÂNCER INFANTIL

Alguns fatores que podem auxiliar o processo de elaboração do luto envolvem atitudes durante o tratamento. Atravessar a barreira do silêncio, que, muitas vezes, é marcada como a linguagem oficial na relação entre criança, família e equipe, pode ser terapêutico para todos.

O trabalho interdisciplinar é essencial, pois cada profissional pode perceber diferentes aspectos da criança, identificar necessidades da criança e oferecer informações de qualidade e sensibilidade. As tomadas de decisão são momentos delicados e pilares importantes para diminuir a intensidade de intervenções invasivas.

A perda de um filho envolve um processo de busca de construção de significado baseado nas crenças familiares e na necessidade de um vínculo contínuo, que mantém a memória viva e a conexão.

Apesar de muitas famílias amplificarem a disfuncionalidade em momentos de crise como o adoecimento, famílias apoiadoras tendem a aumentar a resiliência e a união. Segundo Walsh,[8] a estrutura da resiliência familiar pode ocorrer e se fortalecer através de:

- Sistema de crenças que busca encontrar significados em adversidades e manejo de expectativas com esperança, confiança, encorajamento, perseverança, aceitação do que não pode ser mudado e tolerar incertezas sobre o futuro.
- Padrões organizacionais com flexibilidade para adaptar-se às mudanças, previsibilidade, cuidadores cooperativos, senso de conexão, apoio mútuo, respeito às diferenças e reações, segurança financeira e redes de apoio.
- Comunicação clara, consistente, empatia, compartilhar tomadas de decisão e postura proativa.

Processos familiares podem funcionar como barreiras ou facilitadores do processo de elaboração, desde o luto.[3] Nos casos em que existem irmãos, necessitam de um espaço para expressar o sofrimento a fim de que consigam enxergar as demandas dos outros filhos. Muitas vezes permanecem presos na própria dor e dificultam a expressão dos outros filhos, que sentem os pais sobrecarregados e podem vivenciar sentimento de culpa por estarem vivos.

O luto é uma resposta natural, adaptativa e esperada diante do rompimento de um vínculo importante e parte da vida, e nem todas as pessoas necessitam de acompanhamento psicológico.[9] O ajustamento saudável e funcional após a perda é caracterizado pela mudança gradual da reação de luto agudo para a integração da dor.[10] As reações de ajustamento podem levar meses ou anos e envolver tristeza, raiva, culpa, ruminação, ansiedade e impotência e se tornar disfuncionais quando permanecem de maneira contínua. A dimensão preocupante do processo de luto ocorre de acordo com o tempo em que a intensidade se prolonga, o impacto na funcionalidade da vida diária e em contextos de vulnerabilidade.

A Organização Mundial de Saúde (OMS)[11] estabeleceu diretrizes para o cuidado ao luto e incluiu o suporte familiar nos casos de crianças em cuidados paliativos de fim de vida, reforçando a importância de avaliações sistemáticas de necessidades familiares, condições de risco e recursos de suporte ou encaminhamentos. Redes de apoio familiares são fundamentais para sustentar emocionalmente as angústias decorrentes da perda. Entretanto, tendem a diminuir com o passar do tempo devido à dificuldade cultural e social de estar próximo à dor do outro por um período prolongado.

O'Connor[12] afirmou que o luto é um processo doloroso para o cérebro resolver e envolve a necessidade de continuar a existir de outra maneira. A reintegração e a readaptação na vida após a morte de um filho é um processo complexo. De acordo com uma pesquisa realizada por Gundry et al.,[13] alguns pais podem se sentir isolados por não terem mais o apoio contínuo da equipe que cuidou da criança, e 73% dos pais relatam algum tipo de arrependimento associado ao tratamento e à tomada de decisões, que podem complicar o luto. Integrar programas de suporte ao luto aos cuidados paliativos pediátricos pode fortalecer a conexão com profissionais que conhecem a história da vida da criança e que ofereceram conforto em momentos de fragilidade. Entretanto, alguns pais podem preferir que esse cuidado seja desvinculado do serviço, mas é fundamental que o cuidado seja oferecido.

Complicadores do processo de luto envolvem histórico de transtorno mental, perdas traumáticas, vulnerabilidades, pensamentos intrusivos, culpa e ruminação. Pensamentos intrusivos são perturbadores, desagradáveis e involuntários, como memórias invasivas, e a ruminação mantém o foco dos pensamentos em aspectos negativos da perda e dificultam a adaptação.[10,14] Pensamentos contrafactuais também tendem a ser ruminativos ao fixar a ideia de que outras realidades seriam possíveis, por meio de simulações mentais de que comportamentos e circunstâncias da morte poderiam ser diferentes. Essas complicações do processo natural e o prolongamento do luto agudo representam risco para transtornos mentais.

As complicações podem ocorrer em qualquer processo de luto e coexistem com sentimentos persistentes de anseio e preocupações com o falecido, choque, raiva, dificuldade para se manter ou estabelecer vínculos com outras pessoas e comportamentos de evitação excessiva sobre lembranças relacionadas à perda. Aproximadamente 10% das pessoas enlutadas continuam a sofrer de sintomas associados ao luto agudo com comprometimentos na vida diária e dificuldades para reconstruir uma vida significativa sem a presença física da pessoa amada.[10]

O luto é um processo individual e de oscilação entre movimentos direcionados para a restauração da vida e para a perda, que tornam possível a reestruturação da vida e a assimilação da dor da perda. Esse processo foi proposto por Stroebe e Schut[15] e designado de Modelo do Processo Dual, podendo ocorrer desde o momento do luto antecipatório. As experiências voltadas para a perda consistem nos aspectos relacionados ao luto, readaptar e reconstruir os vínculos, negar e evitar as mudanças necessárias para a restauração. Os movimentos direcionados para a restauração implicam estabelecer mudanças na vida, conseguir fazer coisas novas, distrair-se do luto e da dor, negar e evitar, assumir novos papéis e relacionamentos. O processo dual é considerado saudável quando mantém o movimento oscilatório. A cristalização na orientação para a perda ou restauração pode ser indicativo de disfuncionalidades no processo de luto.

## CONSIDERAÇÕES FINAIS

Para que haja uma evolução saudável no processo de luto, Bowlby[16] estabeleceu a necessidade de reorganização para aceitar a realidade e lidar com as emoções inerentes à perda. Conectar a palavra com a emoção é também nomear os sentimentos e oferecer um lugar afetivo para a continuidade do amor e do vínculo. Encorajar os pais a perceberem o senso de capacidade de lidar com as emoções é também encontrar um caminho possível nessa nova trajetória de vida. No processo de luto, a resposta ativa é um recurso importante que favorece o enfrentamento, a reorganização e a assimilação.

O luto pela perda de um filho é acompanhado pelo pesar, anseio, e a restauração é um processo contínuo. A perda de um filho é uma condição traumática, que muda o mapa da vida. As direções precisam ser modificadas, destinos futuros são apagados, pedras surgem em caminhos entendidos como seguros e calmos. Olhar para o luto é olhar para o vínculo que foi construído através de um laço psicológico incapaz de ser rompido – na esfera do amor, o vínculo continuado resiste ao rompimento e é uma presença contínua.

O movimento restaurador após o rompimento de um vínculo requer o resgate da esperança baseada em pensamentos sobre o presente e o futuro. Embora a dor seja companheira constante durante essa trajetória, aspectos bons precisam se manter presentes. É impossível silenciar somente a dor e escolher qual emoção desligar. Com a assimilação e a integração da dor da perda, é possível uma nova compreensão da vida e dos significados atrelados à existência. A morte de uma pessoa querida é uma maneira feroz de nos lançar diante da necessidade da reestruturação dos valores da vida. Fortalecer relações importantes é fundamental para sustentar a possibilidade do presente e do futuro.

A continência do apoio psicológico no luto auxilia os pais a entrarem em contato com a história do filho e a mantê-la viva de maneira diferente, mas ainda corajosa e permeada por amor. Restaurar a dor é um processo de restaurar a vida e aliviar o sofrimento, para que haja espaço para lembranças boas e de lugares que sempre serão mantidos.

## REFERÊNCIAS


1. Torres WC. A criança diante da morte: desafios. 4.ed. São Paulo: Casa do Psicólogo; 2012.
2. Perina EM. Estudo clínico das relações interpessoais da criança com câncer nas fases de progressão da doença [dissertação de mestrado em Psicologia]. São Paulo: Universidade de São Paulo; 1992.
3. Franco MHP. O luto no século 21. São Paulo: Summus; 2021.
4. Stroebe M, Schut H. The dual process model of coping with bereavement: rationale and description. Death Studies. 1999.
5. Norris S, Minkowitz S, Scharbach. Pediatric palliative care. Primary Care: Clinics in Office Practice. 2019.
6. Arruda-Colli MNF, Perina EM, Santos MA. Experiences of Brazilian children and family caregivers facing the recurrence of cancer. European Journal of Oncology Nursing. 2015.
7. Liberato RP. O cuidado como essência humana. In: Veit MT. Transdisciplinaridade em oncologia: caminhos para um atendimento integrado. São Paulo: HR Gráfica e Editora; 2009.
8. Walsh F. Processos normativos da família: diversidade e complexidade. 4.ed. Porto Alegre: Artmed; 2016.
9. Schut H, Stroebe M. Interventions to enhance adaption to bereavement. Journal of Palliative Medicine. 2005
10. Neimeyer RA, Pitcho-Prelorentzos S, Mahat-Shamir M. If only...: counterfactual thinking in bereavement. Death Stud. 2021.
11. Norris S, Minkowitz S, Scharbach K. Pediatric palliative care. Prim Care Clin Office Pract. 2019.
12. O'Connor MF. O cérebro de luto: como a mente nos faz aprender com a dor e a perda. Rio de Janeiro: Principium; 2023.
13. Gundry A, Elvidge N, Donovan L, Bunker K, Herbert A, Bradford N. Parent and provider perspectives of a hospital-based bereavement support program in pediatric palliative care. J Pain Symptom Manage. 2023.
14. Maercker A, Lalor J. Diagnostic and clinical considerations in prolonged grief disorder. Dialogues Clin Neurosci. 2012.
15. Stroebe M, Schut H. The dual process model of coping with bereavement: rationale and description. Death Studies. 1999.
16. Bowlby J. Perda: tristeza e depressão. Volume 3 da Trilogia Apego e Perda. 2.ed. São Paulo: Martins Fontes; 1998.

Capítulo **28**

# Filhos de sobreviventes de câncer: ameaças ao vínculo e como manejá-las para que se convertam em potencialidades

Érika Arantes de Oliveira-Cardoso
Manoel Antônio dos Santos

## INTRODUÇÃO

O título deste capítulo condensa dimensões importantes que precisam ser consideradas no cenário do cuidado psico-oncológico. Em primeiro lugar, o impacto do câncer sobre o vínculo parental, e as especificidades do sofrimento e dos cuidados na perspectiva dos filhos de pessoas que sobreviveram à doença. Em segundo lugar, a história pregressa do adoecimento, marcado por tratamentos intensos e invasivos, que mobilizam um turbilhão de emoções que afetam não apenas o paciente oncológico, mas também seus familiares, e que em parte decorrem do fato de que o câncer, mais do que outras doenças potencialmente fatais, vem acompanhado de estigma e do temor da morte iminente e sofrida.

Em terceiro lugar, a qualidade dos laços familiares estabelecidos antes do surgimento do câncer parental. Em quarto lugar, o fantasma da recidiva da doença, que permeia o período pós-tratamento e assombra o paciente oncológico e sua família. Por fim, é preciso pensar nas oportunidades de intervenções capazes de ir além do cuidado meramente físico, ou apenas direcionado ao controle periódico da doença, seguindo o modelo biomédico.

Considerando a complexidade desse cenário e a trama das relações familiares que estão em jogo, neste capítulo serão tecidas reflexões com objetivo de debater as questões elencadas, buscando contribuir para a compreensão do impacto emocional do câncer parental, mesmo depois de alcançado o controle da doença, na perspectiva dos filhos de sobreviventes da doença, e discorrer sobre algumas possibilidades de intervenção psicológica, mediante o uso de uma vinheta clínica com finalidade ilustrativa.

## IMPACTO EMOCIONAL DO CÂNCER PARENTAL E POSSIBILIDADES DE INTERVENÇÕES

A vivência do adoecimento oncológico se configura como uma ameaça potencial à integridade física e psicológica não somente do paciente, mas também de seus entes queridos, especialmente dos familiares mais próximos.[1] Apesar dos avanços do conhecimento científico e de o aumento de possibilidades de intervenções terem promovido uma significativa melhora no prognóstico de pacientes com enfermidades oncológicas, receber a notícia de um câncer que acomete um ente querido configura uma situação disruptiva na dinâmica familiar. Além de lidar com situações estressantes, há necessidade de reestruturação do cotidiano, de modo a abrir espaço para uma rotina de cuidados intensivos. Também se faz necessária a revisão de expectativas e planos de vida.[2] Essas novas necessidades despertam vivências que podem ser tão intrusivas que, mesmo após a remissão e o controle da doença oncológica, o trauma desencadeado pela ameaça da perda da pessoa acometida pode se manter inalterado por tempo prolongado.

Pesquisas evidenciam que o sofrimento do paciente e de seus familiares tem início já no momento em que aparecem os primeiros sintomas[2] e se intensificam enquanto se aguarda o diagnóstico e a proposta de intervenção, o que pode desencadear sentimentos conflitantes que mesclam negação, incredulidade, impotência e desespero.[3] No momento da confirmação do diagnóstico do câncer, pacientes e seus familiares precisam superar, pelo menos em parte, as emoções negativas mobilizadas e reunir suas forças restauradoras para que possam reorganizar seu cotidiano e estabelecer novas prioridades.[4] Isso requer um trabalho de elaboração psíquica que envolve intensa negociação sobre diferentes possibilidades e maneiras de conduzir suas vidas, o que inclui aprender novas habilidades sociais e relacionais, assimilar conhecimentos médicos, desenvolver novas estratégias de enfrentamento e aprender a conviver com as limitações infligidas pela doença.[2]

O tratamento de uma doença oncológica exige um rearranjo dos papéis familiares, uma vez que o paciente sofrerá prejuízos em sua funcionalidade e no desempenho de suas tarefas cotidianas, com restrições ou suspensão completa de muitas de suas atividades habituais.[2] A partir do momento em que se descobre a doença, a família rompe a conexão com a vida que considerava "normal" e se sente impelida a enfrentar a ruptura do cotidiano e as incertezas perante o futuro, necessitando elaborar a sobrecarga decorrente das sucessivas perdas vivenciadas em diversas esferas da vida,[5] o que inclui a perda do sentimento de invulnerabilidade, de projetos e sonhos acalentados, da esperança inabalável no futuro e da crença de que a morte só chega para os que estão na velhice.

No caso específico da enfermidade oncológica, mesmo depois de alcançado o controle da doença ou sua remissão completa, paciente e familiares passam a viver em estado permanente de alerta, assombrados pelo fantasma da recidiva, que produz vivências de intenso sofrimento emocional, mesmo tendo decorrido anos da conclusão do tratamento. Nesse cenário, qualquer sintoma pode ser lido como o retorno da doença e, consequentemente, como potencial reedição da ameaça da perda da vida,[6] o que pode acarretar aumento da vulnerabilidade psíquica, medo excessivo do desconhecido e impossibilidade de vivenciar o presente. É comum observar uma atitude de constante hipervigilância; assim, uma simples febre tende a ser sempre interpretada como evidência ou certeza do retorno da doença oncológica.

Quando o câncer acomete um dos pais, é importante reconhecer as especificidades do processo de enfrentamento e sofrimento dos filhos, uma vez que é esperado que os pais continuem a ser importantes figuras de apego em momentos de crises. Dada a centralidade de sua posição na dinâmica de relações familiares, o adoecimento parental abre um momento de crise na dinâmica familiar. Um dos papéis mais proeminentes das figuras primárias é prover suporte e segurança aos filhos no decorrer de seu processo de amadurecimento, o que pode ficar comprometido, uma vez que ambos os pais podem necessitar de um distanciamento de todas as atividades, incluindo as funções de cuidado parental, em função das demandas do adoecimento e do tratamento.[7] Isso pode fazer os filhos se sentirem ainda mais desprotegidos e desamparados.

Foram identificados fatores facilitadores e dificultadores relatados por filhas que lidavam com o câncer de mama de suas mães, uma das neoplasias mais comuns em mulheres e que ainda apresenta altas taxas de letalidade em países em desenvolvimento como o Brasil. Em relação aos facilitadores, as filhas destacaram a fé, inspirada pela crença na existência de uma força superior, o apoio recebido de familiares e a percepção da força e coragem materna na luta pela sobrevivência. Por outro lado, a falta de apoio por parte de alguns membros da família e barreiras encontradas nos serviços médicos e oncológicos contribuíram para fragilizar o processo de enfrentamento.[8]

A real dimensão que a sensação de desproteção e insegurança vai assumir em cada família dependerá de características psicológicas dos filhos e de seu estágio de desenvolvimento, sendo a idade uma das mais estudadas. Também depende da qualidade do vínculo estabelecido com os pais. Em relação à faixa etária, que guarda relação com a maturidade e a capacidade simbólica – elementos essenciais para a elaboração de conflitos e emoções decorrentes de eventos estressantes –, é esperado que em crianças de baixa idade a compreensão da gravidade da doença passe pela percepção das mudanças concretas impostas pelo câncer parental, visíveis na aparência física, como perda de cabelo e emagrecimento acentuado.

Os adolescentes, com maiores habilidades cognitivas e pensamento abstrato, podem se mostrar emocionalmente vulneráveis ao câncer parental, devido à maior consciência dos riscos da doença; por essa razão, apresentam níveis elevados de angústia, ansiedade e depressão, além de externalização das emoções negativas, por meio de comportamentos agressivos, alterações de humor e prejuízos no desempenho escolar.[9] Apesar de os estudos mostrarem que o impacto emocional causado pelo câncer parental pode ser proporcionalmente maior entre crianças e adolescentes, com aumento do risco de sofrimento psicológico nessa população,[10] isso não significa que as repercussões disruptivas sejam menores nos filhos adultos, ainda que faltem estudos mais conclusivos sobre esse tema.

O tipo de vínculo estabelecido antes do adoecimento terá influência na sensação de insegurança e abandono e, consequentemente, no sofrimento emocional instaurado, desempenhando importante papel na manutenção ou comprometimento da saúde emocional.[11] Filhos de famílias que apresentam menos conflitos, melhor capacidade de comunicação e maior coesão mostram menores níveis de sofrimento emocional e comportamentos considerados inadequados e agressivos.[12] Em relação à qualidade dos vínculos, estilos de apego ansioso das mães, com tendência a apresentar ansiedade de separação, e estilo evitativo dos filhos, oscilando entre a busca de proximidade afetiva e uma forte resistência ao contato e à intimidade psíquica com a mãe, mostraram-se associados a maior sofrimento emocional.[11]

Por outro lado, achados indicam que a experiência do câncer parental pode estar relacionada com oportunidades de aprendizado e valorização da vida, podendo contribuir para o fortalecimento dos vínculos e a satisfação ao perceber que podem retribuir e ser cuidadores dos pais, resultando no amadurecimento ou descoberta de novas potencialidades.[13] Não se trata apenas de vivências de perdas e sofrimentos, uma vez que pode configurar uma plataforma de aprendizagem, que possibilita desenhar "uma nova concepção de mundo e um reposicionar-se em relação à vida, caso predominem estratégias como a reavaliação positiva das experiências adversas".[14]

Um dos desafios que se impõem à equipe de saúde é como auxiliar os filhos nesse processo de integração dos aspectos positivos e negativos da vivência do câncer parental, de modo a tirar proveito dos ganhos advindos dessa experiência, com o cuidado de não reforçar defesas maníacas, que impossibilitariam a expressão genuína da dor e do sofrimento. A postura mais apropriada é de agenciamento de recursos, auxiliando os filhos a se posicionarem como agentes ativos do processo de transformação, e não vítimas passivas das circunstâncias da vida que não podem ser controladas.

Para o enfrentamento da situação do câncer parental é fundamental incluir os filhos em todos os momentos do tratamento, visando facilitar a compreensão sobre o adoecimento, promover a comunicação intrafamiliar e da família com a equipe de saúde, oferecer suporte emocional e auxiliar na retomada do cotidiano após a remissão ou controle da doença. É importante considerar que o "fantasma da recaída" pode permear as relações familiares por anos após o término do tratamento, intensificando-se nos retornos médicos periódicos para o controle da doença. Essas dificuldades requerem atenção especial aos aspectos psicológicos, sociais e ocupacionais do paciente e dos familiares.

Considerando os fatores elencados, algumas possibilidades de intervenções podem ser programadas e incluídas na agenda dos profissionais que atuam em psico-oncologia:

- Orientações claras e frequentes sobre a progressão da doença e do tratamento: incluir a família desde a etapa do pré-diagnóstico, considerando a faixa etária e o estágio de desenvolvimento de cada membro.
- Reuniões familiares, com objetivo de melhorar o padrão de comunicação intrafamília e da família com os profissionais da equipe de saúde.
- Grupos de apoio familiar: constituem espaço de acolhimento e partilha de experiências para membros de diferentes famílias, que estão vivenciando situações semelhantes, com o intuito de informar, acolher e fortalecer a rede de apoio.
- Identificação e fortalecimento de estratégias de enfrentamento, potencializadas pela inserção na rede de amigos, trabalho, escola ou comunidade religiosa, bem como outros locais e/ou pessoas que são fontes de apoio e ajuda.

- Apoio psicológico individual: identificar os filhos que podem estar em situação de maior vulnerabilidade psíquica ou se sentindo emocionalmente desgastados, oferecendo um espaço seguro de escuta e suporte.
- Terapia familiar: no caso de serem identificados conflitos ou padrões de vínculos que se mostram não saudáveis e que prejudicam o enfrentamento apropriado da situação.

## ILUSTRAÇÃO CLÍNICA

Com propósito didático e ilustrativo, será descrito um caso clínico acompanhado pela psicóloga, primeira autora deste capítulo, no cenário ambulatorial de uma unidade de transplante de células-tronco hematopoéticas (TCTH). Os nomes próprios utilizados neste capítulo são fictícios e os dados de identificação, que poderiam de alguma forma comprometer o anonimato dos envolvidos, foram devidamente substituídos. Os eventos serão narrados na ordem cronológica em que aconteceram.

### Admissão hospitalar

O primeiro contato da psicóloga com Melina, uma jovem branca de 19 anos, filha da paciente Márcia, 42 anos, aconteceu no ambulatório pré-TCTH. Márcia tinha indicação para o transplante em função de um diagnóstico de leucemia mieloide crônica. Naquele momento foram oferecidas informações detalhadas sobre o procedimento e decididas algumas questões de ordem prática, como a escolha do familiar acompanhante – uma exigência do serviço. Melina se mostrou ambivalente em relação a assumir ou não esse papel, evocando as dificuldades que enfrentou na condição de visitante, durante as internações anteriores de sua mãe: "A questão não é só me organizar para ficar, eu posso trancar a faculdade. Mas não sei se vou mais ajudar ou atrapalhar, porque não gosto de hospital. Se eu sofria com as visitas, imagina ficando direto com ela aqui".

Melina era filha única e tinha uma relação de muita proximidade com a mãe, sendo o pai (Marcos, 45 anos) poucas vezes mencionado em seus relatos, apesar de morarem os três na mesma casa. Comentou que desde pequena assumiu muitas das funções do lar em razão do humor deprimido da mãe. O temor de um quadro depressivo grave fez com que ela decidisse assumir o encargo de acompanhante na enfermaria.

A psicóloga ponderou que Melina, de fato, já exercia há tempos o papel de cuidadora da mãe, colocando suas necessidades em segundo plano e parecendo não confiar na possibilidade de contarem com o suporte por parte do pai.

## Na enfermaria

Melina se organizou para permanecer com a mãe nos 40 dias previstos de internação para a realização do TCTH. Mostrou resistência à orientação da equipe de que deveria revezar com Marcos no final de semana, oferecendo-lhe a possibilidade de ficar um tempo com a esposa, ao mesmo tempo que concederia a ela a possibilidade de um necessário descanso. Filha e pai participaram dos grupos semanais de apoio aos familiares acompanhantes, uma oportunidade de trocarem experiências com outros acompanhantes, aprenderem com os que estavam ali há mais tempo e também se perceberam capazes de oferecer ajuda. Apesar dos evidentes ganhos da participação nesse grupo multifamiliar, a equipe entendeu como necessárias reuniões específicas com Marcos e Melina, com o intuito de fortalecer o laço de confiança entre ambos e auxiliar no processo de comunicação da díade.

## Pós-TCTH imediato

Concluída a primeira etapa do TCTH, ficou decidido que Márcia, ao receber alta da enfermaria, ficaria hospedada em um apartamento alugado na cidade, sendo acompanhada por Marcos durante a semana e por Melina no final de semana. Melina, no entanto, começou a apresentar dificuldades em se organizar para permanecer com a mãe nos finais de semana, alegando compromissos atrasados da faculdade. Em atendimento psicológico individual, Melina confidenciou seu receio de perder a mãe: "Na enfermaria tinha dias em que eu tinha certeza de que ela morreria, mas aí passava esse medo... e eu também não tinha tempo para pensar muito, eu precisava estar forte para cuidar dela. Passado o pior, quando eu achei que eu poderia descansar, aí me veio um desespero: e se ela morrer? E se a doença voltar? Não dou conta de passar por tudo isso novamente, não dou conta!".

Naquele momento de crise foi importante validar os sentimentos de Melina e fortalecer suas defesas perante esse temor e a angústia que acompanhava as fantasias de perda iminente da mãe. Foi importante ajudar Melina a perceber que o medo de perder a mãe, contraditoriamente, a estava afastando de Márcia e fazendo-as perder oportunidades de convivência e trocas afetivas.

### Cinco anos pós-TCTH

Com o êxito do tratamento, Márcia obteve remissão completa da doença. Comparecia aos retornos anuais no ambulatório pós-TCTH, acompanhada de Marcos ou de Melina. A filha estava terminando sua graduação, com algum atraso em função do suporte oferecido durante o adoecimento e tratamento da mãe, mas sentia que essa experiência tinha sido fundamental para ela, visto que exerceria uma profissão relacionada aos cuidados de saúde: "É claro que eu não desejo isso para ninguém. Não acho que precisa dessa experiência de quase perder sua mãe para valorizar a vida e os cuidados que recebemos. Mas tenho certeza que hoje sou uma filha melhor, uma pessoa mais compreensiva e que aceita melhor o que não dá para mudar, e acho que serei uma profissional com mais empatia com o sofrimento do outro".

A família, nesse momento, não vivia refém do medo da recorrência da doença da mãe e da possibilidade de fracasso do tratamento, mas também não negava que esse evento poderia acontecer. Decidiram que, até acontecer (se é que aconteceria), iam vivendo o presente, com a esperança sempre renovada de um futuro promissor.

## CONSIDERAÇÕES FINAIS

Receber um diagnóstico de câncer pode abalar todo o sistema familiar. A vivência do câncer parental é acompanhada de inseguranças e sofrimento, que afetam o bem-estar e o equilíbrio psicológico de toda a família. Nesse momento de crise, os filhos ficam com possibilidades limitadas de recorrerem às figuras primárias, o que se torna mais crítico e impactante quando se trata de crianças e adolescentes, que ainda estão desenvolvendo suas habilidades de autocuidado. É importante considerar a idade, a capacidade de resiliência e adaptação de cada membro familiar às transições e a qualidade dos vínculos estabelecidos pelos filhos em sofrimento, incluindo também a consistência do cuidado recebido da equipe de saúde durante as várias etapas do tratamento.

Na busca da estabilidade familiar, é preciso fortalecer a rede de apoio social para que o suporte seja contínuo e consistente, somando-se à diminuição de barreiras de acesso a cuidados especializados direcionados aos filhos e filhas cujas mães ou pais são acometidos por doenças carregadas de estigmas e preconceitos como o câncer. Durante o seguimento pós-tratamento, é importante continuar oferecendo suporte para os filhos, dada a constante preocupação com a possibilidade de recidiva que pode assombrar não apenas o paciente oncológico como também a família. Também é importante ter sempre em vista que, juntamente com o potencial sofrimento, a experiência do câncer parental pode proporcionar possibilidades de amadurecimento e fortalecimento de laços afetivos.

## REFERÊNCIAS


1. Ambrósio DCM, Santos MA. Vivências de familiares de mulheres com câncer de mama: uma compreensão fenomenológica. Psic Teor e Pesq. 2011;27(4):475-84.
2. Oliveira-Cardoso EA, Garcia JT, Mota MGM, Lotério LS, Santos MA. Luto antecipatório/preparatório em pacientes com câncer: análise da produção científica. Rev SPAGESP. 2018;9(2):110-22. Disponível em: http://pepsic.bvsalud.org/scielo.php?script=sci_arttext&pid=S1677-29702018000200009&lng=pt. Acesso em: 25 mar. 2024.
3. Figueiredo BL, Barros SMM, Andrade, MAC. Da suspeita ao diagnóstico de câncer infantojuvenil: a experiência de familiares em serviços de saúde. Nova Perspect Sist. 2020;29(67):98-113.
4. Silva BCA, Santos MA, Oliveira-Cardoso EA. Vivências de familiares de pacientes com câncer: revisitando a literatura. Rev SPAGESP. 2019;20(1):140-53. Disponível em: http://pepsic.bvsalud.org/pdf/rspagesp/v20n1/v20n1a11.pdf. Acesso em: 25 mar. 2024.
5. Miranda KE, Aravena VJ. Sobrecarga, apoyo social y autocuidado en cuidadores informales. Cienc Enferm. 2012;18(2):23-30.
6. Salci MA, Marcon SS. A convivência com o fantasma do câncer. Rev Gaúcha Enferm. 2010;31(1):-18-25.
7. Su YH, Ryan-Wenger NA. Children's adjustment to parental cancer: a theoretical model development. Cancer Nurs. 2007;30(5):362-81.
8. Gil M, Santos MA. Fatores facilitadores e dificultadores reportados por filhas ao lidarem com a doença e o tratamento oncológico das mães. Inter Psicol. 2021;25(2):180-91.
9. Sousa AFD, Santos DGSM, Costeira CRB, Ferreira MMSRS, Lomba MLLF. A case study of an adolescent according to a model of children's adjustment to parental cancer. Rev Esc Enferm USP. 2022;56.
10. O'Neill C, O'Neill CS, Semple C. Children navigating parental cancer: outcomes of a psychosocial intervention. Compr Child Adolesc Nurs. 2019;43(2):111-27.
11. Inbar C, Ety B, Ayala H, Tamer P. The mental health of breast cancer survivors and their adolescent daughters. Psychooncology. 2013;22(6):1236-41.
12. Walczak A, McDonald F, Patterson P, Dobinson K, Allison K. How does parental cancer affect adolescent and young adult offspring? A systematic review. Int J Nurs Stud. 2018;77:54-80.
13. Levesque JV, Maybery DJ. The parental cancer questionnaire: scale structure, reliability, and validity. Support Care Cancer. 2014;22(1):23-32.
14. Oliveira-Cardoso EA, Santos MA. Luto antecipatório em pacientes com indicação para o transplante de células-tronco hematopoéticas. Ciênc Saúde Coletiva. 2013;18(9):2567-75.

Capítulo **29**

# A família como cuidadora: do processo de comunicação ao planejamento e oferta de cuidados

Rebecca Holanda Arrais
Elisa Maria Parahyba Campos Rodrigues

## INTRODUÇÃO

A família do paciente oncológico também vive impactos emocionais do adoecimento e possibilidade de morte da pessoa com câncer, entretanto, incluí-la na assistência em psico-oncologia envolve reconhecer que ela participará não apenas como alguém que recebe, mas também como alguém que fornece cuidados e, frequentemente, atua como intermediária entre paciente e equipe.[1] Sua presença junto ao paciente, e uma comunicação de qualidade entre ambos, relacionam-se com a qualidade no enfrentamento da doença ou do processo de morrer, contribuindo com:[2]

- Suporte emocional.
- Cuidados concretos.
- Manutenção de uma referência de estabilidade em meio à mudança.
- Resposta a custos econômicos e sociais.
- Divisão das responsabilidades nas decisões sobre tratamento.

A experiência de cuidar também é associada por familiares a elementos positivos para si, tais como:[3,4]

- Sentir-se honrado e orgulhoso de si.
- Gratidão pelos momentos compartilhados.
- Percepção de fortalecimento pessoal.
- Maior aproximação e intensidade na relação com o familiar adoecido.
- Crença de ter feito o que é certo.

Além disso, cuidar de um familiar pode propiciar a integração de novos aspectos da existência e resultar em processos de transformação pessoal, sendo relacionado, inclusive, a processos de crescimento pós-traumático.[4]

Por outro lado, apesar da expansão dos serviços e profissionais, a Organização Mundial de Saúde (OMS) reconhece que famílias e comunidades assumem a maior parte dos cuidados realizados junto a pacientes que enfrentam doenças complexas e ameaçadoras da vida e, nesse sentido, precisam receber conhecimentos e treinamento de habilidades para que possam cuidar de forma efetiva e segura. A organização recomenda, então, que famílias e comunidades sejam apoiadas e empoderadas pelos sistemas de saúde na oferta de cuidados. Esse apoio pode incluir educação acerca da doença e sua progressão e treinamento sobre aspectos práticos do cuidado.[5] Práticas que ajudem a família a se apropriar dos cuidados podem, por sua vez, contribuir para gerar sensações de controle, segurança e bem-estar.[6]

Contudo, a atenção à família não está necessariamente inserida e integrada na rotina de trabalho dos profissionais de saúde, e estes não possuem necessariamente formação ou condições favoráveis – tempo e espaço adequado – para tal inclusão.[7] Rait[8] informa, no contexto norte-americano, que o padrão de cuidado centrado exclusivamente no paciente acabou por distanciar os familiares da assistência, ao mesmo tempo que a importância da família chegou a ser negligenciada pelas pesquisas, possivelmente por ser considerada óbvia ou universal. Assim, recursos e necessidades apresentados pelas famílias ainda passam muitas vezes desapercebidos pela equipe.

Chega-se, assim, a um cenário complexo que apresenta como desafio o reconhecimento, inclusão e fortalecimento da presença familiar nos cuidados, sem que isso signifique simplesmente o repasse de custos e responsabilidades da equipe, do estado e da sociedade em geral, com consequente falta de apoio e sobrecarga associadas ao cuidar. Dito isso, é necessário reconhecer e validar a atenção à família como parte do trabalho do psico-oncologista, ou seja, incluir tal elemento na formação profissional e garantir condições para sua efetivação na prática profissional cotidiana.

## INCLUINDO A FAMÍLIA: DO PROCESSO DE COMUNICAÇÃO AO PLANEJAMENTO E OFERTA DE CUIDADOS

O cuidado centrado na família se diferencia, assim, da postura centrada unicamente no paciente que é encontrada em certos setores na medicina moderna,[4] entretanto tem o objetivo e o desafio de incluir a família ao mesmo tempo que preserva a autonomia do paciente. Isso pode ser bastante complexo em culturas em que ainda são encontradas práticas profissionais que priorizam a troca de informações e definições terapêuticas com os familiares em detrimento do paciente.[2]

O suporte ofertado precisa, então, considerar as características de cada família e do contexto em que está inserida. A compreensão em torno do próprio conceito de família variou ao longo de diferentes realidades histórico-culturais, e também a organização familiar e as formas de cuidado das famílias com seus doentes apresentaram transformações.[9] Em um contexto contemporâneo, Oliveira e Sommerman[10] relatam uma transição entre um conceito anterior de núcleo reprodutivo e um novo, centrado no afeto e no companheirismo. Segundo as mesmas autoras, "existe uma pluralidade de composições que incluem laços consanguíneos, relações não formalizadas por parentesco, núcleo doméstico, família não legitimada juridicamente, entre outras". Cuidadores familiares, por sua vez, são companheiros, parentes ou amigos que ofertam cuidados durante períodos que podem chegar a meses ou anos.[4] Dessa forma, destaca-se que o ponto de partida para uma inclusão contextualizada e respeitosa da família nos cuidados é a investigação de como o próprio paciente define seu grupo familiar e de suas preferências em relação às pessoas a serem chamadas para participar dos cuidados junto à cquipc.

Esse ponto já deve ser considerado desde o momento inicial do processo de comunicação, configurando, dessa forma, uma atitude simultaneamente inclusiva em relação à família e respeitosa em relação à autonomia e ao protagonismo do paciente. Recomenda-se, com efeito, que a participação de familiares no processo de comunicação possa ser aproveitada durante as consultas, quando em acordo com a aceitação do paciente, mas sem que sejam transferidas à família responsabilidades dos profissionais, tais como a comunicação de diagnósticos ou prognósticos ao paciente. Tal transferência teria o duplo risco de sobrecarregar familiares em um momento em que já estão vulneráveis e condicionar o acesso do paciente a informações sobre sua saúde à capacidade do familiar de manejar tais informações, comprometendo assim sua autonomia.[2]

Reconhecendo que a família frequentemente ocupa um papel de mediadora da comunicação com os pacientes, a equipe deve atentar para a forma como tal mediação é exercida e a suas possíveis consequências (Quadro 1), de modo a potencializar seus aspectos benéficos e mitigar riscos.[2]

**Quadro 1** Tipos de mediação exercidos por familiares na comunicação equipe-paciente

| Tipos de mediação | Descrição | Possíveis consequências |
|---|---|---|
| Tradutor | O familiar atua explicando aos profissionais expressões idiomáticas utilizadas pelo paciente, ou explicando ao paciente termos técnicos utilizados pelos profissionais. | Contribuir para diminuir falhas de comunicação e superar barreiras linguísticas decorrentes de variações regionais, geracionais ou instrucionais. |
| Porta-voz | O familiar expressa dúvidas e desejos do paciente ou relata sintomas vivenciados por este que não foram expressos durante a consulta por motivos diversos. | ▪ Auxiliar com maiores informações para o planejamento terapêutico.<br>▪ Auxiliar na expressão da vontade do paciente perante a equipe de saúde, contribuindo para que ela seja considerada e respeitada. |
| Filtro | O familiar controla as informações que passam do paciente para a equipe de saúde e da equipe de saúde para o paciente. | ▪ Interferir na autonomia do paciente.<br>▪ Gerar sobrecarga emocional para o familiar por centralizar nele responsabilidades dos profissionais de saúde em relação à condução da comunicação. |

Fonte: elaborado pelas autoras.

Cabe destacar que a inclusão da família no processo de comunicação não se encerra com a apresentação do diagnóstico, mas abre portas justamente para a manutenção da sua participação ao longo do tratamento. A doença se instala como crise na família que vivencia uma ruptura de seu cotidiano e precisa encontrar formas de responder às novas demandas colocadas pelo adoecimento de um de seus membros. Familiares de pessoas com câncer podem ter que assumir novas funções, que demandam do cuidador física e emocionalmente, ao mesmo tempo que deixam em segundo plano suas próprias atividades. A mudança de papéis é complexa, e sua dificuldade é intensificada, uma vez que o papel de cuidador informal não possui necessariamente atributos e expectativas claramente definidas.[11]

O suporte profissional, por outro lado, pode ajudar as pessoas a refletir, ampliando sua percepção sobre os diferentes elementos envolvidos em sua atitude em face do cuidado com um familiar.[3] Intervenções psicossociais ou educativas voltadas aos cuidadores familiares têm se mostrado efetivas na redução do *distress* psicológico e sobrecarga relacionada ao cuidado, bem como no aumento da qualidade de vida e da competência para o cuidar.[12]

A centralização do cuidado em um único familiar, por sua vez, tende a dificultar a realização de outras atividades não relativas ao cuidado e a gerar maior sobrecarga, o que é agravado pela falta de apoio familiar, profissional ou de políticas públicas.[13] O suporte insuficiente está associado a níveis elevados de sofrimento dos cuidadores e maior sobrecarga do cuidador. Mais horas associadas ao cuidado e falta de confiança no cuidado são fatores de risco para depressão.[4]

O cuidador principal desponta, nesse contexto, como o mais sujeito a sobrecarga e estresse, sendo necessária a divisão de tarefas com outros familiares para contornar tal situação, o que nem sempre é uma possibilidade.[13] A situação torna-se mais complexa quando se observam as transformações sociodemográficas contemporâneas. O envelhecimento populacional articulado à diminuição na quantidade de filhos resulta em famílias menores para cuidar de uma quantidade crescente de idosos e pacientes em geral atingidos por doenças crônicas.[14] A demanda crescente por cuidados tem, ainda, recaído diferentemente sobre a população feminina e masculina, sendo o cuidado informal e não remunerado desempenhado principalmente por familiares mulheres, mesmo em um cenário em que estas estão cada vez mais inseridas no mercado de trabalho e menos disponíveis à dedicação exclusiva ao cuidado da família.[14]

Ao abordar o assunto das providências práticas a serem tomadas é, então, fundamental reconhecer limites e possibilidades de cuidado de pacientes, famílias e equipes buscando um planejamento sustentável no contexto específico de cada família e alinhado a suas necessidades e valores. Se a centralização do cuidado em uma única pessoa tende a gerar sobrecarga, a percepção de que muitas vezes não é possível – ou mesmo desejada – uma distribuição absolutamente equivalente das tarefas entre diferentes familiares pode gerar uma sensação de falta de alternativas para a sobrecarga do cuidador. Um caminho alternativo pode ser abordar o cuidado familiar a partir de grupos de tarefas com características e exigências semelhantes.

Podem ser identificados quatro grupos de tarefas relacionados à atenção dispensada pela família, vistos a seguir.[2]

- Cuidados diários diretos com o paciente.
- Acompanhamento em tratamentos e consultas.

- Auxílio logístico e financeiro.
- Suporte emocional e social.

## Cuidados diários diretos com o paciente

Aqui se concentram tarefas vinculadas principalmente a higiene, alimentação e suporte a atividades da vida diária, podendo incluir a oferta de medicação, realização de curativos e utilização de aparatos específicos para o suporte ao paciente que não exijam manejo por profissional da saúde. Esse grupo de atividades demanda disponibilidade de tempo e proximidade física com o paciente. Pode ser compartilhado por mais de uma pessoa, mas nesses casos exige grande integração entre cuidadores. Nos casos de contratação de cuidadores pagos, estes costumam realizar principalmente atividades desse grupo. O nível de intensidade e desgaste associado a esse grupo dependerá fortemente do grau de autonomia ou dependência do paciente e pode variar fortemente ao longo do tratamento.

## Acompanhamento em tratamentos e consultas

O acompanhamento em tratamentos e consultas pode ou não ser feito pelas mesmas pessoas que realizam o cuidado em domicílio. A disponibilidade de proximidade geográfica passa a ser relativa ao local de tratamento e não de moradia, o que pode justificar uma alternância de cuidadores quando o paciente não reside na mesma cidade em que realiza seu tratamento. A disponibilidade de tempo pode ser mais pontual em caso de intervenções ambulatoriais, ou ele pode se sobrepor ao grupo 1 em casos de internação e demandar mais tempo junto ao paciente. A facilidade para transitar em ambientes de saúde e compreender a linguagem utilizada por profissionais pode ser um facilitador, sendo necessário que a equipe tenha sensibilidade e atenção para incluir a família em acordo com a preservação do protagonismo e autonomia do paciente. A adequação de ambientes em instituições de saúde para facilitar o acesso e a permanência de familiares é fundamental para a diminuição do desgaste associado a esse grupo de tarefas.

## Auxílio logístico e financeiro

Refere-se à realização e manutenção de uma série de atividades necessárias à subsistência do paciente e da família para além do cuidado direto ao paciente. Pode incluir desde a coordenação dos cuidados, contratação e pagamento de cuidadores, aquisição e preparo de alimentos e medicação, manutenção da higiene do domicílio, até o suporte financeiro e o pagamento de contas. Uma característica importante desse grupo é permitir o suporte a distância, viabilizando um canal de inclusão de familiares que residam longe do paciente. Além disso, várias atividades desse grupo têm caráter mais pontual e podem ser realizadas por familiares com menor disponibilidade de tempo.

## Suporte emocional e social

No campo do suporte emocional e social encontra-se a maior possibilidade de inclusão da rede familiar estendida e dos laços comunitários, de vizinhança e de amizade. Pode-se ainda incluir nesse grupo o suporte religioso-espiritual de acordo com as crenças do paciente. Esse suporte se conecta, assim, ao resgate de uma identidade para além da imagem de paciente oncológico. Ao inserir novos cuidadores nesse grupo, facilitam-se espaços de expressão e apoio fora das relações com os cuidadores principais, os quais, como já foi visto, também têm importantes demandas próprias nesse campo.

Considerar as tarefas necessárias para os quatro grupos em cada caso específico pode, assim, auxiliar a dar visibilidade às necessidades para as quais família e equipe devem se preparar, bem como pode facilitar maior distribuição dos cuidados. Alguns desses grupos incluem tarefas muitas vezes negligenciadas no planejamento dos cuidados, as quais, entretanto, quando somadas, podem gerar sobrecarga importante para os que assumem os cuidados diários com o paciente. Finalmente, é necessário lembrar que, se as necessidades dos pacientes e as possibilidades de seus cuidadores não são estáticas e podem se transformar ao longo do tratamento, também a distribuição dos cuidados familiares precisa ser constantemente reavaliada.

## CONSIDERAÇÕES FINAIS

Em síntese, destacamos que, do ponto de vista psicossocial, a família adoece junto ao paciente, porém com o devido suporte pode contribuir não só com o paciente como também com a equipe de saúde. Dentro de um contexto favorável e na presença de uma rede de apoio, na qual os profissionais desempenham um importante papel, acompanhar o adoecimento do paciente pode, inclusive, promover crescimento e desenvolvimento pessoal para os familiares.

Os profissionais atuantes junto a pacientes oncológicos e suas famílias precisam, então, capacitar-se para fornecer suporte às necessidades de todos os envolvidos, incluindo apoiar e orientar familiares em sua adaptação à função de cuidador. Esse suporte passa por favorecer a inclusão de cada família, com suas especificidades, ao longo de toda a linha de cuidados, atentando simultaneamente para preservar o protagonismo e a autonomia do paciente. Mais do que propor um modelo ideal de organização dos cuidados familiares, trata-se de propor o ideal de reconhecimento, visibilidade e suporte a cuidados fundamentais para o bem-estar do paciente.

## REFERÊNCIAS

1. Frizzo N. Suporte familiar. In: Castilho RK, Silva VCS, Pinto CS. Manual de cuidados paliativos. 3.ed. Rio de Janeiro: Atheneu; 2021. p.520-2.
2. Arrais RH. Comunicação entre cuidadores familiares e pacientes oncológicos em cuidados paliativos: um estudo na perspectiva da psicologia analítica [dissertação de mestrado em Psicologia Clínica]. São Paulo: Universidade de São Paulo; 2018.
3. Haan MM, Olthuis G, van Gurp JL. Feeling called to care: a qualitative interview study on normativity in family caregivers' experiences in Dutch home settings in a palliative care context. BMC Palliat Care. 2021; 20(1):1-15.
4. Alam S, Hannon B, Zimmermann C. Palliative care for family caregivers. J Clin Oncol. 2020;38(9):926-36.
5. World Health Organization (WHO). Quality health services and palliative care: practical approaches and resources to support policy, strategy and practice. Geneva: WHO; 2021. Disponível em: https://www.who.int/publications/i/item/9789240035164. Acesso em: 2 abr. 2024.
6. Baptista CHV. Psicologia, cuidados paliativos e velhice. In: Campos EMP, Vilaça APO. Cuidados paliativos e psico-oncologia. Santana de Parnaíba: Manole; 2022. p.55-65.
7. Hoffstädt HE, Boogaard JA, Tam MC, van Bodegom-Vos L, Stoppelenburg A, Hartog ID, et al. Practice of supporting family caregivers of patients with life-threatening diseases: a two-phase study among healthcare professionals. Am J Hosp Palliat Med. 2022;40(6):633-43. Disponível em: https://pubmed.ncbi.nlm.nih.gov/36436831/. Acesso em: 28 mar. 2024.

8. Rait DS. A family-centered approach to the patient with cancer. In: Holland JC, Breitbart WS, Jacobsen PB, Loscalzo MJ, McCorkle R, Butow PN (orgs.). Psycho-oncology. 3.ed. Oxford University Press; 2015. p.561-6.
9. Zygouri I, Cowdell F, Ploumis A, Gouva M, Mantzoukas S. Gendered experiences of providing informal care for older people: a systematic review and thematic synthesis. BMC Health Serv Res. 2021;21(1):1-15.
10. Oliveira EBS de, Sommerman RDG. A família hospitalizada. In: Romano BW (org.). Manual de psicologia clínica para hospitais. São Paulo: Casa do Psicólogo; 2008. p.117-43.
11. Nissmark S, Fänge AM. Occupational balance among family members of people in palliative care. Scand J Occup Ther. 2018;27(7):500-6. Disponível em https://pubmed.ncbi.nlm.nih.gov/30001672/. Acesso em: 28 mar. 2024.
12. Ahn S, Romo RD, Campbell CL. A systematic review of interventions for family caregivers who care for patients with advanced cancer at home. Patient Educ Couns. 2020;103(8):1518-30.
13. Bombarda TB, Menegussi JM. Estresse de familiares e cuidadores. In: Castilho RK, Silva VCS, Pinto CS. Manual de cuidados paliativos. 3.ed Rio de Janeiro: Atheneu; 2021. p.553-6.
14. Simão VM, Mioto RCT. O cuidado paliativo e domiciliar em países da América Latina. Saúde em Debate. 2016;40:156-69.
15. Connor SR (org.). Global atlas of palliative care. London: Worldwide Hospice Palliative Care Alliance; 2020.

Capítulo **30**

# A família do paciente oncológico como foco de atenção e cuidado

Ana Cristina Bechara Barros Fróes Garcia

## INTRODUÇÃO

Ao nascermos, temos o primeiro contato físico com nossa família, mas recebemos dos progenitores muitas heranças genéticas e outras construídas na relação intrafamiliar. Nossas referências familiares são muito fortes, formam nosso Ser e histórias de vidas, mesmo que não se tenha convivido com a família biológica, de origem.

As pessoas gostam de contar suas histórias! Cada um conta sua história de acordo com sua percepção, emoção e vivência. Irmãos podem passar por uma mesma situação estressante, mas vão lembrar-se da experiência de formas diferentes.

Sob uma perspectiva sistêmica, a família encontra-se em constante interação, adaptando-se às diferentes exigências de seus ciclos evolutivos e do contexto onde está inserida. É um sistema vivo em troca constante de acordo com o contexto e as demandas externas e internas ao sistema familiar. As relações interfamiliares estão ligadas às relações sociais, normas, valores e demais padrões de conduta do grupo social onde a família está inserida.[1]

A terapia familiar na perspectiva sistêmica tem base na teoria geral dos sistemas e sustenta um novo paradigma, ou seja, o funcionamento das partes está relacionado ao conjunto produzido pelo todo. Portanto, as partes, por estarem integradas, afetam e são afetadas, alterando o todo. Tem foco nas relações entre os membros da família e suas histórias, tanto de perpetuação dos padrões quanto de mudanças.[2]

O Grupo de Palo Alto (Califórnia, EUA) com os precursores da terapia familiar – Gregory Bateson, John Weakland, Don Jackson e Paul Watzlawick, entre outros – interessou-se pelo estudo da comunicação, trazendo suas observações para o campo da análise das relações humanas no cotidiano, presentes no livro *A pragmática da comunicação*.[3]

## ATENÇÃO, CUIDADO INTEGRAL E HUMANIZADO NA PRÁTICA

Imagine então um atendimento familiar em que cada membro pode falar de seus medos, dúvidas, angústias e outros sentimentos a partir do diagnóstico de câncer em um membro da família.

Em uma doença grave como o câncer, não somente a pessoa acometida pela doença é afetada, mas também todo o seu entorno. Por isso, nosso foco encontra-se no sujeito visto de modo integral, suas relações familiares e sociais. A família, em suas diversas composições e contextos, tem grande importância ao longo do tratamento. Muitas vezes a família não é a consanguínea, mas sim a social, escolhida pela pessoa.

A diversidade familiar implica diferentes demandas de cuidado, assim como uma diferenciação no acolhimento. Cabe ao psico-oncologista estar atento a suas idiossincrasias e empático a suas questões. Em muitos casos, há a exclusão familiar, por exemplo, quando a família não aceita a orientação sexual ou a transgeneridade. Outras vezes, diante do receio da rejeição, a própria pessoa/paciente se exclui da família. Nesses casos, como a equipe de saúde deve proceder?

Na impossibilidade de se relacionar com a família de origem, um caminho pode ser ajudar a criar outras redes familiares para além da biológica, como os grupos de apoio psicossocial. Independentemente de suas composições, nosso trabalho com as famílias vai sempre na direção de criar sentimentos de pertencimento, ajudando o paciente a construir uma rede afetiva de cuidados.

Ao descobrir o diagnóstico do câncer, é comum que toda a vida do indivíduo sofra uma reviravolta. As reações podem incluir desde uma forte negação até mesmo toda a ressignificação da vida, incluindo mudanças de hábitos e de posturas. Afinal, mesmo com o avanço da medicina e dos tratamentos disponíveis, continua sendo uma doença de grande estigma, sempre associada à possibilidade de morte.

Diante de tal cenário, a visão ampliada do psico-oncologista compreende o paciente para além do câncer. O olhar do profissional abrange o sujeito como um todo e o cuidado de modo integral e humanizado. O sofrimento não é só biológico, mas também psíquico e emocional. Para além do indivíduo, seus vínculos afetivos também sofrem: a família, quer seja a de sangue, quer seja a social, deve reorganizar toda a sua rotina de modo a se tornar unidade de cuidado e rede efetiva de apoio. E, em meio a tantas mudanças e reorganizações, ela ainda sofre ao temer a morte do familiar.

No momento da notícia, é importante o acolhimento ao paciente junto com a equipe de saúde, a fim de desenvolver uma rede de cuidados para que o sistema familiar também se sinta amparado nesse momento de tantas angústias, incertezas e anseios.

A história que o sujeito constrói acerca de si mesmo, do câncer e das relações que estabelece com o mundo adquire um caráter central, pois é a partir dela que trabalhamos, tanto do ponto de vista da comunicação intrafamiliar e interfamiliar quanto do ponto de vista da comunicação estabelecida entre a família e a equipe.

Nas palavras de Bakhtin citadas em Rasera e Japur,[4] ser significa comunicar, ser para o outro, e através do outro, para alguém.

Segundo Garcia,[5] a comunicação é tudo e está presente em todos os processos nos quais as pessoas influenciam umas às outras, podendo se dar de diferentes formas: verbal, não verbal, simbólica, presencial e virtual, sendo esta última tão marcante a partir da pandemia. Em todas elas, o componente afetivo encontra-se presente, pois são as emoções que dão sentido à comunicação, sendo cruciais às relações interpessoais.

As formas de comunicação por intermédio das palavras, linguagem corporal, gestos, tom de voz e silêncios são importantes na observação do padrão relacional familiar. Portanto, vai além do significado das palavras. Aí está o foco principal da prática clínica com famílias!

Diante do diagnóstico de câncer, uma das reações possíveis, por parte do paciente ou da família, consiste no silêncio. Como escutá-los? O que/como eles comunicam? O silêncio pode ser uma forma de proteção diante das dificuldades por vir; pode ser também uma tentativa de esconder medos e angústias. De um modo ou de outro, o psico-oncologista, em comunhão com o paciente e a família, pode facilitar a externalização das emoções, transformar o silêncio em palavras, fortalecer laços e trazer segurança ao paciente e seus familiares.

A comunicação adquire diferentes matizes de acordo com contextos, composições familiares, queixas e silêncios. Em casos de crianças e adolescentes com câncer, como proceder diante de pais separados que não se falam?

Como apoiá-los em suas particularidades e dificuldades? E mais: como auxiliar na promoção de uma comunicação entre ambos, em prol de seu filho ou filha?

A escuta profissional deve abranger a história familiar, questões culturais, econômicas, de gênero e assim por diante. A tarefa do psico-oncologista consiste em integrar os diferentes aspectos presentes visando à construção de novas narrativas e possibilidades relacionais entre o paciente, a família, cuidadores formais e informais. Nesse sentido, a escuta ativa e compassiva são fundamentais.

A atuação do psico-oncologista está no acompanhamento e apoio das pessoas em suas incertezas, dúvidas e vulnerabilidades. A doença não deve ser a protagonista, mas sim o sujeito em sua nova experiência, sua família e demais vínculos sociais. Segundo Walsh,[6] "Quando uma doença crônica parece cada vez maior na vida de uma pessoa e de seus familiares, é crucial ajudar os clientes a reconquistar uma visão de cada pessoa e de seu relacionamento definida por algo mais que a doença".

Com o objetivo de facilitar a comunicação entre o paciente, membros familiares e o entorno social, o psico-oncologista pode fazer uso de diversos recursos, tais como genograma familiar, metáforas, dramatizações, questionamento circular e conversações dialógicas. Tais técnicas ajudam na construção de novas narrativas diferentes das atuais.[7]

Quer seja biológica ou social, a família consiste num recurso valiosíssimo, pois é capaz de prover suporte emocional à pessoa acometida pelo câncer, além de garantir a adesão ao tratamento. Walsh[6] afirma que os sistemas de crenças da pessoa doente, de seus familiares e dos profissionais de atenção à saúde dão o tom à experiência com a doença e a todas as possibilidades de cura. Ainda lembra que os padrões organizacionais de uma família mudam com as várias demandas de adaptação no curso de uma doença, porque, embora as famílias mudem diante de uma crise, muitas precisam de ajuda para ajustar papéis, regras e lideranças para conseguir um novo equilíbrio que aumente os recursos e habilidades de enfrentamento à medida que a doença entra numa fase mais crônica.

De acordo com Aguiar,[8] a informação é extremamente necessária. Estar informado e ser orientado corretamente dá segurança aos familiares e fortalece o paciente para enfrentar a doença. O desconhecido ou não esclarecido gera fantasias muitas vezes inverídicas sobre o tratamento.

Fortalecer a resiliência familiar para lidar com os desafios e equilibrar os papéis referentes aos cuidados evita a sobrecarga de um dos membros e incentiva ações colaborativas. Devemos auxiliar a construção e a preservação de espaços de desenvolvimento pessoal para além das demandas da doença.

A comunicação emocional intrafamiliar é fundamental: famílias que lidam abertamente com seus sentimentos tendem a se adaptar bem, enquanto outras se desesperam diante do tabu de expressar como se sentem. Nesse sentido, ajudar a promover uma comunicação, embora desafiadora, pode ser um espaço para liberar as tensões, dúvidas, angústias e medos.

Para lidar com qualquer tipo de câncer, a relação da equipe profissional com o paciente e a família pode ser bem complexa, mas deve ser incentivada, pois a cooperação da família faz toda a diferença no tratamento do paciente.

Stephan[9] fala da etiqueta do psico-oncologista com familiares, ou seja, de um conjunto de regras de conduta, códigos de relacionamentos e pequenas éticas necessárias na relação entre o profissional e o paciente, seus familiares e a equipe de saúde. O relacionamento com o paciente, mesmo priorizado, vai depender da situação. O sigilo é diferente da psicoterapia, pode ser relativizado, porém as questões pessoais recaem no mesmo contexto da psicoterapia: o sigilo é total. Em caso de procura de familiar a respeito do paciente, cabe ao profissional usar sua ética para atender ou não tal ligação ou comunicar que o paciente será informado.

## A IMPORTÂNCIA DOS GRUPOS DE APOIO

O cuidado integral ao paciente e seus familiares pode se dar por meio do encaminhamento para redes de apoio existentes, tais como grupos de apoio aos pacientes e familiares e também grupos de luto aos familiares que sofreram perdas. Nesse panorama, o grupo pode ser visto como uma família social que apoia o paciente e os membros de sua família ao longo de todo o processo da doença.

De acordo com as particularidades de cada caso, o grupo adquire diferentes funções: desde a autonomia do paciente em relação à família, com a construção de um espaço de diferenciação pertencente somente a ele, e a comunicação entre ambos, com a vivência de sentimentos de perdão e reconciliação.

Como exemplo, há a ADAMA (Associação dos Amigos da Mama),[10] grupo de apoio psicossocial localizado em Niterói-RJ e voltado a mulheres acometidas pelo câncer de mama. A médica mastologista Dra. Thereza Cypreste, fundadora da associação, comenta sobre a dimensão do universo feminino, que vai muito além de um câncer de mama. Nas reuniões semanais surgiam diversos assuntos da atualidade, claro que sem deixar de falar no tratamento e sua manutenção.

Temas constantes nos encontros estão no âmbito das relações familiares e conjugais. Falar da atividade sexual antes do câncer ensejava associações, em maior ou menor dimensão, com outras dificuldades nas relações conjugais relacionadas com perdas (mortes de familiares), traição, violência doméstica (física e/ou verbal), casamentos dos filhos etc. Contudo, para algumas mulheres, após o câncer de mama, o relacionamento conjugal e familiar melhorou; a violência física e verbal cessou. O câncer pode trazer à reflexão muitas questões como lutos, ganhos e aprendizados que podem possibilitar mudanças significativas na relação familiar.

Outros locais de acolhimento e cuidado aos pacientes e seus familiares encontram-se em universidades e instituições de terceiro setor.[11]

O luto é um elemento inevitável: já ao comunicar o diagnóstico, inicia-se, para a família, o luto do cotidiano e a possibilidade de perda do ente querido. Para o sujeito, há o luto de sua vida anterior ao câncer, o luto da perda de um órgão e assim por diante. Para Bowlby, citado em Silva,[12] "o luto é uma resposta ao rompimento de um vínculo significativo para o indivíduo".

Diante de uma perda significativa, ele consiste numa reação natural, devendo ser reconhecido, respeitado e acolhido.

## CONSIDERAÇÕES FINAIS

Para além do câncer, a perspectiva do construcionismo social compreende o sujeito não enquanto autor único de si mesmo, com uma personalidade estável e duradoura ao longo do tempo. Ao contrário, ele se constrói continuamente nas relações, sendo antes de tudo um fenômeno narrativo. Segundo Rasera e Japur,[4] somos o resultado das histórias que construímos sobre o mundo e das construídas sobre nós. Nessa perspectiva, o *self* em sua esfera pessoal privada passa a ser entendido no discurso que ocorre em contextos relacionais.

Do mesmo modo que não há um sujeito *a priori* para além das relações construídas socialmente, também não há uma realidade externa e objetiva fora de tais relações. O mundo é construído a partir das descrições que fazemos dele, produto das relações historicamente situadas entre as pessoas.

Nesse sentido, a descrição do que vem a ser a doença e a cura perde seu caráter objetivo, pois se inserem numa determinada construção social da realidade que busca examinar a natureza contingente das construções sobre doença e cura, as implicações e a possibilidade de construções alternativas, reconhecendo a participação do terapeuta e do cliente na cultura, afirmam Rasera e Jappur.[4]

Sob uma perspectiva sistêmica, o câncer se torna uma das partes do sujeito integral, que deverá ser escutado em seus diferentes aspectos: quais são as histórias que ele conta sobre si? Como está em relação ao diagnóstico e aos tratamentos? Como estão suas relações familiares e sociais após o diagnóstico de câncer?

O espaço terapêutico de atenção e cuidado com a presença da família é crucial para trocas entre familiares e cuidadores, quer seja um espaço em grupo ou individual, em instituições ou na clínica. Em todo o caso, o foco se encontra no cuidado integral, nas histórias anteriores ao câncer, no contexto familiar em todos os seus aspectos: culturais, sociais, emocionais e relacionais; e a forma como cada um está lidando com a doença no momento presente. Handerson[13] aponta a importância da escuta ética que ocorre quando estamos abertos às diferenças e à singularidade do outro sem julgamento, culpa ou crítica.

Nessa escuta há possibilidade de integrar as diferentes partes, de construir novas narrativas sobre si, o adoecimento e suas relações afetivas. É de suma importância que o especialista em psico-oncologia acolha o paciente e sua família em um espaço de atenção e cuidado em que possam desenvolver uma relação dialógica e colaborativa.

## REFERÊNCIAS

1. Andolfi M. Terapia familiar. Campinas: Editorial Psy; 1996.
2. Nichols MP, Schwartz RC. Terapia familiar: conceitos e métodos. 7.ed. Porto Alegre: Artes Médicas; 2007.
3. Watzlawick P, Beavin JH, Jackson DD. Pragmática da comunicação humana. São Paulo: Cultrix; 1993.
4. Rasera EF, Japur M. Contribuições do pensamento construcionista para o estudo da prática grupal. Psicologia: Reflexão e Crítica. 2001;14:201-9.
5. Garcia ACBBF. A importância do grupo de apoio no processo de empoderamento de mulheres mastectomizadas. In: Garcia ACBBF, Rodrigues, CVM (orgs.). saúde integrativa no cuidado do câncer. Curitiba: Appris; 2020. p.115-31.

6. Walsh F. Fortalecendo a resiliência familiar. São Paulo: Roca; 2005.
7. Andolfi M. A terapia familiar multigeracional: instrumentos e recursos do terapeuta. Belo Horizonte: Artesã; 2018.
8. Aguiar MAF, Dal Ongaro J, Mameluque MGC, et al. O impacto do câncer na família. In: Aguiar MAF, Gomes PA, Ulrich RA, Mantuani SB (orgs.). Psico-oncologia: caminhos do cuidado. São Paulo: Summus; 2019. p.55-3.
9. Stephan MC. Perspectivas e expectativas da psico-oncologia no contexto do atendimento em consultório: de como viver a saúde sem ser binária. In: Garcia ACBBF. Saúde integrativa no cuidado do câncer. Curitiba: Appris; 2020, p.87-103.
10. Associação dos Amigos da Mama (ADAMA Niterói). Disponível em: https://www.adama.org.br. Acesso em: 13 maio 2024.
11. Associação Brasileira de Terapia Familiar. Disponível em https://abratef.org.br.
12. Silva DR. Famílias e situações de luto. In: Osorio LC, Valle MEP (orgs.). Manual de terapia familiar. Porto Alegre: Artmed; 2009. p.376-98.
13. Anderson H. Escutar: uma perspectiva da prática colaborativo-dialógica. In: Grandesso M (org.). Construcionismo social e práticas colaborativo-dialógicas a serviços de ações generativas e humanizadoras. Curitiba: CRV; 2022. p.195-9.

Capítulo **31**

# Programas de psicoeducação em psico-oncologia para pacientes e familiares

Tatiana Bukstein Vainboim Curcio Lauro

## INTRODUÇÃO

Os princípios fundamentais da psico-oncologia desde sua origem vêm ampliando a assistência a pacientes com diversos tipos de câncer. Uma vez que a família do paciente e os cuidadores familiares "adoecem" juntos, a Organização Mundial da Saúde (OMS)[1] os considera "unidade de cuidados", o que leva à inclusão dos familiares no atendimento, pois não são vistos somente como provedores de cuidados, mas como pacientes de segunda ordem.

Este capítulo relata uma experiência pioneira – teórica e prática – de quando a autora criou um Serviço de Psico-Oncologia no Ambulatório de Tumores Cerebrais da Divisão de Clínica Neurológica do Hospital das Clínicas da Faculdade de Medicina da Universidade de São Paulo (HC-FMUSP). Para tanto, expõe os principais resultados da pesquisa "Qualidade de vida e intervenção psicoeducativa com cuidadores não profissionais de pacientes com glioblastoma multiforme (GBM)".[2] O GBM é um tumor do sistema nervoso central, considerado a forma mais agressiva e maligna entre os astrocitomas. Dentre os resultados do estudo, houve a realização de um programa psicoeducativo para cuidadores familiares de pacientes portadores de GBM, e os principais achados serão aqui mencionados.

## GRUPOS TERAPÊUTICOS

Comunicação vem do latim *communicare*, significando "ter algo em comum, repartir, compartilhar". Posteriormente o termo incorporou o sentido de "estar em contato ou relação com alguém". Assim, a boa comunicação pressupõe ter algo em comum com alguém ou ter a predisposição ao compartilhamento do que possuímos.[3]

A comunicação é muito importante no cuidado da saúde, visto que a informação sobre a doença, além de ser direito do paciente, pode melhorar a adesão aos tratamentos. Quando a pessoa sabe ao que vai ser submetida, pode colaborar mais, além de cuidar de maneira preventiva das emoções perturbadoras que emergem quando enfrenta o desconhecido. Além disso, receber esclarecimentos sobre os efeitos colaterais dos tratamentos faz com que o paciente possa se preparar melhor para enfrentá-los.

Nesse sentido, as intervenções pedagógicas são frequentemente necessárias e eficientes. Afonso[4] orienta que as ações educativas em saúde devem promover a reflexão e a apropriação de conhecimentos pela população, ampliando sua compreensão da saúde e potencializando sua busca por qualidade de vida.

A intervenção psicoeducativa atua em dois níveis:[5]

1. Didático: ao oferecer informações e orientação em relação à doença, sintomas, sinais e tratamento.
2. Terapêutico: ao proporcionar suporte para conflitos pessoais e/ou interpessoais surgidos com a doença e melhorar o relacionamento entre pacientes e cuidadores. Essas intervenções podem ocorrer individualmente ou em grupo.

Os grupos psicoeducativos permitem que os participantes reflitam sobre uma determinada questão de saúde e sobre a própria experiência. Nesse contexto, a pesquisa-ação emancipatória deve promover a consciência crítica dos participantes a partir da autorreflexão, bem como a participação em decisões relacionadas às transformações de suas vidas.[4]

As práticas grupais são especialmente proveitosas, pois facilitam a expressão de sentimentos e a troca de experiências relacionadas à doença e ao tratamento, o que tende a diminuir o nível de ansiedade dos participantes e a potencializar a ocorrência de processos de mudança e enfrentamento.[6]

Nessa perspectiva, os grupos terapêuticos constituem uma estratégia para o manejo das emoções dos pacientes, facilitando a adesão ao tratamento. O trabalho é caracterizado por um processo educativo que tem como proposta o compartilhamento de dúvidas, angústias e receios, com troca de experiências. O objetivo é oferecer alternativas que auxiliem no enfrentamento e na superação das dificuldades, com a adaptação do estilo de vida do paciente à sua nova condição de saúde.[7] Nesse sentido, o paciente passa a refletir sobre sua problemática, o que o estimula a encontrar seus próprios recursos de enfrentamento, devendo sentir-se acolhido, pois se trata de uma proposta que une apoio e aprendizagem, isto é, uma prática que tem caráter informativo, reflexivo e de suporte emocional.[8] Os grupos terapêuticos apresentam, assim, grandes vantagens para o paciente, com suporte social, aprendizado sobre a doença, convívio com outros pacientes e troca de experiências, propiciando a sensação de aproveitamento do período em tratamento.[9]

O papel do terapeuta no grupo é facilitar a relação entre os membros, de modo a criar um clima de confiança e segurança. Deve-se atentar para a linguagem utilizada, as regras e barreiras dos participantes do grupo, possibilitando também o acolhimento e a integração de novos membros, de modo a ampliar a consciência do grupo.

O panorama atual revela uma multiplicidade de intervenções psicoterápicas em grupo nos mais variados contextos e evidencia a crescente aceitação dessa prática entre os profissionais e os próprios pacientes, sobretudo nas instituições. Rebelo[10] aponta que o trabalho em grupo oferece melhor custo-benefício para os hospitais, especialmente para o Sistema Único de Saúde (SUS), tanto pelos resultados clínicos de grande melhora quanto pela rentabilidade dos recursos dispostos (humanos, físicos e financeiros), porém, em algumas situações, tem-se um complicador para executar as atividades em grupo, que são as dificuldades operacionais nos ambientes hospitalares.[11] Dependendo do ambulatório e da doença a ser tratada, há dificuldades na logística e no comparecimento dos participantes ao local e data estipulados.

## PROGRAMA DE PSICOEDUCAÇÃO

A autora implantou, no ambulatório de tumores cerebrais da Divisão de Clínica Neurológica do Hospital das Clínicas da Faculdade de Medicina da Universidade de São Paulo (HCFMUSP), o serviço de psicologia, com atendimentos para os pacientes, e criou um programa psicoeducativo voltado para os familiares, de modo que pudessem ter um espaço de acolhimento e escuta. Tais serviços buscam informar, esclarecer, orientar e melhorar a relação entre paciente/familiar e equipe profissional.[2]

A ajuda psicológica às famílias é, pois, considerada essencial, visto que os familiares são também sofredores e, no seu despreparo perante a doença, confusos ainda com a sobrecarga de suas novas funções, experimentam medos e angústias. A boa comunicação entre pacientes e familiares e/ou cuidadores é considerada, portanto, de extrema importância para todos, incluindo a equipe profissional.

Por esse motivo, optou-se por montar um programa psicoeducativo para os cuidadores familiares, porém, considerando que os pacientes portadores de tumor cerebral maligno têm uma sobrevida baixa, com média de 1 ano, pôde-se perceber que seria inviável montar um grupo com os participantes. Primeiro porque não teríamos tempo para esperar reunir familiares, uma vez que os pacientes iam falecer em curto espaço de tempo; segundo, como o cuidador familiar vivencia elevada sobrecarga, não havia como marcar um dia e horário específicos para ele comparecer ao ambulatório, pois muitas vezes não tinha com quem deixar o paciente. Dessa forma, com um atendimento individualizado, ele marcaria o horário em que pudesse comparecer individualmente.

O estudo envolveu um grupo experimental (GE) composto por 20 participantes e um grupo controle (GC) composto por 10 participantes. O GE foi composto por cuidadores familiares de pacientes portadores de GBM, que aceitaram participar do programa psicoeducativo. O GC foi composto por cuidadores familiares de pacientes portadores de GBM que não puderam comparecer mensalmente às sessões do programa psicoeducativo por morar fora de São Paulo ou por trabalhar.

A autora criou então um programa psicoeducativo individual para atender às necessidades desses cuidadores familiares. Esse programa teve os seguintes objetivos:

- Prestar apoio emocional, orientação e informação.
- Melhorar a relação entre os pacientes e seus cuidadores no enfrentamento da doença.
- Estimular um diálogo aberto em casa.
- Melhorar a qualidade de vida de ambos.

Os cuidadores, individualmente, participaram de 4 sessões com 45 minutos de duração cada, sendo esses encontros realizados uma vez ao mês no ambulatório, até se completar o número de 4 encontros. Os temas abordados foram os seguintes:

Primeira sessão:

- Explicação do programa.
- Informações acerca da doença e seu impacto na vida do paciente e de seu cuidador familiar.

Segunda sessão:

- Cuidados em casa.
- Informações sobre o tratamento e efeitos secundários.
- Importância do papel dos familiares e da comunicação entre eles.
- Melhoria da comunicação em casa e com outros profissionais da equipe de saúde.

Terceira sessão:

- Escuta e validação das emoções surgidas com o impacto da doença na qualidade de vida.
- Estágios do processo de enfrentamento pelos quais passam os pacientes e os familiares após saber do diagnóstico e do prognóstico, de acordo com Kübler-Ross.[12]

Quarta sessão:

- Discussão sobre o tema "qualidade de vida".
- Possibilidades de autoajuda.
- Fechamento, com avaliação, pelos participantes, da experiência no programa psicoeducativo.

No início de cada sessão, foram explicados ao cuidador familiar os temas a serem abordados naquele encontro. Houve espaço também para esclarecer toda e qualquer dúvida. Quando a autora não sabia a resposta, dava-a na sessão seguinte, após obter informações com os médicos.

Na eventualidade de morte do paciente, foi facultado ao cuidador familiar permanecer no programa psicoeducativo; quando a opção foi permanecer, o luto foi introduzido entre os temas na primeira sessão à qual ele compareceu.

Para mensurar o impacto do programa, de início foi aplicada uma entrevista psicológica semidirigida (fase I) e o instrumento de avaliação de qualidade de vida *WHOQOL-bref*, traduzido e validado para português pelo Grupo *WHOQOL* Brasil.[13] O instrumento é composto por 2 questões gerais e 24 questões divididas em 4 domínios: físico, psicológico, relações sociais e meio ambiente. Após participarem das 4 sessões do programa psicoeducativo, foi realizada a entrevista psicológica semidirigida (fase II), sendo reaplicado o instrumento de avaliação de qualidade de vida *WHOQOL-bref*, a fim de se compararem os resultados após a intervenção. A entrevista (fase II) abordou questões referentes às possíveis mudanças ocorridas na vida dos cuidadores após a intervenção psicológica, dificuldades que tenham surgido e que permaneceram, bem como se abriu espaço para pequenos relatos de experiência.

A análise geral dos resultados permitiu constatar que a intervenção psicoeducativa mostrou impacto na qualidade de vida dos cuidadores familiares de pacientes portadores de GBM, principalmente nos domínios psicológico e físico. Todos os participantes apresentaram melhora significativa na qualidade de vida em todos os domínios.

Como resultado, notou-se que o fato de a proposta do estudo ter sido oferecer um espaço psicoeducativo, e não somente psicoterapêutico, teve um efeito benéfico. Isso porque frequentemente os familiares não fazem perguntas ao médico nem tiravam suas dúvidas, pois por diversas vezes o paciente está junto no momento da consulta médica e tem medo da possível resposta, então a família se abstém de indagar. Com a participação no programa, os familiares sentiram-se acolhidos, sabendo que a psicóloga poderia ser um importante canal de comunicação. Nesse sentido, é importante que a família tenha, dentro da equipe, uma pessoa que seja referência e à qual possa recorrer quando sentir necessidade, sendo a mais indicada para isso a pessoa do psicólogo. Cabe, pois, ao psico-oncologista ser o mediador entre paciente, família e equipe de profissionais de saúde.

Essa experiência prática da autora corroborou o pensamento de Liberato e Carvalho[14] quanto aos métodos pedagógicos e psicoterapêuticos que, se aplicados de forma adequada, contribuem para a melhora da qualidade de vida de pacientes e seus familiares, bem como da equipe de saúde.

No que diz respeito aos atendimentos direcionados aos familiares, as análises feitas permitem dizer que o programa psicoeducativo se mostrou benéfico ao orientar e informar, além de minimizar o estresse desencadeado pela doença e de permitir uma melhora no bem-estar e na qualidade de vida do familiar, o qual vivencia um sentimento de perda iminente, desgaste físico e emocional. Muitas vezes o familiar acaba por esquecer e ignorar seus próprios problemas e partilhar os mesmos medos e angústias que o ente querido. O estudo da autora foi pioneiro com essa população, visto que não se encontraram na literatura pesquisas com intervenções psicoeducativas junto a pacientes e/ou familiares de portadores de tumores cerebrais.

## CONSIDERAÇÕES FINAIS: CONTRIBUIÇÃO DA PSICO-ONCOLOGIA

Nossos resultados corroboraram os que afirmam que métodos pedagógicos e psicoterapêuticos adequadamente aplicados contribuem para a melhora da qualidade de vida de pacientes e de seus cuidadores, incluindo, vale salientar, a equipe de saúde.

O impacto da intervenção do programa psicoeducativo, com o instrumento de avaliação de qualidade de vida *WHOQOL-bref*, permitiu concluir que houve melhora significativa da qualidade de vida em todos os domínios e que esse instrumento demonstrou alto coeficiente de fidedignidade. Quanto ao programa psicoeducativo proposto, constatou-se que foi eficaz na orientação, informação e comunicação adequadas e na diminuição do estresse desencadeado pela doença e que, ainda, permitiu ao cuidador encontrar uma forma de se comunicar com o paciente. Assim, todos se sentiram mais acolhidos.

Em linhas gerais, a psico-oncologia tem oferecido sua contribuição ao estudo da qualidade de vida em pessoas enfermas, com uma perspectiva mais humana, desde sua origem, em 1977. Recomenda-se, portanto, que esse programa psicoeducativo, orientado por psico-oncologista, também seja implantado em ambulatórios hospitalares preocupados com a qualidade de vida de seus pacientes, bem como a de seus cuidadores profissionais e não profissionais.

Vale ressaltar que fica fortemente recomendada a utilização e replicação desse modelo de programa psicoeducativo para pacientes oncológicos de maneira ampla, não somente para pacientes de tumores cerebrais, como de qualquer tipo de câncer. O mesmo vale para os familiares. Cabe ao psico-oncologista estudar os diversos tipos de câncer, sintomas e sinais, tipos de tratamento, para poder conduzir de maneira ética e confiável o manejo de cada programa psicoeducativo, uma vez que a informação precisa, de qualidade, deve ser abordada nesse modelo de atendimento.

Conclui-se que as intervenções psicoeducativas são benéficas, podendo ser aplicadas nos hospitais, em pacientes com diversos tipos de doenças e seus familiares, individualmente ou em grupo.

## REFERÊNCIAS


1. Organização Mundial da Saúde. Cancer Pain Relief. Genebra, 1990.
2. Vainboim TB. Qualidade de vida e intervenção psicoeducativa com cuidadores não profissionais de pacientes portadores de glioblastoma multiforme [dissertação de mestrado em Neurologia]. São Paulo: Faculdade de Medicina, Universidade de São Paulo; 2011.
3. Osório LC. Grupoterapias: abordagens atuais. Porto Alegre: Artmed; 2007.
4. Afonso MLM. Anotações para uma discussão sobre a ética do trabalho com oficinas na área da saúde. São Paulo: Casa do Psicólogo; 2006.
5. Yin MLY, Oliveira MG. Relato de uma experiência psicoeducacional com familiares de portadores de transtornos do humor. Rev Bras Ter Comp Cogn. 2004;6:135-42.
6. Santos MA, Prado MAS, Panobianco MS, Almeida AM. Grupo de apoio a mulheres mastectomizadas: cuidando das dimensões subjetivas do adoecer. Revista da SPAGESP. 2011;12(2):27-33.
7. Maldaner CR, Beuter M, Brondani CM, Budo MLD, Pauletto MR. Fatores que influenciam a adesão ao tratamento na doença crônica: o doente em terapia hemodialítica. Rev Gaúcha Enferm [Porto Alegre]. 2008;4(29):647-53.
8. Silveira LMC, Ribeiro VMB. Grupo de adesão ao tratamento: espaço de "ensinagem" para profissionais de saúde e pacientes. Interface – Comunicação, Saúde, Educação. 2005;9(16):91-104.
9. Roso CC. O cuidado de si de pessoas com insuficiência renal crônica em tratamento conservador [dissertação de mestrado em Enfermagem]. Santa Maria: Universidade Federal de Santa Maria; 2012.
10. Rebelo H. Psicoterapia na idade adulta avançada. Análise Psicológica. 2007;25(4):543-57.
11. Nakao RT. Variáveis sociodemográficas, clínicas e psicológicas associadas à adesão à hemodiálise [dissertação de mestrado em Ciências]. Ribeirão Preto: Universidade de São Paulo; 2013.
12. Kübler-Ross E. Sobre a morte e o morrer: o que os doentes terminais têm a ensinar a médicos, enfermeiras, religiosos e aos seus próprios parentes. 8.ed. São Paulo: Martins Fontes; 1998.
13. Fleck MPA, Louzada S, Xavier M, Chachamovich E, Santos L, Pinzon V. Aplicação da versão em português do instrumento abreviado de avaliação de qualidade de vida "WHOQOL-bref". Rev Saúde Pública. 2000;34:178-83.
14. Liberato RP, Carvalho VA. Psicoterapia. In: Carvalho VA, Franco MHP, Kovács MJ, Liberato R, Macieira RC, Veit MT, et al. (orgs.). Temas em psico-oncologia. São Paulo: Summus; 2008. p.341-50.

Capítulo **32**

# Intervenções psicossociais em oncologia pediátrica: caminhos para os processos de ressignificação

Elisa Maria Perina
Paula Elias Ortolan

> "Quando uma criança brinca, joga e finge, está criando um outro mundo. Mais rico e mais belo e muito mais repleto de possibilidades e invenções do que o mundo onde de fato vive."
>
> Marilena Chaui

## INTRODUÇÃO

No sentido de lidar com as repercussões psicossociais inerentes ao processo de adoecimento e tratamento, profissionais envolvidos com a assistência e pesquisa em psico-oncologia pediátrica estabeleceram diretrizes para o cuidado psicossocial de crianças e adolescentes com câncer e familiares desde o momento do diagnóstico até a cura ou final de vida. O objetivo foi oferecer instrumentos para ajudar na reorganização do viver a partir de novas prioridades no contexto familiar e social, preservar o desenvolvimento global e a qualidade de vida de todos os membros da família.

O Comitê Psicossocial da International Pediatric Oncology Society (IPOS), formado em 1991, publicou várias diretrizes para o cuidado psicossocial de crianças e adolescentes com câncer, que foram traduzidos e utilizados como recomendações mínimas pelo Comitê de Psico-Oncologia Pediátrica da Sociedade Brasileira de Psico-oncologia (SBPO). Posteriormente, o Psychosocial Standards of Care Project for Childhood Cancer (PSCPCC), formado por um grupo de *experts*, desenvolveu 15 diretrizes baseadas em evidências.[1,2] A Organização Pan-Americana de Saúde (OPAS) organizou um grupo para fazer a adaptação dessas recomendações psicossociais para a América Latina e Caribe, condensadas em 6 recomendações principais no sentido de melhorar as condições de tratamento, adesão e cuidados.[3]

Atualmente, o Comitê de Psico-Oncologia Pediátrica da SBPO está trabalhando na revisão e elaboração das recomendações mínimas do cuidado psicossocial em psico-oncologia pediátrica baseado nas diretrizes preconizadas pela OPAS.

## INTERVENÇÕES PSICOSSOCIAIS NOS PROCESSOS DE RESSIGNIFICAÇÃO

Oferecer um espaço de acolhimento inicial aos pacientes e seus familiares permitirá a criação de um vínculo de confiança e de suporte emocional, facilitando a discussão de decisões compartilhadas, quando necessária. A construção de uma relação transferencial positiva favorece o fortalecimento do ego para o enfrentamento das perdas advindas da doença ou do tratamento, ajuda na descoberta de recursos externos e internos para lidar com as situações ameaçadoras à vida e na busca de autoconhecimento mediante experiência humana emocionalmente significativa.[4,5]

As ações conjuntas da equipe têm o objetivo de oferecer, individualmente e/ou em grupo, um espaço terapêutico que possa favorecer a descoberta de maneiras de lidar com as situações de frustrações e adaptações à nova realidade, encontrar significados às vivências de dor e sofrimento e buscar novos sentidos e significados para a vida, apesar das perdas.

É importante salientar que o adoecimento pode trazer mudanças significativas ou estruturais no modo de funcionamento psíquico ou de experienciar o mundo ao seu redor. Na maioria das vezes, observamos que se incrementam reações diante de situações traumáticas e modos de funcionamento primitivos ou regressivos, que são postos em ação como medidas de proteção ao ego frágil e ameaçado pela dura realidade de ter uma doença grave que pode trazer risco de morte. Há, ainda, um enorme medo dos efeitos colaterais da doença e do tratamento, que pode deixar sequelas físicas, comprometimento na imagem corporal, sintomas psíquicos ou emocionais e comprometimento neuropsicológico ou neurocognitivo. A construção de espaços terapêuticos, como a brinquedoteca e a sala de apoio pedagógico hospitalar, é fundamental para que não haja interrupção no processo de desenvolvimento global e de aprendizagem.

A equipe da brinquedoteca terapêutica Ayrton Senna do Centro Infantil Boldrini, em conjunto com a Escola Oficina Lúdica, avaliou a importância das atividades desenvolvidas no espaço do brincar e seu impacto sobre as rotinas hospitalares e no efeito sobre as habilidades dos pacientes em lidar com a dor e o estresse.[6] A investigação qualitativa e quantitativa foi feita individualmente com crianças, adolescentes, pais e equipe multiprofissional. Os resultados demonstraram que 100% dos pacientes pediátricos conheciam e frequentavam o espaço da brinquedoteca durante sua permanência nas consultas ambulatoriais, 88% dos profissionais sentiam que o hospital não é só um lugar de sofrimento, mas de muita vida infantil, e que a construção desse espaço ajudou na adesão ao tratamento. As crianças passaram a aceitar com menos resistência os retornos porque sabem que têm pessoas, amigos e espaço lúdico para brincar, além de tratar sua doença. Os pacientes durante as consultas encontram-se mais calmos, alegres e apresentam atitudes de maior aceitação das propostas terapêuticas. O estudo indicou que espaços recreativos e lúdicos facilitam a adesão aos procedimentos, melhoram suas condições emocionais, reduzem o estresse e deslocam o foco da dor para atividades prazerosas e de aprendizagem. As atividades recreativas e artísticas promovem o crescimento e o desenvolvimento pessoal.

As diferentes modalidades de intervenções psicoterápicas, tais como ludoterapia, psicoterapia breve, aconselhamento psicológico, grupos de apoio psicológico, arteterapia, musicoterapia, orientação de pais e outras técnicas psicoterápicas, promovem uma oportunidade de elaborar os vários sentimentos que oscilam diante de situações catastróficas e ameaçadoras.

Os procedimentos invasivos e dolorosos frequentemente desencadeiam intensa angústia, medo, ansiedade, reação depressiva, entre outros, que necessitam ser elaborados para melhor aceitação. Técnicas expressivas, relaxamento e visualização, bonecos, material psicoeducativo, histórias e contos são recursos essenciais para oferecer informações detalhadas sobre os procedimentos, facilitar a compreensão do processo de tratamento e participação ativa.

## PREPARAÇÃO PSICOLÓGICA PARA PROCEDIMENTOS DOLOROSOS, INVASIVOS, CIRURGIAS, QUIMIOTERAPIA, RADIOTERAPIA E TRANSPLANTES

Desde a década de 1930, a preparação psicológica tem sido um recurso terapêutico auxiliar importante para o enfrentamento das angústias e medos diante de procedimentos invasivos e cirúrgicos. Temos conhecimento de que o ato de brincar pode favorecer o acesso ao mundo simbólico e ajudar na elaboração psíquica de eventos diários de qualquer criança. Por meio de jogos simbólicos a realidade externa é assimilada internamente, facilitando as relações com o mundo. Nos casos de hospitalizações, procedimentos invasivos e dolorosos, a criança pode, antecipadamente, por meio do brincar elaborar os conflitos psíquicos e fantasias relacionados à experiência traumática e aceitar as propostas terapêuticas.

Faria, Perina et al.[7] realizaram uma preparação psicológica para cirurgia incluindo a equipe de saúde para esclarecimentos de dúvidas, de tal forma que as informações relacionadas à necessidade e importância da cirurgia fossem bem compreendidas pela criança e familiares. A elaboração das angústias, fantasias e medos foi possível por meio das sessões lúdicas e do uso da história "A operação de Lili", de Rubem Alves. Durante as sessões psicoterápicas a criança brincou com bonecas e Playmobil médico, realizando várias cirurgias na boneca, projetando suas angústias relacionadas ao procedimento, preocupações com a imagem corporal, conflitos de identidade e fantasias relacionadas ao que poderia acontecer durante ou após a cirurgia. Fantasias de castração, retaliação, angústia de separação, angústia de morte e preocupação com o significado da cirurgia para a família puderam ser elaboradas nesse espaço lúdico.

A Fundação Natalí Flexer elaborou um manual com orientações de medidas terapêuticas para facilitar a adesão aos procedimentos dolorosos.[8] Técnicas de relaxamento e descontração antes dos procedimentos levaram a uma redução do estresse, diminuição da dor e das angústias e medos. Esse material tem sido utilizado como protocolo de assistência psicológica antes de procedimentos que trazem sofrimento.

Perina e Ortolan afirmaram que o apoio psicológico na sala de quimioterapia é fundamental para lidar com os medos, fobias, angústias e pânico diante das punções venosas, tempo prolongado das infusões e efeitos colaterais dos medicamentos.[9] A presença empática do psico-oncologista oferece um acolhimento e uma relação que não são permeados somente pela medicação, e sim por afeto, *holding* e possibilidades de uma experiência criativa, que envolve também outros aspectos da vida da criança.

Outras técnicas psicoterápicas, a medicina integrativa ou a inclusão das terapias complementares como reiki, acupuntura, toque terapêutico etc., podem ajudar no enfrentamento de situações dolorosas e difíceis durante a trajetória de tratamento.

Nucci[10] demonstrou a importância de oferecer um espaço de atendimento e preparação psicológica para a criança que necessita de radioterapia. A preparação psicológica pode ajudar na redução da ansiedade, no alívio de tensões e no enfrentamento do procedimento. Para isso, Nucci elaborou um projeto de preparação psicológica para radioterapia baseado no conceito de assistência integral, que envolve três aspectos:

1. O doente e sua história.
2. A relação do doente com a doença e seu tratamento.
3. A intervenção terapêutica voltada ao ser doente, a seus familiares, à equipe de saúde e à interação entre eles.

O projeto inclui toda equipe interdisciplinar, com acolhimento e orientação aos pais, visita prévia à sala de radioterapia para conhecimento do espaço de tratamento, oferta de espaço lúdico para a criança poder explorar por meio de brinquedos e bonecos essa nova realidade, facilitando a adesão e a aceitação do procedimento. Adesivos para a máscara, brincadeira de estátua, música infantil na sala de aplicação e comunicação com os pais através de microfone acoplado ao equipamento de televídeo usado no monitoramento técnico facilitam a adaptação.

## PROGRAMA CORELIM

O surgimento do câncer na infância e na adolescência é um evento que rompe com o curso natural da vida, um evento estressante o suficiente para desencadear uma série de reações psicológicas e reações de estresse pós-traumático devido às particularidades do tratamento.

Na tentativa de minimizar o estresse próprio da doença, surgiu no Brasil o programa CORA, que se fundamenta nos princípios filosóficos do programa Simonton, um modelo de intervenção que faz uso de:

- Técnicas psicológicas de relaxamento, mentalização e visualização.
- Manejo de benefícios secundários da doença.
- Estabelecimento de objetivos e metas de vida.
- Planejamento de atividades físicas, mudança de estilo de vida e intervenção psicossocial junto à família.[11]

Foi feita uma adaptação desse programa para ser utilizado com crianças denominado CORELIM. O objetivo desses programas foi reduzir as tensões, favorecer o fortalecimento físico e emocional, a descoberta de recursos de enfrentamento diante de situações estressantes e o resgate da identidade em crianças com câncer.[4,11] Esse modelo de intervenção pode ser utilizado nos vários contextos da oncopediatria. Nucci utilizou essa técnica junto às crianças da Casa de Apoio à Criança com Câncer e ofereceu um espaço importante para falar do adoecimento, da saudade de casa, dos irmãos e do desejo e esperança da cura.[10]

## LUDOTERAPIA E ARTETERAPIA

Quando uma criança adoece e toma consciência de sua fragilidade, vulnerabilidade e finitude, os mecanismos de defesa são recursos importantes para evitar o contato com aspectos ameaçadores da nova realidade e com fantasias persecutórias agudizadas pelos temores de castração, invasão e mutilação decorrentes dos procedimentos ou cirurgias a que seu corpo é submetido. A doença pode ser vista como castigo, e a ameaça à vida surge em decorrência dos sentimentos ou pensamentos persecutórios, primitivos e destrutivos em relação às figuras parentais, irmãos ou outros. Pode ser vivenciada também como retaliação a esses sentimentos ou fantasias inconscientes como culpa, desobediência, ataques ou desejos de morte. Muitas vezes, as angústias tornam-se insuportáveis ao ego, trazendo enorme sofrimento emocional. Nesse momento, é necessária uma assistência psicológica, e algumas vezes o uso de medicamento psiquiátrico é recomendado. A vivência criativa e as brincadeiras favorecem a integração de processos psíquicos e a construção ou reconstrução interna e externa, propiciando um viver com mais qualidade.

Alguns autores têm salientado a importância da utilização de recursos artísticos no processo psicoterapêutico de crianças e adolescentes com câncer; utilizam o termo arteterapia para designar esse tipo de intervenção. Outros descrevem a introdução de recursos gráficos e pictóricos como meio facilitador da expressão subjetiva durante a psicoterapia, enfatizando a experiência criativa tanto como instrumento psicodiagnóstico quanto como recurso e estratégia psicoterapêutica.

Vasconcellos e Perina[5] realizaram um trabalho com grupos de adolescentes que enfatizava o uso de recursos artísticos durante as intervenções psicoterapêuticas. Os resultados mostraram que a arteterapia facilitou a troca de experiências e a expressão de conflitos, expectativas, frustrações, angústias e temores relacionados à experiência de vida pregressa e atual, bem como a busca de soluções no contexto grupal. Por meio das expressões criativas, foi possível compreender as atitudes dos adolescentes no contato com a realidade externa e na relação com o corpo doente, com outros pacientes, familiares e grupo social. Um dos recursos terapêuticos utilizados foi contar histórias infantojuvenis que pudessem propiciar reflexões significativas à realidade vivida pelo grupo e ajudar no processo de elaboração por meio da técnica de recontar a história a partir da percepção subjetiva da criança e, ainda, utilizar técnicas expressivas de desenhos, pinturas, modelagem com argila, recorte, colagem e outros.

As histórias infantojuvenis contadas mobilizaram histórias pessoais e possibilitaram a apreensão de conteúdos representativos da experiência subjetiva dos adolescentes: a incerteza de um percurso de vida permeada pelo câncer, a negação da gravidade da doença, expressões ambivalentes, o medo da recidiva, a presença do "Outro" na trajetória de recuperação, a presença da esperança e a descoberta de novas motivações à vida: "do universo árido ao colorido da natureza". Os dados obtidos por meio desse projeto comprovaram a importância de um espaço arteterapêutico para adolescentes que permita o acolhimento e a contenção de seus conflitos emergentes, estimulando a livre expressão e a vivência criativa e ajudando-os a refletir e ressignificar a própria trajetória de vida. O uso da linguagem lúdica e imagética permite que o paciente encontre "possibilidades" para lidar internamente com a realidade. Por meio de um diálogo lúdico, tanto crianças quanto adolescentes têm acesso à própria experiência interna, entrando em contato com sentimentos, fantasias e conflitos.

Gramacho[12] realizou um trabalho importante com crianças com câncer hospitalizadas utilizando histórias e contos de fadas como instrumentos de acesso ao mundo interno da criança e possibilitando a compreensão de seus medos, temores e angústias diante da doença e da ameaça de morte. Refere que "A história tem a incrível capacidade de acalmar a criança, a partir do instante que a retira de uma situação momentaneamente desagradável e a carrega para um mundo de fantasias onde situações aparentemente impossíveis de serem enfrentadas o são, de forma fantástica e satisfatória, atendendo às necessidades inconscientes da criança".

## CONSIDERAÇÕES FINAIS

As propostas de intervenções psicossociais delineadas neste capítulo apresentam algumas ferramentas à equipe interdisciplinar para que as crianças possam compreender de maneira lúdica o viver com todos os seus desafios, incertezas e o morrer como parte da existência humana.

Dentro dos princípios que norteiam a prática em oncologia pediátrica, a garantia da equidade, o acesso ao melhor tratamento e o cuidado integral, é possível sonhar e atingir a cura para todos!

## REFERÊNCIAS


1. Masera G, Chesler MA, Jankovic M, Ablin AR, Arush MWB, Breatnach F, et al. SIOP Working Committee on psychosocial issues in pediatric oncology: guidelines for communication of the diagnosis. Med Pediatr Oncol. 1997;28(5):382-5.
2. Trigoso V, Vásquez L, Fuentes-Alabi S, Pascual C, Méndez T, Maradiegue E, et al. Standards for psychosocial care in pediatric cancer: adapted proposal for Latin American and Caribbean countries. Rev Panam Salud Publica. 2023:25(47).
3. Wiener L, Kazak AE, Noll RB, Patenaude AF, Kupst MJ. Standards for the psychosocial care of children with cancer and their families: an introduction to the special issue. Pediatr Blood Cancer. 2015;62(5):419-24.
4. Coutinho SMG, Costa Jr AL. Programa Corelim: proposta de intervenção psicológica para crianças com câncer em um hospital público de Brasília. In: Perina EM, Nucci NAG (org.). As dimensões do cuidar em psico-oncologia pediátrica. Campinas: Livro Pleno; 2005. p.91-112.
5. Vasconcellos EA, Perina EM. Recursos arteterapêuticos na psicoterapia de grupo: compreendendo a expressão lúdica e imagética de adolescentes com câncer. In: Perina EM, Nucci NAG (org.). As dimensões do cuidar em psico-oncologia pediátrica. Campinas: Livro Pleno; 2005. p.65-90.
6. Mazzon N, Perina EM, Ferrer AL. Brinquedoteca terapêutica. Apresentaçao oral no congresso da IPOS. London, 2007.
7. Faria FP, Perina EM. The psychotherapeutic process associated with a surgical procedure. Pôster apresentado no congresso da IPOS. Londres, 2007.
8. Fundación Natalí Dafne Flexer. Pinchazos y punciones. Buenos Aires, [sem data]. Disponível em: https://www.fundacionflexer.org/libros. Acesso em: 10 maio 2024.
9. Perina EM, Ortolan PE. A criança na quimioterapia. In: Baptista CHV, Wosnes CJ, Fonseca RN. Psicologia hospitalar: desafios do cotidiano, da gestação à adolescência. São Paulo: B307 Livraria e Saúde; 2023. p.127-38.
10. Nucci NAG. Preparação psicológica de crianças para tratamento de radioterapia. In: Perina EM, Nucci NAG (org.). As dimensões do cuidar em psico-oncologia pediátrica. Campinas: Livro Pleno; 2005. p.113-28.
11. Carvalho MMMJ. Programa Simonton: uma experiência no Brasil. In: Carvalho MM (org.). Introdução à psico-oncologia. Campinas: Editorial Psy; 1994. p.141-59.
12. Gramacho PM. Catando ventos: experiências em psico-oncologia pediátrica. Goiânia: Kelps; 2018.

Capítulo **33**

# O impacto do câncer infantil nos irmãos

Amanda Muglia Wechsler

Considerando que o câncer pediátrico impacta em toda a família, os irmãos devem ser também alvo de avaliação e intervenção psicológicas. Este capítulo visa apresentar os dados atuais sobre o bem-estar emocional de irmãos de crianças com câncer, bem como consequências psicológicas em curto e longo prazo da doença e seu tratamento. Ademais, o capítulo tem como objetivo discorrer sobre algumas intervenções para essa população de modo a minimizar os efeitos do tratamento oncológico em seu ajustamento psicológico.

Estima-se que no triênio de 2023 a 2025 ocorrerão 7.930 novos casos por ano de câncer em crianças e jovens de 0 a 19 anos de idade no Brasil. Além disso, atualmente o câncer é a principal causa de óbito de crianças em todo o mundo. Por outro lado, as taxas de sobrevivência vêm crescendo ao longo dos anos devido ao uso de protocolos terapêuticos mais eficazes e menos invasivos. Hoje, cerca de 80% das crianças e adolescentes acometidos pela doença sobrevivem aos 10 anos pós-diagnóstico se forem diagnosticados precocemente e tratados em centros especializados.[1]

O tratamento geralmente envolve uma série de procedimentos invasivos e dolorosos, levando a criança e sua família a terem que lidar com vários estressores, tais como internações frequentes, admissões em unidades de tratamento intensivo (UTI), mudanças físicas e emocionais, alterações na rotina, redução de rede de apoio, risco de sequelas a longo prazo, ameaças de recaída, incertezas em relação ao prognóstico e medo da morte.[2] Nesse sentido, o câncer infantil afeta não somente o paciente e seus pais/cuidadores, mas toda a estrutura familiar, entre eles os irmãos.

Todos os olhares estão voltados para a criança com câncer, mas os irmãos também estão sofrendo múltiplas perdas durante o tratamento oncológico. No entanto, suas necessidades frequentemente são silenciadas pela família e pela equipe de saúde, em troca de dar voz ao sofrimento e às necessidades da criança com câncer. Esse contexto faz com que os irmãos se sintam impotentes, negligenciados e invisíveis.

Assim, a perda mais significativa é a do relacionamento com os pais. Pesquisas[3] mostram que os irmãos passam menor quantidade de tempo com os pais do que antes, recebem tratamento diferente em relação ao irmão que está doente e se queixam de menor tolerância parental com eles. Muitas vezes ocorre também um distanciamento físico, devido às necessidades de tratamento da criança que está adoecida, deixando os irmãos aos cuidados de parentes, vizinhos ou amigos e excluindo-os da nova rotina. Mesmo quando os pais estão em casa, os irmãos os percebem exaustos e estressados.

A perda do papel de filho é outra consequência do câncer pediátrico nos irmãos. Estes passam a assumir novas responsabilidades e papéis, inclusive assumindo o papel de consolar a mãe em períodos difíceis e/ou de assumir as tarefas domésticas e os cuidados dos outros irmãos. Nesse sentido, ocorre também a perda do senso de identidade, visto que as experiências de vida deles (em casa, na escola e em momentos de lazer) passam a ser definidas a partir das experiências do tratamento oncológico do irmão.[3]

A perda nas amizades também é frequentemente relatada pelos irmãos de crianças com câncer devido ao aumento de responsabilidades com a família. Por outro lado, em algumas famílias há uma intensificação da quantidade de tempo passada com amigos, devido ao distanciamento dos pais. Essa situação é vista de forma positiva por alguns, que consideram que o contato com amigos seria uma forma de distração e de fuga dos estressores relacionados ao câncer, mas também gera efeitos negativos para outros, que prefeririam passar mais tempo com o irmão doente do que com amigos.

Diante de todo esse contexto, as reações emocionais dos irmãos de crianças com câncer são diversas, variando entre ansiedade, culpa, rebaixamento da autoestima e autoconfiança, sintomas de estresse pós-traumático em curto prazo e problemas gerais de adaptação em todas as fases da doença. Além disso, os irmãos costumam apresentar vergonha, raiva e ciúme do irmão doente, emitem comportamentos de evitação em relação à doença, ao tratamento e ao irmão doente e muitas vezes se alienam do contexto familiar.[4]

Problemas de aprendizagem e comportamentos externalizantes no contexto escolar, além de isolamento social, também estão presentes em metade dos irmãos de crianças em tratamento para câncer. Não obstante, problemas de conduta, problemas psicossomáticos, sintomas impulsivo-hiperativos e outros sintomas comportamentais tendem a permanecer após um ano do diagnóstico, principalmente em casos de tratamentos mais prolongados.[5]

Por outro lado, algumas pesquisas afirmam não ter encontrado problemas de ajustamento psicológico em irmãos de crianças com câncer. Dessa forma, observaram-se níveis "normais" de ansiedade, depressão e problemas externalizantes nessa população. Outros estudos relatam alguns efeitos positivos do tratamento oncológico, tais como maior coesão familiar, maior desenvolvimento de autonomia, autoconfiança e maturidade nos irmãos, assim como maior desenvolvimento de empatia e compaixão nos irmãos de pacientes com câncer.[3,4]

No entanto, quando há o óbito do irmão doente, a literatura parece ser um pouco mais consistente. Observam-se fatores comuns que influenciam o luto nos irmãos, tais como as observações sobre a mudança de aparência do irmão doente e as pioras de saúde dele, o luto antecipatório e as perdas em sua rotina. Após o óbito, a culpa de ter sentido raiva ou ciúme do paciente e o sentimento de serem responsáveis por deixarem as mães mais felizes costumam também estar presentes.

A longo prazo, a maior parte dos irmãos enlutados apresenta considerável resiliência. Embora os comportamentos de risco e o sofrimento psicológico aumentem durante o primeiro ano pós-óbito, a maioria dos irmãos se adapta à perda e volta a apresentar índices "normais" de ansiedade, depressão e mal-estar psicológico após esse primeiro ano.[6,7]

Também é possível observar diferenças em relação ao ajustamento psicológico dependendo da idade do irmão enlutado. Enquanto as crianças enlutadas menores apresentam mais sintomas de ansiedade, os adolescentes apresentam predominantemente sintomas depressivos, devido à sua maior compreensão sobre a situação. Por outro lado, os adolescentes enlutados também apresentam resiliência ao demonstrar maior liderança e popularidade, visto que têm maior entendimento sobre a doença e maior capacidade verbal de falar sobre seus sentimentos.[8]

Entretanto, alguns subgrupos de irmãos parecem ter maior risco de depressão, sintomas de estresse pós-traumático, uso de tabaco e uso pesado de álcool na idade adulta. Os fatores de risco para um desajustamento psicológico na idade adulta estão relacionados ao sexo masculino, a diagnósticos de sarcoma e aos irmãos serem mais jovens que o irmão doente/sobrevivente.[9] Outros aspectos relacionados à comunicação, à preparação para a morte do irmão e às oportunidades de dizer adeus e de superar o luto também parecem estar associados a um pior ou melhor ajustamento dos irmãos em longo prazo.[7]

## CONSIDERAÇÕES FINAIS

Várias pesquisas mostram que os irmãos de crianças com câncer apresentam diversas perdas e reações emocionais ao longo do tratamento. Desse modo, observa-se que o impacto de ter um irmão com câncer é profundo, e seus efeitos parecem permanecer em longo prazo para alguns subgrupos. Assim, ressalta-se a necessidade de uma avaliação psicológica precoce dos irmãos de diferentes faixas etárias, visto que eles também sofrem com a ruptura do sistema familiar ocasionada pelo diagnóstico e tratamento do câncer infantil.

Intervenções diretamente com os irmãos, assim como com toda a família, parecem também ser primordiais de modo a garantir uma melhor adaptação de todos ao contexto oncológico, assim como para promover a saúde e prevenir o aparecimento de transtornos psicopatológicos. Nesse sentido, algumas necessidades expressas pelos irmãos de crianças com câncer que poderiam ser alvo da equipe multidisciplinar seriam o fortalecimento da comunicação dentro da família, principalmente sobre a expressão de sentimentos e participação dos irmãos nas discussões e tomadas de decisões. Outro aspecto a ser estimulado seria o fornecimento de informações mais precisas acerca da doença e do tratamento para os irmãos, visto que estes costumam perceber que as informações compartilhadas com eles são inadequadas, incompletas ou enganosas.

Ainda, a participação dos irmãos no cuidado da criança adoecida também deveria merecer atenção das intervenções realizadas pela equipe multiprofissional. A presença dos irmãos no contexto hospitalar pode ajudá-los a se adaptar a esse contexto e às mudanças físicas observadas na criança com câncer, assim como pode auxiliar na manutenção do contato com o irmão que está doente e no senso de coesão familiar, proporcionando, assim, um melhor enfrentamento da situação. Nesse sentido, estar presentes no contexto hospitalar faz com que os irmãos se sintam conectados e legitimados no processo, evitando sentimentos de solidão e abandono.

Ademais, o fomento à realização de outras atividades e à manutenção de sua rotina anterior ao máximo possível deve ser também objetivo das intervenções realizadas com os irmãos. Dar suporte para a manutenção das atividades rotineiras é uma forma também de facilitar o enfrentamento da situação, de modo a fornecer algum senso de normalidade, promover a autoestima e proporcionar objetivos e papéis fora da esfera familiar.

Intervenções com a família também trazem diversos benefícios para os irmãos e para os pacientes, assim como para os cuidadores. O ensino de estratégias de solução de problemas, o incentivo e ensino de formas de comunicação mais assertivas e afetivas, a psicoeducação sobre a doença e o fomento da responsividade parental podem diminuir significativamente os problemas comportamentais dos irmãos. Nesse sentido, investir em um ambiente familiar positivo e acolhedor pode aumentar a resiliência dos irmãos das crianças com câncer.

No caso de pacientes em final de vida, é importante que a equipe de saúde prepare os irmãos para a morte e proporcione momentos de despedida. Fornecer informações graduais sobre o quadro de saúde da criança doente, desde o diagnóstico, permitir que o irmão faça perguntas e compartilhe pensamentos e sentimentos e proporcionar suporte contínuo podem auxiliar no processo de luto. A comunicação com os irmãos deve considerar seu estágio de desenvolvimento, devido à capacidade de cada idade de compreender a doença e a morte e de expressar pensamentos e sentimentos. Por exemplo, crianças menores precisam de descrições detalhadas do processo de morte e de suas implicações, enquanto os adolescentes se beneficiam mais de discussões abertas sobre seus sentimentos. Nesse sentido, a mediação pelo psico-oncologista desses encontros é importante para muitas famílias, principalmente para aquelas que têm dificuldade de expressar sentimentos ou que se encontram em dificuldade de aceitar a doença e seu prognóstico.

Por fim, o fortalecimento da rede de apoio dos irmãos (estimular a retomada de amizades e o contato com outras pessoas além do núcleo familiar), além de proporcionar grupos de apoio para irmãos de crianças com câncer ou grupos de apoio para irmãos enlutados, pode também ser uma intervenção importante para facilitar a adaptação ao tratamento e/ou ao óbito e facilitar um melhor ajustamento psicológico e uma melhor elaboração do luto dessa população. Além disso, sugere-se o envolvimento das escolas, visto que os professores podem fornecer apoio oportuno e contínuo, além de promover uma rede de apoio dos colegas de classe para o irmão da criança com câncer.

## REFERÊNCIAS


1. Instituto Nacional de Câncer (INCA). Estimativa 2023: incidência de câncer no Brasil. Rio de Janeiro: INCA; 2022. Disponível em https://www.inca.gov.br/sites/ufu.sti.inca.local/files/media/document/estimativa-2023.pdf. Acesso em: 10 maio 2024.
2. Lewandowska A, Zych B, Papp K, Zrubcová D, Kadučáková H, Šupínová M, et al. Problems, stressors and needs of children and adolescents with cancer. Children. 2021;8(12):1173.
3. Wilkins KL, Woodgate RL. A review of qualitative research on the childhood cancer experience from the perspective of siblings: a need to give them a voice. J Pediatr Oncol Nurs. 2005;22(6):305-19.
4. Weiner JA, Woodly LK. An integrative review of sibling responses to childhood cancer. J Child Adolesc Psychiatr Nurs. 2018;31(4):109-19.
5. Lähteenmäki PM, Sjöblom J, Korhonen T, Salmi TT. The siblings of childhood cancer patients need early support: a follow up study over the first year. Arch Dis Child. 2004;89:1008-13.
6. Warmerdam J, Sutradhar R, Kurdyak P, Lau C, Pole JD, Nathan PC, et al. Long-term mental health outcomes in mothers and siblings of children with cancer: a population-based, matched cohort study. J Clin Oncol. 2020;38(1):51-62.
7. Rosenberg AR, Postier A, Osenga K, Kreicbergs U, Neville B, Dussel V, et al. Long-term psychosocial outcomes among bereaved siblings of children with cancer. J Pain Symptom Manage. 2015;49(1):55-65.
8. Hoffmann R, Kaiser J, Kersting A. Psychosocial outcomes in cancer-bereaved children and adolescents: a systematic review. Psychooncology. 2018;27(10):2327-38.
9. Buchbinder D, Casillas J, Krull KR, Goodman P, Leisenring W, Recklitis C, et al. Psychological outcomes of siblings of cancer survivors: a report from the Childhood Cancer Survivor Study. Psychooncology. 2011; p.1259-68.

Capítulo **34**

# A psico-oncologia e as especificidades em oncogeriatria

Caio Henrique Vianna Baptista
Valmari Cristina Aranha Toscano

## INTRODUÇÃO

A longevidade já é uma realidade para muitos. Com o aumento da expectativa de vida, chegar à velhice já é algo natural e esperado por todos. Planos são feitos, expectativas de um envelhecimento tranquilo e bem-sucedido também, trazendo consigo reflexões e desejos, mas também desafios nem sempre imaginados.

Se antes a batalha era para chegar à velhice, hoje se vive a década do envelhecimento saudável. Se antes o desejo era viver mais, hoje é viver com qualidade de vida; a busca por saúde e autocuidado se expandiu. O desafio consiste na busca por informações e conhecimentos que expliquem e ensinem como envelhecer melhor.[1]

## DIVERSAS VELHICES

O envelhecimento traz consigo mudanças inerentes à passagem do tempo, mas também decorrentes da biografia do sujeito que envelhece. É um processo contínuo, com características que se acentuam na fase final da vida, marcado por mudanças no corpo, nas relações afetivas e sociais, na condição socioeconômica e cultural.[2]

Representações estereotipadas associam o envelhecimento somente a perdas, limitações e doenças, contribuindo para o etarismo e seus desfechos, que tanto prejudicam nossa sociedade não só no que diz respeito ao envelhecimento bem-sucedido, mas também na adesão aos cuidados de saúde e busca por qualidade de vida.

A velhice pode ser um momento de liberdade e satisfação para quem conseguiu se preparar e construir um estilo de vida desejado, mas não para todos, simplesmente pelo fato de se ter chegado a esse momento da vida. Muito do que se atribui à velhice, como doenças crônicas e características de personalidade, sempre esteve presente na história do sujeito, nem sempre perceptível, mas que se torna visível em situações de adoecimento e dependência.

## O PROCESSO DE ADOECIMENTO E SUAS IMPLICAÇÕES

A forma como cada sujeito entende e vivencia seu envelhecimento e suas mudanças está diretamente relacionada com traços de sua personalidade, de sua capacidade adaptativa e de sua resiliência. Alterações em papéis sociais, perdas simbólicas, reais e funcionais, pedem adaptação e uso coerente de recursos internos e externos, que, se não bem articulados trazem adoecimento emocional de diversas naturezas e intensidades, podendo culminar em comportamentos disruptivos, dificuldades de relacionamento e até mesmo quadros psicopatológicos mais severos.[3]

O adoecimento traz mudanças significativas em todas as etapas da vida e na velhice de forma mais intensa. A incidência de doenças crônicas e degenerativas se faz real, e com elas o medo da morte e da dependência. Por outro lado, o adoecimento pode surgir como forma de atenção e sentido de vida. Estar doente requer cuidados, atenção e proximidade de familiares e amigos antes ausentes, além dos profissionais de saúde.

A presença de um profissional especializado faz toda a diferença nesses casos; entender as demandas e as condições de saúde física, mental e social é fundamental para o correto encaminhamento do caso. Diferenciar queixas físicas de necessidades sociais, afetivas e cognitivas é o grande desafio no atendimento da pessoa idosa.

Entre os principais temores do adoecimento na velhice estão o câncer e seus desfechos. O medo da morte, da dependência, a culpa pela doença e por hábitos de vida pregressa são focos de atenção nesses casos.

Sabe-se que, em média, 6 a cada 10 pacientes oncológicos têm mais de 65 anos de idade.[4] Esse dado nos faz pensar que o câncer e o envelhecimento têm uma associação direta que pode se dar por diversos fatores, dentre eles a confluência entre o estilo de vida e a passagem do tempo.

## CÂNCER E VELHICE: AS COMPLEX(IDADES) DO VIVER O CÂNCER

Com o avanço da medicina e, consequentemente, das campanhas de prevenção e de exames de rastreio mais apurados e frequentes, tivemos a possibilidade de nos antever ao adoecimento oncológico e de tratá-lo de maneira mais eficaz. Esse avanço também nos trouxe uma nova realidade quando pensamos no câncer na velhice, pois tem nos mostrado um panorama mais voltado à ideia de uma "doença crônica" – em boa parte dos casos – do que àquela relacionada à morte em si.

Com a passagem do tempo, a visão sobre o câncer foi se modificando e deixando de lado a ideia de incurabilidade e de perda da qualidade de vida. Contudo, será que nossos idosos já compartilham desse mesmo pensamento? É correto pensar que o estigma construído acerca da doença oncológica já não é mais tão presente para os idosos dos dias atuais? Os temas "câncer", "morte" e "velhice" ainda podem ter relação direta e complementar no imaginário da pessoa idosa, dos familiares e até mesmo da equipe de saúde? Essas são perguntas importantes para que o fazer em psico-oncologia se dê de maneira adequada, pois se sabe que não é possível "expulsar" de nossas mentes as construções culturais e sociais quando nos deparamos com o câncer na idade avançada.

O câncer na velhice pode ter a tendência a tornar a experiência do ser-velho ainda mais complexa. A pessoa que se encontra nessa etapa de vida precisa, ainda, lidar com perdas que vão além do corpo, por exemplo, de seu *status* social, de seu lugar de poder no âmbito laboral, de entes queridos, dentre outras tantas que podem ocasionar um sofrimento psíquico intenso.

Diante desses fatos, vale pensar em todas as repercussões psicossociais que podem atravessar as histórias desses sujeitos que envelheceram e se encontraram com a questão oncológica nessa etapa de vida. O câncer na idade avançada pode ocasionar repercussões específicas que precisam ser devidamente cuidadas e amparadas.

## PENSANDO A TRAJETÓRIA DO PACIENTE IDOSO COM CÂNCER

Todo processo de adoecimento se dá por um "real" indesejado que passa a invadir o corpo em dado momento da vida. Esse "real" pode ser interpretado pela vinda da doença. O corpo, nesse sentido, passa a ser fonte de desafios impostos pelos sintomas, que, por sua vez, dizem que algo diferente passou a acontecer com aquele sujeito. Os sintomas se impõem sem pedir licença e revelam a necessidade de cuidados e busca por um diagnóstico.[5]

A vinda de um diagnóstico pode trazer consigo uma série de outras questões que retiram o sujeito de seus planos de vida, de seus planos de curto, médio e, por vezes, de longo prazo.

No entanto, quando pensamos num corpo que contou com uma longa passagem de tempo para sua construção (o corpo do sujeito envelhecido), também precisamos refletir sobre as alterações próprias que essa passagem de tempo exigiu desse corpo. O sujeito que se depara com a velhice pode trazer em sua "bagagem" corporal e existencial marcas de outras situações vividas, adoecimentos, dores, prazeres e (des)investimentos de múltiplas ordens.

Diante disso, o fato de defrontar-se com um câncer pode ser visto como a "porta de entrada" para uma realidade nova e que, na maioria das vezes, pode ser experimentada como um prenúncio da "não existência". Nesse sentido, vale pensar que o que vem à tona, do ponto de vista psíquico, pode passar pelas experiências pregressas "do que seria o câncer" na história do indivíduo idoso que se vê diagnosticado com essa doença.[6] E é a esse momento que o trabalho do psico-oncologista precisa se ater, pois o impacto da descoberta tem a tendência de reverberar em todas as outras etapas do tratamento. Isso, por consequência, exigirá do sujeito uma gama de recursos emocionais para que consiga lidar com cada momento da maneira mais adequada e adaptada possível.

É a partir do diagnóstico e/ou do início do tratamento que o sujeito também se encontra com as possibilidades de sua (in)existência. Pacientes idosos diagnosticados com uma doença oncológica podem trazer consigo pensamentos ligados à morte, à dor, à impossibilidade de cura e ao sofrimento, e esses pensamentos, por vezes, podem estar correlacionados diretamente com a questão da velhice.

Mas por qual motivo o câncer e a velhice poderiam ter uma relação tão estreita do ponto de vista emocional? A reflexão sobre a representação social formada por muitos idosos acerca da temática "velhice-doença" poderia nos fornecer uma resposta. O ser humano necessita de respostas para atribuir significados às suas vivências, e, para que isso ocorra, é necessária a realização de uma busca que pode se dar a partir daquilo que ele e seus pares experimentam na sociedade e na comunidade em que vivem. Essas respostas vão ao encontro da cultura, das experiências coletivas e do que cada um interpreta dessa cultura e dessas experiências em si.[7] Por muito tempo o câncer foi visto como uma doença que invariavelmente levaria uma pessoa à morte; durante esse processo, a pessoa poderia sofrer por intermédio de dores e pelos tratamentos invasivos e despersonalizadores. Por esse motivo, não é incomum presenciarmos idosos que trazem consigo pensamentos constantes de morte, principalmente diante de uma doença como o câncer, que, geralmente, vem acompanhada de estigmas e representações sociais próprios.[8]

Já no que diz respeito ao tratamento, o idoso oncológico pode se deparar com diversas sensações e emoções. Diferentemente da etapa do diagnóstico, a etapa do tratamento está diretamente ligada à questão do corpo, dado que é um momento em que muitos dos sintomas passam a dar lugar às reações próprias das medicações, radioterapia e/ou das condições específicas dos momentos pós-cirúrgicos.

Vale dizer que o tratamento oncológico tende a funcionar como uma grande contradição no que diz respeito às nossas construções sociais acerca do que é um tratamento médico e de qual deveria ser sua finalidade. Se pensarmos nos motivos pelos quais nos submetemos ou escolhemos fazer um tratamento, podemos dizer que a ideia norteadora da escolha é única e central: tirar a dor, cessar sintomas, "calar" o corpo. No entanto, o tratamento oncológico nos convoca a lidar com um corpo que dá notícias, que se mostra e se anuncia de maneira constante.

O tratamento oncológico – com a sua intenção de cura e remissão da doença – cobra um alto preço (as reações ao tratamento), que, por vezes, assemelha-se aos sintomas de uma doença. Essas reações podem se dar de maneiras mais ou menos intensas a depender dos protocolos que elas devem seguir, da periodicidade da aplicação/radiação e/ou da extensão do procedimento cirúrgico (se for o caso do paciente).

Mas, para o paciente idoso, a vivência do tratamento ainda pode trazer outra conotação: a vinda da velhice doente, de caráter estereotipado. A fadiga causada pela quimioterapia, as dores ósseas causadas por algumas medicações, a mucosite, o *chemobrain*, dentre tantas outras reações, podem trazer a sensação de uma senilidade que foi "acelerada" por algo que prometeu curar ou controlar a doença.[6]

Para o idoso, o tratamento pode ser visto como algo que o aproxima ainda mais da morte física e/ou simbólica. Não é incomum nos depararmos com idosos que questionam a continuidade do tratamento por conta dos efeitos que essas medicações e procedimentos podem suscitar no corpo; inclusive, alguns idosos podem desenvolver sintomas de depressão e de ansiedade pelo fato de acreditarem que o tratamento poderá culminar em sua morte ou na dependência irreversível de outras pessoas para a execução de suas atividades de vida diária.[6,9]

Na fase do tratamento, é de suma importância que o psico-oncologista realize um acompanhamento constante e cuidadoso para que seja possível viabilizar as reflexões acerca do envelhecimento e daquilo que é pertinente e comum do tratamento. Nessa fase, também se faz premente a ativação do círculo social do idoso e o contato com a equipe de saúde a fim de dirimir possíveis dúvidas sobre o tratamento e o prognóstico. Nesse sentido, também vale pensar que tais ações têm a tendência de culminar em melhor adesão ao tratamento proposto e melhor adaptação ao prognóstico, independentemente do desfecho esperado para o caso do paciente oncogeriátrico.[9]

Já no que diz respeito aos possíveis desfechos com os quais o paciente poderá se deparar, é importante pensar que o psico-oncologista se posicione de forma a pensar seu plano terapêutico a partir do prognóstico junto à equipe multidisciplinar. Desfechos relacionados à cura, à cronicidade da doença e à morte são possíveis, no entanto todos devem levar em consideração que aspectos emocionais podem se fazer presentes. Por esse motivo, o cuidado voltado ao paciente idoso prevê o respeito e cuidado para com seu corpo, seus desejos e anseios, levando em conta a preservação de sua autonomia e qualidade de vida independentemente do próprio desfecho.

A inserção da equipe de cuidados paliativos é de suma importância desde o diagnóstico até o fim do tratamento, bem como a presença constante de uma equipe de saúde com conhecimentos específicos em gerontologia.[10] Tais ações têm o potencial de favorecer os melhores cuidados ao paciente e a seus familiares durante a travessia pelo processo de adoecimento oncológico e tratamento, auxiliando nas tomadas de decisão por parte do paciente e dos familiares e na adesão adequada ao tratamento.

Outra tarefa que merece destaque é o cuidado integral à tríade "paciente--família-equipe" quando pensamos no cuidado voltado ao idoso oncológico. Sabe-se que os cuidados voltados aos familiares podem impactar direta e positivamente na experiência do idoso durante o tratamento e perante os desfechos clínicos com os quais todos esses personagens poderão se defrontar. A família pode apresentar um sofrimento emocional importante desde o diagnóstico até o final do tratamento, necessitando, dessa forma, de acompanhamento psicológico constante por meio de abordagens individuais e/ ou grupais com fins terapêuticos e, por vezes, de orientação.[6]

## CONSIDERAÇÕES FINAIS

Acreditamos que dois pontos importantes podem ser destacados. O primeiro deles diz respeito à necessidade premente de pesquisas que envolvam idosos oncológicos com os mais diversificados desfechos e condições clínicas. É notável a escassez de pesquisas e literaturas que discorram sobre os aspectos emocionais de idosos oncológicos nos mais diferentes contextos dentro da oncologia e da onco-hematologia.

O segundo ponto diz respeito à reflexão acerca da prática do psico-oncologista, pensando que deve prezar por conhecimentos específicos próprios da faixa etária do paciente oncológico que se pretende avaliar e acompanhar. Muitos estudos têm se voltado para as especificidades de cada tipo de tumor, para as reações e emoções durante os diversos tipos de tratamento ou para a temática dos cuidados paliativos. Nesse movimento, nem sempre é lançada a luz devida para a temática da oncogeriatria e do envelhecimento como um todo.

O Brasil e o mundo estão envelhecendo e, consequentemente, trazendo o idoso oncológico para a cena do cuidado. Por esse motivo, vale destacar que será cada vez mais necessário validarmos o compromisso da psico-oncologia com o envelhecimento.

## REFERÊNCIAS


1. Toscano VCA. Resiliência e aspectos psicológicos: como envelhecer melhor? In: Curiati JAE, Jacob Filho W, Cabral KN, et al. (orgs.). Geriatria: prática baseada em evidências. São Paulo. Editora dos Editores; 2023. p.502-8.
2. Barros MML. Envelhecimento, cultura e transformações sociais. In: Py L, Pacheco JL, Sá JLM, Goldman SN. Tempo de envelhecer: percursos e dimensões psicossociais. Rio de Janeiro: Nau; 2004. p.39-60.
3. Aprahamian I, Aranha VC, Silva MMB, Galetti C. Aspectos psíquicos do envelhecimento. In: Jacob-Filho W, Serrano P, Onodera E. Geriatria. SMMR. São Paulo: Atheneu; 2019. p.115-29.
4. Instituto Oncoguia. O câncer é fundamentalmente uma doença do envelhecimento. São Paulo. 2015. Disponível em: http://www.oncoguia.org.br/conteudo/entrevista-o-cancer-e-fundamentalmente-uma-doenca-do-envelhecimento-diz-geriatra/259/8/. Acesso em: 25 mar. 2024.
5. Simonetti A. Manual de psicologia hospitalar: o mapa da doença. 6.ed. São Paulo: Casa do Psicólogo; 2011.
6. Baptista CHV. Hospitalização, psicologia e oncogeriatria. In: Baptista CHV, Wosnes CJ, Fonseca RN (orgs.). Psicologia hospitalar: desafios do cotidiano – da vida adulta à velhice. São Paulo: Editora B307: Livraria e Saúde; 2023. p.267-74.
7. Aiello-Vaisberg TMJ. Investigação das representações sociais. In: Trinca W (org.). Formas de investigação clínica em psicologia. São Paulo: Vetor; 1997. p.255-88.

8. Prade CF, Santos FCG. Aspectos psicológicos: o idoso, o câncer e o sentido de vida. In: Giglio AD, Karnakis T, Kaliks R, Jacob-Filho W. Oncogeriatria: uma abordagem multidisciplinar. Barueri: Manole; 2012. p.135-40.
9. Silva NM, Santos MA, Oliveira RAA, et al. Idosos em tratamento quimioterápicos: relação entre nível de estresse, sintomas depressivos e esperança. Rev Psicologia: Teoria e Pesquisa [Brasília]. 2019;35. Disponível em: https://www.scielo.br/j/ptp/a/sc5TYywWzhtpJLMKdPDL-p4j/#:~:text=Os%20resultados%20mostram%20que%20os,5%25%20n%C3%A3o%20manifes-tavam%20sintomas%20depressivos. Acesso em: 25 mar. 2024.
10. Cardão S. O idoso institucionalizado. Lisboa: Coisas de Ler; 2009.

Capítulo **35**

# A psico-oncologia e os benefícios e desafios do cuidado do sofrimento emocional de pacientes com câncer em tempos de redes sociais

Luciana Holtz de Camargo Barros
Anna Carolina Arena Siqueira

## INTRODUÇÃO

A disseminação de informações sobre saúde vem aumentando de forma acelerada desde a chegada da internet, do Google e das redes sociais, e foi consideravelmente ampliada durante e após a pandemia de covid-19. Observamos também um crescente movimento de adesão de instituições, organizações, profissionais de saúde, pacientes e outros interlocutores desse campo à produção de conteúdos constante e exclusivamente para esse tipo de comunicação e divulgação, que mobiliza massas de seguidores e/ou inscritos, da mesma forma que polariza opiniões.

A oncologia segue o mesmo movimento, e este capítulo objetiva discutir e refletir acerca das oportunidades, limites, benefícios e desafios que se apresentam nesse panorama, a partir da perspectiva da saúde emocional de pacientes com câncer.

## CÂNCER: UM PROBLEMA DE TODOS NÓS

O câncer, problema de saúde pública mundial, integra o grupo das doenças crônicas não transmissíveis (DCNT), e representa uma barreira para o aumento da expectativa de vida, principalmente em países de baixa e média renda.[1-3] No Brasil, a estimativa do câncer do INCA, que foi publicada após a pandemia de covid-19, indica que para cada ano do triênio de 2023-2025 são esperados mais de 704 mil novos casos de câncer na população, sendo mais de 400 mil novos casos excetuando os cânceres de pele não melanoma.[4]

Os cânceres de mama e próstata continuam a ser os mais incidentes no território brasileiro, com diferenças entre os sexos, sendo a taxa ajustada de incidência do câncer 17% maior em homens do que em mulheres, e é considerada intermediária e compatível com as taxas apresentadas para países em desenvolvimento. Além disso, observam-se diferenças regionais nas incidências de outros tipos de câncer de acordo com o índice de desenvolvimento humano (IDH): as regiões Norte e Nordeste (menor IDH) apresentam altas taxas de cânceres infecciosos (câncer de colo de útero e câncer de estômago), e as regiões Centro-Oeste, Sudeste e Sul apresentam altas taxas de câncer colorretal, tanto para mulheres quanto para homens.[4]

A partir do entendimento dessa problemática e da etiologia multifatorial e complexa da doença, as políticas de saúde brasileiras para o câncer são orientadas pelo Plano de Ações Estratégicas para o Enfrentamento das Doenças Crônicas Não Transmissíveis, desenvolvido pelo Ministério da Saúde no ano de 2011 e atualizado no ano de 2021, gerando o documento Plano de Dant – Plano de Ações Estratégicas para o enfrentamento das Doenças Crônicas e Agravos Não Transmissíveis no Brasil – 2021-2023, que reafirma e amplia as propostas para o enfrentamento das DCNT e para a promoção da saúde no Brasil.[5] Além disso, o atual governo designou uma coordenação no Ministério da Saúde para orientar exclusivamente as políticas oncológicas no país.

A prevenção primária, por meio de hábitos de vida saudáveis e de vacinação, em conjunto com a secundária (diagnóstico precoce), são as ferramentas de maior importância no enfrentamento do câncer, e que têm que transpor inúmeros desafios para se efetivarem. Também são muitos os desafios para que se garanta o acesso ao cuidado em saúde para toda a população brasileira, a partir do entendimento de que o enfrentamento do câncer exige o imbricamento de políticas sociais e de saúde, que devem ser norteadas pelo estudo dos determinantes sociais de saúde, considerando os muitos tipos de acesso, principalmente dos grupos vulnerabilizados, à educação, ao saneamento, à alimentação e à saúde.[1-7] Muitas são as desigualdades e diferenças intrínsecas ao sistema de saúde brasileiro, ressaltando que a grande maioria da população (mais de 70%) utiliza o Sistema Único de saúde (SUS), que por si só não oferece serviços de saúde em oncologia de forma homogênea e equitativa.[7,8]

Todo esse cenário seguiu acompanhado por inúmeros avanços nas tecnologias de saúde para o diagnóstico e tratamento do câncer nas últimas duas décadas, orientadas para horizontes de cura e prolongamento da vida com qualidade. Contudo, o câncer continua sendo uma doença com estigma social extremamente negativo, e seu enfrentamento é atrelado ao sofrimento físico e, em grande medida, ao sofrimento emocional de todos aqueles envolvidos nesse processo: os próprios pacientes, os familiares, os profissionais de saúde.[8-10]

Ressalta-se aqui a importância do cuidado multi e interprofissional, assim como das redes de apoio, onde estão inseridas as organizações de pacientes e organizações não governamentais (ONG), que desempenham papel fundamental na defesa e garantia de direitos sociais e também da visibilização da voz dos pacientes com câncer e de seus interlocutores. Esse tipo de controle e participação social é validado pela carta constituinte de 1988, no sentido da criação e ajuste de políticas de saúde e diretrizes de tratamento mais justos e orientados pelo que realmente importa para os pacientes.[6] Os pacientes com câncer e seus interlocutores podem encontrar nas organizações de pacientes e ONG um espaço seguro de acolhimento e representatividade, além de informações de qualidade sobre a doença e sobre seus direitos.[6-10]

## IMPACTO DAS REDES SOCIAIS/INTERNET NO ENFRENTAMENTO DO CÂNCER

A disponibilização e a busca por informações sobre o câncer pela internet/redes sociais – YouTube, Instagram, TikTok, Facebook, entre outros – é um movimento consolidado e crescente nas sociedades modernas, intensificado pela pandemia de covid-19 e pela ampla utilização de dispositivos móveis/portáteis com acesso à internet.[10-15] Em 2008, Barros[10] já descrevia esse movimento entre os pacientes com câncer: "A internet é hoje uma das principais fontes de acesso à informação utilizada pelos pacientes com câncer, concorrendo com a televisão (que se mantém em primeiro lugar), jornais e revistas especializadas ou não na área da saúde".

Considerando somente a internet, são inúmeras as plataformas de busca, como o Google, que permitem ao paciente acessar milhares de fontes e conteúdos sobre câncer, com ou sem qualidade. Ter acesso a informação útil e de qualidade prepara e apoia toda a jornada de enfrentamento da doença, diminui a ansiedade, melhora o autocuidado e a adesão ao tratamento. Mas, sem letramento suficiente, o paciente pode cair em *sites* com informações falsas ou com alto grau de cientificidade, gerando impacto negativo, inclusive emocional.[10-15]

Levando todos esses pontos em consideração (informação simples, de base científica, traduzida, adequada e útil), a ONG Oncoguia construiu sua principal ferramenta de educação do paciente, o *Portal Oncoguia*, que conta com mais de 1 milhão de acessos por mês. Entre os relatos de pacientes e familiares que chegam até as organizações de pacientes e ONG, como o Oncoguia, pela internet, há grande satisfação: "Eu fui buscar lá no Google, nas plataformas [em diversas fases da jornada da paciente]. Aí eu fui, no Oncoguia, a gente tem uma página sobre isso [direitos dos pacientes] e eu compartilho hoje isso. [...] eu faço um curso sobre isso, sobre entender as leis que amparam as mulheres em tratamento, porque é pouco falado" (paciente com câncer de mama inicial).

Uma paciente com câncer de mama relata sua experiência com as redes sociais: "... gostava também de ver redes sociais de mulheres jovens com câncer de mama. Isso foi bem legal para mim ver outras pessoas que já tinham passado ou estavam passando pelo mesmo que eu e estavam seguindo a vida. Foi bem inspirador". Outra paciente com câncer, vinculada ao Oncoguia, descreve sua experiência quanto aos riscos da busca de informações pela internet: "... nos aspectos gerais, como curiosidades, direitos, coisas assim, eu acabei usando muito o Oncoguia. [...] Os informativos são excelentes, didáticos, informações de qualidade porque vemos muita especulação, pessoas que não sabem o que estão falando no Dr. Google. O Oncoguia é confiável e confortável de se ler. [...] como paciente estamos passando por toda aquela fragilidade de qualquer paciente".

## MAS A INTERNET VEIO PARA FICAR E CHEGOU ALTERANDO TODAS AS RELAÇÕES

Em menos de 10 anos, saímos de uma relação olho no olho, do aperto de mão e do contato físico para um contato mediado por uma máquina, seja computador ou celular. Não perdemos o contato presencial, mas ganhamos o *online*, e isso trouxe benefícios e desafios. O maior benefício, sem dúvida nenhuma, é o acesso ao cuidado com a saúde. Mas, além de alterar as relações de cuidado, também surgiram novas fontes de informação, como o influenciador digital.[16]

Na prática, pessoas não especialistas usam suas redes sociais para comunicar sobre algum tema de saúde. Na oncologia, muitos deles são pacientes em diferentes fases da doença. Apesar das novidades, para a grande maioria das pessoas, o médico continua sendo a fonte principal de informação sobre saúde e doença.

## ESTUDO DE CASO: UTILIZANDO AS REDES SOCIAIS E FERRAMENTAS VIRTUAIS PARA COMPREENDER E APOIAR ASPECTOS DE SOFRIMENTO EMOCIONAL DE PACIENTES COM CÂNCER DURANTE A PANDEMIA DE COVID-19

O Instituto Oncoguia, ONG brasileira que tem por objetivo informar, apoiar e defender pacientes de câncer, disponibiliza de forma perene, há mais de uma década, a Plataforma Multicanal "Fale com o Oncoguia" para ouvir e esclarecer dúvidas sobre toda a jornada oncológica. No advento da pandemia de covid-19, a partir do observado nesse canal, a instituição conduziu pesquisa para compreender o cenário que se instalava e consequente impacto para os pacientes. A pesquisa foi desenvolvida entre março e julho de 2020, por metodologia quantitativa,[17] em duas fases, com disparo *online* de questionário para sua base de contatos de pacientes de câncer e familiares, visando identificar os impactos da pandemia de coronavírus e do isolamento social em seus tratamentos e em suas vidas.

Sobre a pesquisa:

- Foram coletados 1.001 questionários válidos.
- Alcançou respondentes das 5 regiões do país, com predominância da região Sudeste.
- 84% pacientes com câncer.
- A maioria dos respondentes é do sexo feminino (88%), na faixa etária entre 40 e 59 anos (50%).
- 52% tinham plano de saúde, e 34% eram usuários do SUS.
- Grande parte dos respondentes (mais de 40%) utilizava mídias sociais para se informar sobre a pandemia.

Durante o acompanhamento da coleta de dados e análises parciais, observou-se prejuízo na saúde emocional dos pacientes com câncer, confirmados pelos resultados da pesquisa, que indicaram que os constantes adiamentos/cancelamentos de consultas e procedimentos, aliados aos riscos de contágio pela covid-19, constituíram-se em impacto nas áreas emocional e social dessas pessoas. A partir desses dados, o Oncoguia lançou a iniciativa Rodas de Conversa, coordenada e moderada pelo Comitê de Saúde Emocional da instituição. O formato dos encontros se consolidou em ambiente virtual, com frequência semanal e 2 horas de duração. Os encontros são abertos para pacientes e familiares, sob coordenação de dois facilitadores membros do Comitê de Saúde Emocional.

Entre os meses de março de 2020 e julho de 2022 foram contabilizados 1.322 participantes, divididos em 107 rodas de conversa. Os temas dos encontros giraram em torno da doença, do doente e da vida: impacto do diagnóstico; ressignificação da vida após o diagnóstico; tratamento/efeitos colaterais; dificuldades físicas e psíquicas do paciente e familiares; importância do autocuidado (aprender a cuidar de si); importância de ser um paciente ativo e responsável (PAR); relação mãe-filho(a); relação pai-filho(a); dinâmicas familiares; questões relacionais; importância da fé; sofrimento na solidão; questão da culpa relacionada ao câncer; finitude humana e morte; lutos; saudades dos entes queridos que morreram; lutos não reconhecidos (mutilações/separações/perdas inerentes à doença); clínica de sobreviventes; abordagem dos cuidados paliativos; entre outros.

Os temas emergiram e foram discutidos de acordo com o ritmo e o movimento do grupo, que buscou respostas para questões levantadas, com o auxílio de pessoas que já tinham enfrentado a doença há mais tempo, voluntários do Oncoguia munidos de informação e facilitadores. Fazer parte da roda possibilita revezar papéis que exercitam o aprender e o ensinar no desenho circular de comunicação e participação colaborativa, trazendo benefícios para a ampliação da consciência e para a qualidade do sistema de cuidados, além de incrementar o fortalecimento das pessoas através da rede social que se estabelece.

A roda segue em andamento até hoje, dada a relevância e a importância demonstradas.

## CONSIDERAÇÕES FINAIS

O câncer, doença ameaçadora da vida, carrega ainda um estigma social negativo por suas altas taxas de morbidade e mortalidade globalmente. Muitos são os avanços nas tecnologias de saúde capazes de modificar esse cenário, mas no Brasil a falta e as desigualdades de acesso impostas a grande parcela da população o mantêm atrelado a desfechos de sofrimento e morte.

O acesso à informação de qualidade sobre o câncer é uma das ferramentas capazes de transformar essa realidade quando instrumentaliza a sociedade acerca das possibilidades de prevenção, rastreamento, diagnóstico e tratamento adequados, da mesma forma que sobre os direitos dos pacientes. Nesse contexto, a internet/redes sociais, com perceptível crescimento a partir da pandemia de covid-19, vem se mostrando importante ferramenta de disseminação de informações sobre o câncer e de recursos que podem minimizar e ajudar no enfrentamento de desafios vivenciados pelos pacientes, inclusive emocionais.

Se, por um lado, muitos são os benefícios e oportunidades que se apresentam com a ampliação dos usos da internet/redes sociais pelo universo da oncologia – conexão facilitada entre pacientes/profissionais de saúde, acesso a informações de qualidade disponibilizadas por instituições de saúde, organizações de pacientes e ONG e, inegavelmente, o suporte no enfrentamento do sofrimento emocional oriundo do adoecimento pela identificação de pares e construção de rede de apoio –, por outro, o conhecimento sobre os riscos é limitado, ressaltando-se inclusive o quanto a difusão de *fake news* sobre o câncer é perigosa e pode influenciar negativamente em muitos momentos da jornada com a doença.

## REFERÊNCIAS


1. World Health Organization (WHO). Noncommunicable diseases. Genebra: WHO. Disponível em: https://www.who.int/health-topics/noncommunicable-diseases#tab=tab_1. Acesso em: 10 maio 2024.
2. Wild CP, Weiderpass E, Stewart BW (eds.). World cancer report: cancer research for cancer prevention. Lyon: International Agency for Research on Cancer; 2020. Disponível em: https://api.iarc.fr/shop/a77c4d53b2accd4cce7ed14c33dc8edea815948a5fdef8bd398cfd04acc86d51/World%20Cancer%20Report%202020.pdf. Acesso em: 10 maio 2024.
3. Sung H, Ferlay J, Siegel RL, Laversanne M, Soerjomataram I, Jemal A, et al. Global cancer statistics 2020: Globocan estimates of incidence and mortality worldwide for 36 cancers in 185 countries. CA Cancer J Clin. 2021;(71):209-49.
4. Instituto Nacional de Câncer (INCA). Estimativa 2023: incidência de câncer no Brasil. Rio de Janeiro; INCA; 2022. Disponível em: https://www.inca.gov.br/publicacoes/livros/estimativa-2023-incidencia-de-cancer-no-brasil. Acesso em: 28 mar. 2024.
5. Brasil. Ministério da Saúde. Plano de Ações Estratégicas para o Enfrentamento das Doenças Crônicas e Agravos Não Transmissíveis no Brasil 2021-2030. Secretaria de Vigilância em Saúde, Departamento de Análise em Saúde e Vigilância de Doenças Não Transmissíveis, 2021. Disponível em: https://www.gov.br/saude/pt-br/centrais-de-conteudo/publicacoes/svsa/doen-

cas-cronicas-nao-transmissiveis-dcnt/09-plano-de-dant-2022_2030.pdf/view. Acesso em: 28 mar. 2024.

6. Escorel S. História das políticas de Saúde no Brasil de 1964 a 1990: do golpe militar à reforma sanitária. In: Giovanella L, Escorel S, Lobato LVC, Noronha JC, Carvalho AI (org.). Políticas e sistemas de saúde no Brasil. 2.ed. Cebes, 2012. p. 1-88.
7. Kaliks RA, Matos TF, Silva VA, Barros LHC. Diferenças no tratamento sistêmico do câncer no Brasil: meu SUS é diferente do teu SUS. Braz J Oncol. 2017;13(44):1-12.
8. Instituto Oncoguia. Percepções e prioridades do câncer nas favelas brasileiras. São Paulo, 2023. Disponível em: http://www.oncoguia.org.br/conteudo/percepcoes-e-prioridades-do-cancer--nas-favelas-brasileiras/16284/1093/. Acesso em: 10 maio 2024.
9. Carvalho V, Franco MHP, Kovács MJ, Liberato RP, Macieira, RC, Veit MT, et al. (org.). Temas em psico-oncologia. Summus; 2008.
10. Barros LHC. Internet em oncologia: pacientes. In: Carvalho V, Franco MHP, Kovács MJ, Liberato RP, Macieira, RC, Veit MT, et al (org.). Temas de psico-oncologia. São Paulo: Summus; 2008. p.596-601.
11. Ruco A, Dossa F, Tinmouth J, Llovet D, Jacobson J, Kishibe T, et al. Social media and mHealth technology for cancer screening: systematic review and meta-analysis. J Med Internet Res. 2021;23(7):e26759.
12. Suarez-Lledo V, Alvarez-Galvez J. Prevalence of health misinformation on social media: systematic review. J Med Internet Res. 2021; 23(1):e17187.
13. Siew LED, Teo NR, Ang WHD, Lau Y. Social media-based interventions for patients with cancer: a meta-analysis and meta-regression of randomised controlled trials. Journal of Cancer Survivorship. 2023;17(6):1606-27.
14. Walsh-Buhi ER. Social media and cancer misinformation: additional platforms to explore. AJPH Perspectives. 2020;110(S3):292-3.
15. Yadav SK, Yadav N. Continuity of cancer care in the era of covid-19 pandemic: role of social media in low- and middle-income countries. WJCC. 2021;9(2):291-4.
16. Cossich M. A influência digital na saúde: do consumo de informações ao combate às fake news. Revista Biblioo. 2023.. Disponível em: https://biblioo.info/a-influencia-digital-na-saude-do-consumo-de-informacoes-ao-combate-as-fake-news/. Acesso em: 4 mar. 2024.
17. Instituto Oncoguia. Impacto da pandemia de covid 19 no tratamento do câncer. 2020. Disponível em: https://www.oncoguia.org.br/conteudo/impacto-da-covid19-no-tratamento-do--ca&770ncer/13716/1093/. Acesso em: 4 mar. 2024.

Capítulo **36**

# A psico-oncologia do futuro: os desafios para a próxima década

Maria Julia Kovács

A representação do câncer ainda é de sofrimento, dor e morte, com o estigma de ser uma doença traiçoeira, invasiva, muitas vezes diagnosticada em estágio avançado. A "cancerofobia" atrasa a procura de diagnóstico e tratamentos. Atualmente, o câncer tornou-se doença crônica, com múltiplos e complexos sintomas. Mas a representação do câncer ainda mantém suas características vinculadas à dor e à morte.

Mukherjee escreveu o livro *O imperador de todos os males: uma biografia do câncer*,* publicado no Brasil em 2012, no qual relata os tratamentos, inicialmente muito agressivos, que matavam os pacientes, ou os deixavam com graves sequelas, evoluindo nos dias de hoje com cuidados centrados nos pacientes, garantindo vida com qualidade durante a trajetória da doença. Câncer é um nome genérico para um conjunto de doenças com características diversas, que necessitam de diagnóstico e tratamentos específicos. Na atualidade, o desenvolvimento da oncologia busca tratamentos centrados nas características do paciente, nos sintomas físicos e em suas características psicossociais.

No século XXI, as doenças oncológicas têm diagnósticos precoces e específicos, tratamentos inovadores, precisos e eficazes, aumentando o tempo de vida, com qualidade. Pacientes e familiares buscam informação e esclarecimento sobre a trajetória e o prognóstico da doença para poderem participar da escolha dos tratamentos e dos locais de atendimento. Famílias buscam e têm direito a cuidados todo o tempo. No século XXI, temos o enriquecedor convívio entre a tecnologia e cuidados paliativos.

---

* Ver a resenha do livro, de autoria de Rosilene de Souza Gomes, em Cad. Saúde Pública [Rio de Janeiro]. 2014 Jun;30(6):1351-2.

A área da psico-oncologia foi desenvolvida por Jimmie Holland, nos EUA, na década de 1970, com a integração da oncologia e da psicologia no cuidado a pacientes e familiares. A autora trouxe a compreensão de que o estado emocional do paciente com câncer é fundamental para a evolução do tratamento, mudando crenças e atitudes a respeito da doença. O seu livro *Handbook of psychooncology: psychological care of the patient with cancer*[1] inspirou o desenvolvimento da psico-oncologia no Brasil.

Em 1994, Gimenes conceituou a psico-oncologia e definiu suas áreas de atuação, sendo referência para os psico-oncologistas neste país e para sua vinculação com a área da psicologia da saúde. Seus objetivos envolvem a assistência ao paciente com câncer, família e profissionais de saúde na trajetória da doença na prevenção, tratamento, reabilitação, agravamento da doença e fase terminal. Propõe pesquisas e a criação de serviços de oncologia com abordagem multidisciplinar.[2]

A psico-oncologia tem ações na prevenção do câncer em vários níveis:

- No nível primário, as tarefas envolvem mudanças no estilo de vida, risco de estresse intenso e contínuo, conhecido como *distress*, e os riscos ambientais.
- No nível secundário, as atividades incluem campanhas para detecção precoce do câncer por meio de mamografias, exames de próstata, colonoscopias, entre outros, além de detectar os motivos pelos quais pessoas não realizam esses procedimentos.
- No nível terciário, busca-se a adesão aos tratamentos e o enfrentamento de intercorrências, minimizando sintomas e efeitos colaterais.
- No nível quaternário, ocorre a prevenção do sofrimento com o avanço da doença e com sintomas complexos, oferecendo cuidados paliativos multidisciplinares.

Cuidar das várias dimensões da dor e do sofrimento, da família, dar espaço ao luto antecipatório para elaborar as perdas da doença e as limitações decorrentes e a separação das pessoas queridas são tarefas dos programas de cuidados paliativos.[3]

Em 1998, a Portaria n. 3.535[4] do Ministério da Saúde determinou a presença obrigatória de profissionais especialistas em psicologia clínica nos centros de atendimento de oncologia cadastrados no Sistema Único de Saúde (SUS), com as seguintes atividades: psicoterapia individual e em grupo, programas psicoeducativos, atendimento psicossocial no leito, cuidado a familiares, cuidados pré e pós-cirúrgicos, visita domiciliar, supervisão para educadores, interconsulta psicológica e atendimento a enlutados. O próximo passo é que a escolha seja de profissionais especializados em psico-oncologia.

Familiares precisam de cuidados, mas por vezes estes são negados, por eles mesmos e por profissionais, que não consideram essa como sua tarefa. Pacientes e familiares são unidades de cuidados. Sem estes, familiares se tornam "pacientes ocultos". O câncer afeta o equilíbrio familiar, provocando sobrecarga diante dos recursos existentes e implicando a necessidade de reorganização e redistribuição de papéis e responsabilidades.[5] É fundamental trabalhar o luto antecipatório e, dessa forma, elaborar perdas e limitações da doença e a delimitação das prioridades da vida. Esses cuidados podem ser a prevenção dos riscos de um luto complicado pós-óbito.[6]

Familiares têm grande risco de adoecimento pela aproximação da morte, provocando sentimentos intensos e ambivalentes, ora pela manutenção da vida da pessoa querida, ora pelo desejo de sua morte para diminuir o sofrimento, provocando impotência e culpa. É fundamental identificar o cuidador principal, aquele que está presente sempre, vivenciando cotidianamente o sofrimento do paciente. Ao presenciar a dor, a dificuldade respiratória, a confusão mental, o familiar pode sentir que não está fazendo o melhor, sofrendo por isso. Frequentemente o cuidador principal esquece de sua vida. A sobrecarga é sentida pelos múltiplos estresses com o paciente e com outros membros da família, o trabalho e diversas atribuições. O risco de adoecimento é grande.

Profissionais de saúde que trabalham com pacientes com câncer e seus familiares também precisam de cuidados, pelo risco de fadiga de compaixão e de *burnout*, doenças laborais envolvidas no cuidado cotidiano de pessoas em sofrimento.[7] Colaboram para esse quadro: o avanço da técnica médica e farmacológica, o prolongamento da vida, maior convívio com pessoas que estão em fase final da doença com sintomas complexos, como dor e incapacitação, e familiares que fazem perguntas difíceis.

O avanço da tecnologia pode levar a um estresse contínuo, fazendo com que alguns profissionais vejam a morte como fracasso, por entender que precisam manter a vida a todo custo. O progresso dos diagnósticos e tratamentos apresentados nos congressos de oncologia faz com que profissionais precisem se manter atualizados cotidianamente. A morte devida ao agravamento da doença é vista como erro, e para corrigir essa situação há a persistência de tratamentos que somente prolongam o *status quo*, resultando em distanásia, ou seja, prolongamento do processo de morrer com muito sofrimento. Profissionais se sentem culpados, provocando um estresse contínuo, com risco de adoecimento físico e psíquico. O convívio com o sofrimento e sintomas incapacitantes pode despertar no profissional a sensação de fracasso, impotência e culpa, provocando atitudes conflitantes no planejamento da equipe nos cuidados aos pacientes.

Ter inúmeras opções de tratamentos para pacientes, mesmo para aqueles com doença avançada, traz desafios aos profissionais, aumentando a onipotência, numa ilusão de vencer a doença, à custa de muito sofrimento. Provoca conflitos entre os membros da equipe, com opiniões diferentes, numa divisão entre os que querem fazer tudo para evitar a morte e aqueles que prezam propostas mais conservadoras, buscando qualidade de vida. Alguns tratamentos trazem grandes benefícios para alguns pacientes e para outros sofrimento e dor, sem resultados significativos, levando à perda da funcionalidade, mesmo que prolonguem a vida. Apresentam efeitos colaterais que podem ofuscar eventuais benefícios, prejudicando a qualidade de vida e a funcionalidade do paciente.

Quando pensamos no futuro da psico-oncologia, é preciso levar em conta, por um lado, o avanço de tantas possibilidades; por outro, os desafios que esse progresso provoca. Atualmente são grandes os progressos, não só na efetividade de combater a doença, mas também na garantia da qualidade de vida e funcionalidade do paciente. Tornar a ortotanásia reconhecida como procedimento ético faz parte das reflexões para o futuro da psico-oncologia em nosso meio, agregando cuidados psicossociais aos pacientes, de acordo com suas necessidades, e à família, configurada como unidade de cuidado.

Com os tratamentos mais centrados no paciente há progressos notáveis envolvendo não só o aumento no tempo de vida, mas também em sua qualidade. Observa-se que várias doenças oncológicas têm cura, mas, se esta não é possível, há a possibilidade de viver com a doença, mantendo uma vida funcional em várias dimensões. Atualmente, muitos cânceres se transformaram em doenças crônicas, trazendo novas tarefas aos cuidados.

Com essa caracterização e as novas perspectivas dos programas de cuidados paliativos, estabelece-se a parceria entre tratamentos modificadores das doenças e os cuidados, envolvendo qualidade de vida e alívio de sintomas colaterais. Essa parceria proporciona uma participação mais ativa dos pacientes na escolha de seus tratamentos por decisões compartilhadas, lembrando que os profissionais conhecem os procedimentos e seus benefícios e que o paciente é quem melhor sabe sobre sua vida e seus valores, participando de forma mais ativa de seu tratamento. Essa parceria também favorece o acompanhamento das famílias, que necessitam de cuidado contínuo e permanente. O diagnóstico de doenças oncológicas provoca várias crises e mudanças na vida, que demandam da família um constante reequilíbrio diante das novas exigências.

Por que o câncer leva frequentemente a procedimentos distanásicos? Trata-se de uma doença que desafia os profissionais, e a cada congresso de oncologia novos procedimentos são lançados, oferecendo esperança de cura ou melhoras, mas nem sempre trazendo os resultados esperados. Esses procedimentos podem levar a um prolongamento do processo terminal da doença, mantendo o *status quo*, com efeitos colaterais e grande sofrimento. Continuar esses procedimentos pode ser compreendido como distanásia, quando se insiste em manter a vida a todo custo, mesmo quando o paciente não quer ser submetido a mais tratamentos, que trazem efeitos colaterais e mal-estar. A distanásia tem mais possibilidade de ocorrer em centros com recursos especiais.[8] Alguns profissionais não entendem a oferta de mais um tratamento, que prolonga a vida sem qualidade, como distanásia; eles têm a convicção de que precisam tentar tudo, porque sua missão é salvar vidas. O fascínio que os novos tratamentos trazem pode levar a uma perda de limites na introdução de novos procedimentos.

Interromper tratamentos que não trazem benefícios, provocam danos ou diminuem significativamente o bem-estar e a funcionalidade do paciente precisa ser repensado. Pacientes podem manifestar o desejo de não serem mais submetidos a certos tratamentos, e isso deve ser levado em conta. A interrupção de tratamentos que não trazem benefícios e provocam sofrimento não fere a ética, como propõe a Resolução da Ortotanásia, CFM n. 1.805/2006.[9] Embora não seja lei no Brasil, essa resolução rege os médicos, oferecendo subsídios para a tomada de decisões em relação à interrupção de tratamentos. Para que a resolução seja cumprida, é preciso ter a autorização do paciente, se lúcido, e dos familiares, com a garantia de que os cuidados paliativos sejam mantidos.

É fundamental que os profissionais tenham conhecimento dessa resolução; embora tenha sido aprovada em 2006, muitos pacientes e familiares não têm conhecimento sobre seu teor, e alguns profissionais também não. Deve-se lembrar que ortotanásia não é eutanásia, porque seu objetivo principal é proporcionar qualidade de vida e não levar à morte, objetivo esse da eutanásia. É importante que os psico-oncologistas tenham clareza sobre essas questões para orientar os pacientes e familiares no planejamento dos cuidados. Eles podem mediar processos de comunicação entre as expectativas do paciente, familiares e as recomendações dos profissionais.

As diretivas antecipadas de vontade são um instrumento importante para favorecer o processo de autonomia dos pacientes, como forma de eles poderem transmitir o que desejam e, principalmente, o que não desejam como tratamentos. A Resolução n. 1.995/2012 traz recomendações para os médicos para que possam respeitar a autonomia de seus pacientes. Além do documento escrito, o paciente pode designar pessoas que possam se responsabilizar para fazer valer seus desejos quando ele mesmo não os puder comunicar. Essas pessoas são denominadas procuradores para cuidados de saúde.[10,11] Esse conhecimento precisa ser transmitido ao público em geral, uma vez que muitas pessoas não têm conhecimento dessa resolução.

A comunicação ativa entre pacientes, familiares e profissionais pode sofrer perturbações durante o processo de adoecimento. A conspiração do silêncio[12] ocorre principalmente quando há situações conflitivas, como o diagnóstico, a escolha de tratamentos, o agravamento da doença e a possibilidade da morte. Essa conspiração ocorre com frequência, na ilusão de poupar sofrimento. Bifulco e Caponero[13] apontam que o que machuca não é falar, e sim a maneira como se fala. O importante é se colocar em sintonia com o paciente, entender o que ele compreende sobre a doença e sua biografia. Oferecer informações e esclarecimentos sem tirar a esperança. Os principais temas a serem considerados são o planejamento dos cuidados vinculados ao prognóstico, a seleção de tratamentos, os cuidados de fim de vida, o envolvimento familiar nos cuidados. Atenção especial deve ser dada às notícias falsas e às promessas de milagres, que imperam nas mídias sociais.

Araújo e Silva[14] realizaram estudo multicêntrico com profissionais de saúde que trabalham em cuidados paliativos para compreender o que eles valorizaram na comunicação interpessoal no contexto de terminalidade. Esses profissionais evidenciaram pouco conhecimento sobre estratégias de comunicação na interação com pacientes sob cuidados paliativos. Os sinais e estratégias não verbais destacados pelos profissionais foram o toque afetivo, o olhar, o sorriso, a proximidade física e a escuta ativa. Se esses aspectos não são utilizados para a clarificação da comunicação com os pacientes, como tais profissionais planejam o cuidado individualizado baseado nas expectativas e necessidades especiais dos pacientes? A comunicação de qualidade precisa ser enfatizada na formação de profissionais paliativistas.

Atualmente os jovens se comunicam via WhatsApp e mídias digitais, com mensagens curtas por celular ou computador, sem ter contato direto olho a olho e acesso à comunicação não verbal, mas sabe-se que esta é essencial para complementar a fala. Com acesso ao Google, a diversos *sites*, é fundamental explicar, esclarecer e orientar sobre informações falsas obtidas em *sites* não idôneos. O Google, atualmente, faz parte da comunicação entre profissionais e pacientes; aos primeiros cabe explicar o que pode ficar não compreendido, o que é falso e indicar *sites* idôneos a serem consultados.

Comunicação é a arte de escutar o que está sendo dito e o que ainda não consegue ser expresso em palavras. É facilitar o não dito, para que possa ser expresso em vários contextos. Os diagnósticos precisam ser apresentados no modo de compreensão dos pacientes e familiares. A clareza e o respeito ao momento vivido diante de uma má notícia precisam ser uma proposta ética dos psico-oncologistas de várias profissões. Se não houver compreensão, pode ocorrer abandono de tratamentos e desejo de morte. Atualmente se observa que as competências de comunicação ocupam espaço importante, e não secundário, na formação de profissionais de saúde.

A comunicação qualificada é uma questão bioética essencial. Lima e Biasoli[15] destacam a interface entre bioética e oncologia, identificando possíveis contribuições, lacunas e desafios emergentes. As discussões remetem ao conhecimento de princípios da bioética na oncologia; dificuldades na comunicação profissional-paciente; e aspectos e normas éticas em pesquisa. É importante ir além da assinatura formal do termo de consentimento livre e esclarecido (TCLE), respeitando a autonomia do paciente e envolvendo a relação profissional-paciente, qualificando informações e esclarecimentos para que a decisão seja tomada levando em conta os valores do paciente.

É preciso cuidar para não assumir uma posição paternalista e não induzir os pacientes a participar de pesquisas e protocolos. A qualificação da informação é fundamental, envolvendo diagnóstico, prognóstico, riscos e objetivos do tratamento, em consonância com o Código de Ética Médica. A autonomia deve ser respeitada desde o diagnóstico, facilitando que decisões sejam tomadas de forma consciente. É fundamental ter um trabalho de equipe multiprofissional ao tomar decisões consensuais e centradas no paciente, focando no cuidado planejado, principalmente diante de situações conflitivas.

As práticas de cuidados não devem se basear apenas em aspectos técnicos; é preciso considerar princípios e valores de pacientes, familiares e dos diversos membros da equipe. Especial cuidado deve ser considerado no caso de crianças, que formalmente não podem tomar decisões sobre seus tratamentos, mas é importante considerar sua participação nas conversas sobre os cuidados, ouvindo expectativas e desejos.

Atualmente e para o futuro, devem ser incluídas na formação de psico-oncologistas questões humanistas, críticas, reflexivas e éticas, ilustradas com exemplos. Especial cuidado deve ser ofertado a pessoas vulneráveis, à margem da sociedade. Lembrar que nesses casos os danos podem agravar ainda mais a vida dos pacientes.

## CONSIDERAÇÕES FINAIS

Em 2008 foi lançado o livro *Temas em psico-oncologia*, coordenado por Vicente Augusto Carvalho[16] e vários membros da Diretoria da SBPO na época, tendo como inspiração o livro *Handbook of psychooncology*, coordenado por Jimmie Holland. Em 2024, Fabiana Caron e membros atuais da diretoria da SBPO propõem uma obra com as atualizações depois de 16 anos, continuando a tarefa do desenvolvimento da psico-oncologia no Brasil.

O futuro da psico-oncologia está fortemente vinculado ao progresso da oncologia. É fundamental lembrar que a ciência avança mais rápido do que a reflexão ética. Novos recursos diagnósticos e tratamentos surgem rapidamente, povoando os congressos com muitas alternativas. Entretanto, a condição humana, a compreensão das necessidades, dos desejos da pessoa, do sentido da vida requerem tempo para escuta e compreensão. Como conciliar esses tempos diferentes é um desafio que acompanha todos que realmente querem oferecer o melhor para pacientes e familiares, centrados em suas necessidades.

Estar atualizado com as novas descobertas no campo da oncologia é uma obrigação do psico-oncologista para poder intermediar os caminhos de cura, recuperação e qualidade de vida de quem cuida. É o conhecimento sem a arrogância salvacionista, humildade com eficiência, abrindo possibilidades e respeitando limites. Somos humanos, não deuses.

## REFERÊNCIAS

1. Holland J, Rowland JH (orgs.). Handbook of psycho-oncology: psychological care of the patient with cancer. Oxford University Press; 1989.

2. Kovács MJ. Psico-oncologia: definições e campos de atuação. In: Kamers M, Marcon HH, Tourinho ML. Desafios atuais das práticas em hospitais e nas instituições de saúde. São Paulo: Escuta; 2016. p.293-312.
3. Kovács MJ. Luto antecipatório em cuidados paliativos. In: Rodrigues LF, Santos RA. Comunicação, bioética e os últimos momentos. Rio de Janeiro: Rúbio; 2021. p.253-63.
4. Brasil. Ministério da Saúde. Portaria n. 3.535. Estabelece critérios para cadastramento de centros de atendimento em oncologia. Brasília, 2 de setembro de 1998. Disponível em: https://bvsms.saude.gov.br/bvs/saudelegis/gm/1998/prt3535_02_09_1998_revog.html. Acesso em: 10 maio 2024.
5. Franco MHP. A família em psico-oncologia. In: Carvalho V, Franco MHP, Kovács MJ, Liberato RP, Macieira RC, Veit MT, et al. (orgs.). Temas em psico-oncologia. São Paulo: Summus; 2008. p.358-61.
6. Braz MS, Franco MHP. Profissionais paliativistas e suas contribuições na prevenção do luto complicado. Psicologia: Ciência e Profissão. 2017;37(1):90-105.
7. Kirby EEF, Jung IEFS, Neves LML, Gouveia MV. Síndrome de burnout em profissionais que atuam na oncologia: revisão integrativa. Research Society and Development. 2020;9(7):e48973545.
8. Pessini L. Humanização da dor e do sofrimento humano na área de saúde. In: Pessini L, Bertanchini L. Humanização e cuidados paliativos: São Paulo: Loyola; São Camilo; 2004. p.11-30.
9. Conselho Federal de Medicina (CFM). Resolução n. 1.805/2006. R Dir Sanit. 2007 Jun 4;8(1):151-5. Disponível em: https://www.revistas.usp.br/rdisan/article/view/80045. Acesso em: 10 maio 2024.
10. Conselho Federal de Medicina (CFM). Resolução CFM n. 1.995. 9 de agosto de 2012. Dispõe sobre as diretivas antecipadas de vontade dos pacientes. Disponível em: https://www.normasbrasil.com.br/norma/resolucao-1995-2012_244750.html. Acesso em: 10 maio 2024.
11. Luciana Dadalto. Home page. Disponível em: https://www.testamentovital.com.br/sobre. Acesso em: 10 maio 2024.
12. Kovács MJ. Morte e desenvolvimento humano. São Paulo: Casa do Psicólogo; 1992.
13. Bifulco VA, Caponero RA. A comunicação no final da vida. In: Bifulco VA, Caponero R (orgs.). Cuidados paliativos: conversas sobre a vida e a morte na saúde. Barueri: Manole; 2015. p.107-16.
14. Silva MJP, Araújo MMT. Estratégias de comunicação utilizadas por profissionais de saúde na atenção a pacientes sob cuidados paliativos. Rev Esc Enferm USP. 2012;46(3):626-32.
15. Lima CVC, Biasoli LF. Interfaces, lacunas e desafios entre bioética e oncologia. Rev Bioét. 2018;26(3):451-62.
16. Carvalho VA, Franco MHP, Kovács MJ, Liberato RP, Macieira RC, Veit MT (orgs.). Temas em psico-oncologia. São Paulo: Summus; 2008.

# Índice remissivo